儿科常见病临床诊疗与护理研究

刘雁楠　燕桂玲　韩 梅　李志昌　刘茜茜　程 建　主编

黑龙江科学技术出版社
HEILONGJIANG SCIENCE AND TECHNOLOGY PRESS

图书在版编目（CIP）数据

儿科常见病临床诊疗与护理研究 / 刘雁楠等主编 ．
哈尔滨 ：黑龙江科学技术出版社 ，2024. 8. -- ISBN
978-7-5719-2582-6

Ⅰ．R72；R473.2

中国国家版本馆 CIP 数据核字第 2024NN6176 号

儿科常见病临床诊疗与护理研究

ERKE CHANGJIANBING LINCHUANG ZHENLIAO YU HULI YANJIU

作　　者	刘雁楠　燕桂玲　韩　梅　李志昌　刘茜茜　程　建
责任编辑	蔡红伟　张洪娜
封面设计	张顺霞
出　　版	黑龙江科学技术出版社
	地址：哈尔滨市南岗区公安街 70-2 号　　邮编：150007
	电话：（0451）53642106　传真：（0451）53642143
	网址：www.lkcbs.cn
发　　行	全国新华书店
印　　刷	黑龙江龙江传媒有限责任公司
开　　本	787mm×1092mm　　1/16
印　　张	18.25
字　　数	325 千字
版　　次	2025 年 3 月第 1 版
印　　次	2025 年 3 月第 1 次印刷
书　　号	ISBN 978-7-5719-2582-6
定　　价	97.00元

儿科常见病临床诊疗与护理研究
编委会

主编　刘雁楠　燕桂玲　韩　梅　李志昌　刘茜茜　程　建　朱瑞云

前　言

儿科作为医学领域的重要分支,主要关注儿童生长发育过程中遇到的各类健康问题。儿童是国家的未来和希望,其身心健康直接关系到国家的繁荣和社会的稳定。因此,儿科常见病的临床诊疗与护理研究具有极其重要的意义。

随着现代医学技术的不断进步,儿科疾病的诊疗手段日益丰富,但与此同时,儿科常见病的发病率和复杂性也在不断增加。这要求医务工作者必须不断更新知识,提高诊疗水平,以更好地满足患儿及其家庭的需求。

在临床诊疗方面,儿科医生需要综合考虑患儿的年龄、生长发育阶段、病理生理特点等因素,制订个性化的诊疗方案。同时,儿科医生还应关注患儿的心理状态,通过耐心的沟通和解释,缓解患儿及其家长的焦虑和恐惧,增强他们对治疗的信心。

在护理方面,儿科护理人员扮演着至关重要的角色。他们不仅需要掌握专业的护理技能,还需要具备丰富的儿科知识和人文关怀精神。通过精心的护理,护理人员可以帮助患儿减轻病痛,促进康复,同时也可以为患儿提供心理支持,帮助他们更好地应对疾病带来的挑战。

此外,随着家庭和社会对儿科医疗服务的期望不断提高,儿科临床诊疗与护理研究也面临着新的挑战和机遇。一方面,我们需要通过深入研究,探索更加有效的诊疗方法和护理手段,提高儿科医疗服务的质量和效率;另一方面,我们还应加强医患沟通,提升患儿及其家长的满意度和信任度,构建和谐的医患关系。

基于以上分析,本书就儿科常见病临床诊疗与护理展开深入探讨与研究。本书共分为十六章展开论述,具体内容如下:

第一章重点探讨了新生儿急危重症抢救及护理概述,包括新生儿急危重症的定义与分类、抢救的基本流程与护理要点,以及预防措施。

第二章则聚焦于儿童急危重症抢救及护理,介绍了儿童急危重症的识别与评估、抢救技术与护理策略。

第三章着重阐述了儿科常见病临床护理基础,包括儿科常见病的分类与特点、患者的心理与行为护理,以及临床护理的操作规范与安全。

第四章和第五章分别探讨了儿科呼吸系统疾病和消化系统疾病的中西医结合治疗,结合中医和西医的理论与实践,为这些疾病的诊疗提供了新思路和新方法。

第六章则关注儿科护理技术研究与应用，介绍了儿科护理技术的发展现状与趋势、常见护理操作技术，以及临床实践中的应用案例。

第七章至第九章分别论述了危重患儿抢救治疗的组织管理、早产儿与高危儿的随访与喂养指导，以及儿科康复护理的理论与实践。

第十章至第十五章则分别针对儿科呼吸系统、消化系统、心血管系统、神经系统、泌尿系统以及血液系统疾病的诊疗与护理进行了深入探讨。这些章节详细介绍了各类疾病的诊疗流程、护理要点以及预防与康复指导，为相关疾病的临床诊疗与护理提供了全面而系统的指导。

最后，第十六章重点介绍了儿科常见传染病与寄生虫病的诊疗与护理，包括传染病的预防与控制原则、常见病毒性传染病的诊疗与护理要点，以及常见寄生虫病的诊断与治疗策略。

本书由聊城市第二人民医院儿科重症监护室的刘雁楠、聊城市第二人民医院华美院区的燕桂玲、潍坊鸢都医院(原潍坊市市立医院）的韩梅、昌乐齐城中医院的李志昌、潍坊市中医院儿科总院区的刘茜茜、重庆市万州区妇幼保健院的程建、广东省惠州市惠东县妇幼保健院的朱瑞云执笔撰写。由于时间仓促，加之水平有限，难免存在纰漏之处，恳请读者提出宝贵意见。

目　录

第一章　新生儿急危重症抢救及护理概述

第一节　新生儿急危重症的定义与分类

一、新生儿急危重症的定义

（一）基本概念

新生儿急危重症，是医学领域中的一个专业术语，指的是新生儿在出生后不久即遭遇的一系列病情严重、发展迅速的临床状况。这些状况可能涉及多个器官系统，包括但不限于呼吸系统、循环系统、神经系统、消化系统等。它们可以由多种因素引起，如先天性发育异常、感染、窒息、代谢紊乱、母亲孕期疾病的影响，以及产程中的不利因素等。

由于新生儿在生理结构和功能上都尚未发育完全，他们对疾病的抵抗力和耐受性相对较弱。因此，一旦发生急危重症，其病情往往比成人更为严重和复杂。这些患儿通常需要立即接受医疗干预，以挽救生命或防止发生严重的后遗症。

（二）临床重要性

新生儿急危重症在新生儿医学领域中占据着举足轻重的地位。它是导致新生儿死亡和残疾的主要原因之一，也是新生儿科医生面临的重要挑战。对于患儿及其家庭来说，新生儿急危重症的发生往往意味着突如其来的巨大压力和不确定性。

及时准确地诊断和治疗新生儿急危重症，对于降低新生儿的死亡率、减少并发症的发生以及改善患儿的远期预后至关重要。这需要医生具备丰富的临床经验和专业知识，能够迅速识别病情、制定治疗方案并有效地实施救治。同时，也需要医院配备先进的医疗设备和设施，以支持新生儿的重症监护和紧急救治工作。

在诊断和治疗过程中，医生还需要特别关注患儿的整体状况。由于新生儿各器官系统之间的相互联系和相互影响非常紧密，任何一个系统的功能障碍都可能对其他系统产生不利影响。因此，在治疗新生儿急危重症时，医生需要采取综合措施，全面考虑患儿的生理、病理和心理需求。

此外，预防也是降低新生儿急危重症发生率的重要手段。通过加强孕期保健、提高产科质量、推广新生儿筛查和早期干预等措施，可以有效减少新生儿急危重症的发生。这需要社会各界的共同努力，包括政府部门、医疗机构、家庭和社区等。

二、新生儿急危重症的分类标准

新生儿急危重症的分类标准多样，但主要基于病情的严重程度、发病机制和临床表现进行分类。以下详细阐述这些分类标准及其对应的危重症类型。

（一）按病情严重程度分类

1.轻度危重症

轻度危重症的新生儿虽然生命体征基本稳定，但已经出现某些异常指标或症状。这些异常可能涉及呼吸、循环、神经或消化系统等方面。此时，患儿需要密切观察和适当治疗，以防止病情恶化。医生会根据患儿的具体情况制定相应的诊疗计划，包括必要的检查、药物治疗和护理措施等。

2.中度危重症

中度危重症的新生儿生命体征出现明显异常，病情相对较重。这类患儿需要积极治疗和护理，以防止病情进一步恶化。治疗措施可能包括药物治疗、呼吸支持、营养支持等。同时，医生还会密切关注患儿的病情变化，及时调整治疗方案。

3.重度危重症

重度危重症的新生儿生命体征极不稳定，随时有生命危险。这类患儿需要立即采取紧急抢救措施，以挽救生命。抢救措施可能包括心肺复苏、机械通气、紧急手术治疗等。医生会在抢救过程中全力以赴，争取为患儿赢得生存机会。

（二）按发病机制分类

1.感染性急危重症

感染性急危重症是由细菌、病毒等病原体感染引起的。这类疾病具有起病急、进展快、病情重的特点。常见的感染性急危重症包括新生儿败血症、化脓性脑膜炎等。治疗这类疾病的关键是早期识别病原体并进行有效的抗感染治疗。同时，还需要对症治疗和支持治疗，以缓解患儿的症状并改善其预后。

2.非感染性急危重症

非感染性急危重症是由非感染因素引起的，如新生儿窒息、颅内出血、先天性心脏病等。这类疾病的发生可能与患儿自身的生理缺陷、遗传因素或外部环境因素有关。治疗这类疾病需要根据具体病因制定相应的治疗方案，如手术治疗、药物治疗、康复治疗等。同时，还需要关注患儿的全身状况，采取综合治疗措施以改善其预后。

（三）按临床表现分类

1.呼吸系统急危重症

呼吸系统急危重症主要表现为呼吸困难、青紫等症状。常见的新生儿呼吸系统急危重症包括新生儿呼吸窘迫综合征、胎粪吸入综合征等。治疗这类疾病需要采取积极的呼吸支持措施，如机械通气、吸氧等。同时，还需要针对原发病进行治疗，以消除病因并改善患儿的呼吸功能。

2.循环系统急危重症

循环系统急危重症主要表现为心率异常、血压下降等症状。常见的新生儿循环系统急危重症包括新生儿心力衰竭、休克等。治疗这类疾病需要迅速稳定患儿的生命体征，如使用血管活性药物、补液等。同时，还需要对原发病进行治疗，以恢复患儿的心血管功能并预防并发症的发生。

3.神经系统急危重症

神经系统急危重症主要表现为意识障碍、惊厥等症状。常见的新生儿神经系统急危重症包括新生儿缺氧缺血性脑病、颅内感染等。治疗这类疾病需要采取积极的神经保护措施，如降低颅内压、控制惊厥等。同时，还需要对原发病进行治疗，以减轻脑损伤并改善患儿的预后。对于部分重症患儿，可能还需要进行长期的康复治疗和教育干预，以促进其神经系统的发育和功能的恢复。

三、常见的新生儿急危重症类型

（一）新生儿窒息

新生儿窒息，作为围产期最为严重的并发症之一，其发生往往与产前、产时或产后的多种复杂因素有关。当胎儿在宫内遭受缺氧，或是在娩出过程中经历呼吸、循环障碍时，便可能陷入这一危急状况。新生儿窒息不仅仅是一个瞬间的危机，它更是导致新生儿伤残和死亡的重要原因，对家庭和社会都带来了沉重的负担。

在诊断新生儿窒息时，医生常常会借助 Apgar 评分来判断其严重程度。这一评分系统通过评估新生儿的肤色、心率、对刺激的反应、肌张力和呼吸情况，给出一个综合评分。轻度窒息的新生儿，经过及时的复苏措施，往往能够迅速恢复，预后良好。然而，对于那些遭受重度窒息的不幸儿，即使复苏成功，也可能因为长时间的缺氧导致多脏器功能受损，甚至远期神经系统后遗症，如智力发育迟缓、脑瘫等。

因此，预防新生儿窒息显得尤为重要。通过加强围产期保健，提高孕妇的自我监护意识，及时发现并处理可能导致胎儿缺氧的各种因素，如胎盘功能不全、脐带绕颈等，可以有效降低新生儿窒息的发生率。同时，提高接生技术，确保胎儿在娩出过程中能够顺利过渡到自主呼吸，也是预防新生儿窒息的关键环节。

（二）新生儿呼吸窘迫综合征

新生儿呼吸窘迫综合征（NRDS）是一种在早产儿中尤为常见的呼吸系统疾病。这种疾病的根源在于肺表面活性物质的缺乏，这种物质对于维持肺泡的稳定和防止其萎陷至关重要。当肺泡无法正常张开时，肺顺应性降低，导致新生儿在出生后不久便出现进行性呼吸困难、皮肤青紫以及呼吸衰竭等严重症状。

对于 NRDS 的治疗，现代医学已经取得了显著的进展。肺表面活性物质替代治疗是目前最为有效的治疗手段之一，它能够通过补充外源性的肺表面活性物质，帮助肺泡重新张开，改善呼吸功能。此外，机械通气和氧疗也是治疗 NRDS 的重要手段，它们能够为患儿提供必要的呼吸支持，帮助其度过生命中最为脆弱的时期。

然而，对于 NRDS 的患儿来说，治疗仅仅是一个开始。由于他们的肺部发育尚未成熟，因此在治疗过程中需要格外小心，避免各种可能的并发症。同时，对于这些患儿的远期随访和康复也是至关重要的，以确保他们能够健康成长。

（三）新生儿败血症

新生儿败血症是一种由病原体侵入血液并大量繁殖引起的全身性感染。这种感染可能源于产前、产时或产后的各种途径，如母体感染、医源性感染或环境污染等。新生儿由于免疫系统尚未发育完善，对病原体的抵抗力较弱，因此更容易受到侵袭。

新生儿败血症的临床表现多种多样，可能涉及多个脏器系统。常见的症状包括发热、反应差、喂养困难、黄疸等。严重者还可能出现休克、多脏器功能衰竭等危及生命的情况。因此，对于新生儿败血症的诊断和治疗需要高度警惕和及时干预。

治疗新生儿败血症的原则是早期、足量、联合使用抗生素，以迅速控制感染并防止其进一步扩散。同时，还需要给予患儿全面的支持治疗，如维持水电解质平衡、纠正酸中毒、提供营养支持等。对于某些严重病例，可能还需要采取更为积极的干预措施，如机械通气、血液净化等。

然而，预防才是避免新生儿败血症发生的最佳选择。通过加强围产期保健，提高孕妇的免疫力和健康状况，减少医源性感染的机会，以及改善新生儿的生活环境等措施，可以显著降低新生儿败血症的发生率。

（四）新生儿颅内出血

新生儿颅内出血是一种极为严重的脑损伤，它通常与产伤和缺氧密切相关。当新生儿在娩出过程中遭受过度挤压或牵拉时，便可能导致颅内血管破裂出血。此外，长时间的缺氧也可能引发颅内出血，尤其是在那些伴有呼吸窘迫或窒息的新生儿中更为常见。

新生儿颅内出血的临床表现因出血部位和出血量而异。轻度出血可能仅表现为轻微的烦躁不安或喂养困难；而重度出血则可能导致意识障碍、惊厥甚至死亡。颅内出血的远期后果也十分严重，可能导致智力发育迟缓、癫痫、脑瘫等神经系统后遗症。

对于新生儿颅内出血的治疗，医生会根据患儿的具体情况选择保守治疗或手术治疗。保守治疗主要包括止血、降颅压、营养支持等措施；而手术治疗则主要针对那些出血量较大或伴有明显占位效应的患儿。然而，无论采取何种治疗方式，都需要密切监测患儿的病情变化，并及时调整治疗方案。

预防才是避免新生儿颅内出血的最佳选择。通过加强围产期保健，提高产科质量，正确处理难产等因素，可以显著降低新生儿颅内出血的发生率。同时，对于那些已经发生颅内出血的患儿来说，及时的干预和康复也是至关重要的。通过早期的康复治疗和干预措施，可以帮助他们最大程度地恢复神经功能，提高生活质量。

第二节　新生儿抢救的基本流程与护理要点

一、抢救前的快速评估与准备

（一）快速评估

在新生儿科，时间往往就是生命。当新生儿出现生命危险时，医护人员必须迅速而准确地进行初步评估，以便为接下来的抢救工作提供关键信息。这种评估通常包括新生儿的意识状态、呼吸情况、心率以及肤色等基本生命体征。

意识状态是判断新生儿神经系统功能的重要指标。医护人员通过观察新生儿对刺激的反应、瞳孔大小和对光反射等情况，可以初步判断其意识状态是否正常。呼吸情况则直接关系到新生儿的氧气供应和二氧化碳排出。医护人员需要注意新生儿的呼吸频率、深度和节律，以及是否存在呼吸困难或呼吸暂停等异常情况。

心率是反映新生儿循环系统功能的重要指标。医护人员可以通过听诊或触摸新生儿的脉搏来初步判断其心率是否正常。此外，新生儿的肤色也是评估其生命体征的重要依据。医护人员需要观察新生儿的皮肤颜色是否红润，是否存在发绀或苍白等异常情况。

这些评估工作必须在数秒内完成，因为每一秒钟的延迟都可能对新生儿的生命造成不可逆转的损害。医护人员必须保持冷静、迅速反应，以便尽快进入抢救状态。

（二）准备抢救设备与药品

在快速评估的同时，医护人员还需要根据评估结果迅速准备相应的抢救设备与药品。这些设备和药品是实施抢救工作的重要物质基础，必须确保在需要时能够立即投入使用。

常用的抢救设备包括呼吸机、吸痰器、心肺复苏设备等。呼吸机可以帮助新生儿维持正常的呼吸功能，特别是在出现呼吸衰竭或呼吸困难等紧急情况下。吸痰器则可以快速有效地清除新生儿呼吸道内的分泌物和异物，保持呼吸道通畅。心肺复苏设备则是在新生儿出现心跳骤停等极端情况下进行紧急抢救的重要工具。

除了设备之外，医护人员还需要准备各种急救药品，如肾上腺素、利尿剂、镇静剂等。这些药品在抢救过程中起着至关重要的作用，可以帮助新生儿稳定生命体征、缓解症状或逆转病情恶化。医护人员必须熟悉这些药品的适应症、用法用量和注意事项，以确保在抢救过程中能够正确、安全地使用它们。

为了确保抢救工作的顺利进行，所有抢救设备和药品都必须处于良好备用状态。医护人员需要定期检查和维护这些设备和药品，确保它们在需要时能够正常工作和使用。此外，医护人员还需要熟悉各种设备和药品的存放位置和使用方法，以便在紧急情况下能够迅速找到并使用它们。

（三）建立静脉通道

在抢救过程中，为了确保药物能够及时、准确地输入新生儿体内，医护人员必须迅速建立静脉通道。静脉通道是连接新生儿体内血管和外界药物的重要通道，通过它可以将各种治疗药物和营养物质直接输送到新生儿体内，从而迅速发挥治疗作用。

建立静脉通道通常需要选择合适的静脉穿刺部位和穿刺针。医护人员需要根据新生儿的年龄、体重和病情等因素选择合适的穿刺部位，如头皮静脉、四肢静脉等。同时，他们还需要掌握正确的穿刺技巧和操作方法，以确保穿刺成功并减少对新生儿的损伤。

在建立静脉通道的过程中，医护人员还需要密切观察新生儿的反应和生命体征变化。一旦发现异常情况或不良反应，他们需要立即采取相应措施进行处理，以确保新生儿的安全和舒适。同时，他们还需要根据新生儿的病情和治疗需要调整输液速度和药物剂量，以确保治疗效果最大化并减少不必要的风险。

静脉通道的建立不仅为抢救工作提供了重要的物质支持，也为后续的治疗和护理工作奠定了基础。通过静脉通道，医护人员可以及时地为新生儿提供各种治疗药物和营养物质，从而帮助他们度过危险期并促进康复。

二、抢救过程中的关键步骤

（一）保持呼吸道通畅

在新生儿抢救过程中，保持呼吸道通畅是至关重要的第一步。由于新生儿的气道相对狭窄，且咳嗽和吞咽反射尚未完全发育，他们更容易受到呼吸道梗阻的威胁。这种梗阻可能由多种原因引起，如分泌物、羊水、胎粪、血液或其他异物的堵塞。

为了确保新生儿的呼吸道通畅，医护人员首先需要迅速清理口腔和鼻腔内的分泌物。这可以通过使用吸痰器或手动吸引器来完成。在清理过程中，医护人员必须非常小心，以避免对新生儿的娇嫩组织造成损伤。同时，他们还需要密切观察新生儿的呼吸情况和肤色变化，以便及时发现并处理任何潜在的呼吸问题。

如果清理分泌物后新生儿的呼吸仍然困难，医护人员可能需要考虑更进一步的措施来维持呼吸道通畅。这包括气管插管或气管切开术等高级气道管理技术。气管插管是将一根特制的气管导管插入新生儿的气管中，以确保氧气能够直接输送到肺部。而气管切开术则是在颈部切开气管，并插入一根气管导管来维持呼吸。这些技术需要专业的训练和精确的操作，以确保新生儿的安全和舒适。

（二）心肺复苏

当新生儿出现心跳骤停等极端情况时，心肺复苏成为抢救过程中的核心环节。心肺复苏是一种紧急处理措施，旨在通过人工手段维持新生儿的血液循环和氧气供应，从而为进一步的治疗争取宝贵时间。

心肺复苏通常包括胸外按压、人工呼吸和药物治疗等步骤。胸外按压是通过在新生儿胸部施加有节奏的压力来模拟心脏跳动，从而推动血液循环。人工呼吸则是通过口对口、口对鼻或气囊面罩等方式向新生儿肺部吹入氧气，以维持其基本的生命活动。药物治疗则是在心肺复苏过程中使用特定的药物来增强心肌收缩力、提高心率或纠正心律失常等异常情况。

在进行心肺复苏时，医护人员必须遵循严格的操作规范和指南要求。他们需要确保按压的深度、频率和节律都符合标准，以避免对新生儿造成不必要的损伤。同时，他们还需要密切观察新生儿的反应和生命体征变化，以便及时调整治疗方案和用药剂量。此外，医护人员还需要与其他团队成员保持紧密的沟通和协作，以确保抢救工作的顺利进行。

（三）药物治疗

在新生儿抢救过程中，药物治疗是不可或缺的一部分。根据新生儿的病情和抢救需要，医护人员会选择适当的药物来增强心肌收缩力、提高心率、减轻心脏负担或纠正酸碱平衡等异常情况。

常用的药物包括肾上腺素、利尿剂、碳酸氢钠等。肾上腺素是一种强效的心脏兴奋剂，可以迅速提高心率和收缩力，从而改善血液循环和氧气供应。利尿剂可以帮助新生儿排出多余的水分和盐分，减轻心脏负担并预防水肿等并发症。而碳酸氢钠则可以纠正新生儿体内的酸中毒情况，维持正常的酸碱平衡。

在使用药物治疗时，医护人员必须遵循严格的用药指南和剂量要求。他们需要根据新生儿的体重、年龄和病情等因素精确计算药物剂量，并确保药物能够安全有效地输入到新生儿体内。同时，他们还需要密切观察新生儿的反应和生命体征变化，以便及时发现并处理任何潜在的药物不良反应或并发症。

（四）持续监测与调整治疗方案

在抢救过程中，持续监测新生儿的生命体征变化是至关重要的。医护人员需要密切关注新生儿的心率、呼吸、血压和血氧饱和度等指标，以便及时发现并处理任何异常情况。这些监测数据不仅可以反映新生儿的当前状态，还可以为医护人员提供重要的参考信息，帮助他们调整治疗方案和用药剂量。

在监测过程中，医护人员还需要注意保持新生儿的体温稳定。由于新生儿的体温调节中枢尚未发育完全，他们更容易受到环境温度的影响而出现体温波动。医护人员可以通过使用保温箱、暖风机等设备来维持新生儿的环境温度稳定，并定期测量和记录他们的体温变化。

此外，医护人员还需要根据新生儿的病情变化和监测结果及时调整治疗方案。这包括调整药物的种类、剂量和用药时间等，以确保治疗效果最大化并减少不必要的风险。同时，他们还需要与其他团队成员保持紧密的沟通和协作，共同为新生儿的抢救工作提供全面、专业的支持。

三、抢救后的监护与护理

（一）密切观察病情变化

抢救成功后，对新生儿的监护与护理尤为关键。医护人员必须保持高度警惕，密切观察新生儿的病情变化。这包括定期评估新生儿的生命体征，如心率、呼吸频率、血压和体温等，以及意识状态和反应能力。同时，还需关注新生儿的排泄情况，包括尿液和大便的颜色、量和频率等，以便及时发现并处理可能出现的并发症。

在观察过程中，医护人员应使用专业的监护设备，如心电监护仪、血氧饱和度监测仪等，以确保准确、及时地获取新生儿的生命体征信息。此外，他们还需根据新生儿的病情变化和个体差异，调整观察的频率和内容，以确保对新生儿的全面、细致关照。

（二）保持环境舒适与安静

为确保新生儿得到充分的休息和恢复，医护人员必须保持病房环境舒适与安静。他们应调整病房内的温度、湿度和光线等环境因素，使其符合新生儿的生理需求和舒适度。具体来说，温度应保持在适宜的范围内，避免过冷或过热对新生儿造成刺激；湿度应保持适中，以防止空气过于干燥或潮湿影响新生儿的呼吸和皮肤健康；光线应柔和、不刺眼，以营造安静、温馨的氛围。

此外，医护人员还应尽量减少噪音和干扰因素。他们应轻声细语、轻手轻脚地进行操作，避免突然的响声或动作惊吓到新生儿。同时，他们还应合理安排探访时间，限制探访人数和时长，以确保新生儿有足够的休息和恢复时间。

（三）营养与喂养支持

根据新生儿的营养需求和喂养能力，医护人员应制定个性化的营养与喂养支持计划。他们应评估新生儿的体重、胎龄、疾病状况等因素，确定合适的喂养方式和喂养量。对于不能经口喂养的新生儿，医护人员应采用鼻胃管、胃造瘘等喂养方式，以确保新生儿获得足够的营养和能量。

在喂养过程中，医护人员应密切关注新生儿的喂养反应和耐受情况。他们应观察新生儿是否有呛咳、呕吐、腹胀等不适反应，及时调整喂养方式和喂养量。同时，他们还应定期监测新生儿的体重增长和营养指标变化，以评估喂养效果并调整喂养计划。

（四）预防感染与并发症

由于新生儿免疫力较弱，容易发生感染和并发症，因此医护人员应采取严格的感染控制措施。他们应遵守手卫生规范，接触新生儿前后必须洗手或使用快速手消毒剂；同时，他们还应定期对病房进行清洁和消毒工作，保持环境清洁卫生。对于已经发生感染的新生儿，医护人员应及时进行隔离和治疗，防止感染扩散和加重。

除了预防感染外，医护人员还应密切关注新生儿可能出现的并发症迹象。例如呼吸窘迫综合征、颅内出血等严重并发症都可能对新生儿的生命造成威胁。因此医护人员应定期评估新生儿的呼吸、神经等系统功能状况，一旦发现异常应及时进行处理和干预。同时他们还应与家长保持密切沟通合作共同关注新生儿的健康状况变化。

四、与家长的沟通与心理支持

（一）及时沟通病情与治疗方案

在新生儿急危重症的抢救和治疗过程中，与家长的及时、有效沟通至关重要。医护人员应主动与家长建立联系，详细解释新生儿的病情、治疗方案以及可能的风险和挑战。他们应以通俗易懂的语言向家长传达医学知识，帮助他们理解并接受治疗方案。同时，医护人员还应耐心解答家长的疑问和担忧，消除他们的顾虑和不安。

通过及时沟通，医护人员可以增进家长对医疗团队的理解和信任，为后续治疗奠定良好的基础。他们应鼓励家长积极参与新生儿的护理和康复工作，共同为新生儿的健康成长努力。

（二）提供心理支持与安慰

面对新生儿的生命危险和抢救过程，家长往往承受着巨大的心理压力和焦虑情绪。医护人员应给予家长充分的心理支持与安慰，帮助他们度过这段困难时期。他们可以通过倾听、解释、鼓励等方式来缓解家长的紧张情绪，让他们感受到关爱和支持。

具体来说，医护人员可以定期与家长进行心理沟通，了解他们的情绪变化和需求。对于情绪低落的家长，医护人员可以给予适当的安慰和鼓励；对于焦虑不安的家长，医护人员可以提供必要的心理干预和指导。此外，医护人员还可以邀请心理医生或心理咨询师为家长提供专业的心理支持和帮助。

（三）指导家长参与护理与康复工作

在新生儿急危重症的抢救和治疗过程中，家长的参与和合作对于新生儿的康复和成长具有重要意义。医护人员应指导家长参与新生儿的护理与康复工作，让他们了解并掌握正确的护理技巧和康复方法。这包括教授家长正确的喂养技巧、更换尿布的方法、观察病情变化等。

通过家长的参与和合作，可以更好地促进新生儿的康复和成长。医护人员应鼓励家长积极参与新生儿的日常护理和康复训练，让他们感受到自己在新生儿康复过程中的重要性和价值。同时，医护人员还应定期评估家长的护理能力和康复效果，及时给予指导和帮助。

（四）建立长期随访与支持体系

对于经过抢救的新生儿，医护人员应建立长期随访与支持体系。他们应定期评估新生儿的生长发育情况、神经系统发育等，以及时发现并处理可能出现的后遗症。在随访过程中，医护人员还应关注新生儿的心理健康和社会适应能力等方面的发展状况。

同时，医护人员还应为家长提供必要的康复指导和心理支持。他们可以通过定期举办康复讲座、提供康复资料和建立康复支持群等方式来帮助家长更好地应对新生儿成长过程中的挑战。此外，医护人员还可以与家长建立长期的联系和沟通机制，随时解答他们的疑问和提供必要的帮助和支持。通过这种长期随访与支持体系的建立，医护人员可以为新生儿及其家庭提供全面、持续的健康保障和支持。

第三节　新生儿急危重症的预防措施

一、加强围产期保健与宣教

（一）孕期营养与健康指导

孕期作为胎儿生长发育的黄金时期，其重要性不言而喻。对于孕妇而言，保持良好的营养状况是确保胎儿健康发育的关键。在这一阶段，均衡的饮食显得尤为重要。孕妇需要摄入充足的蛋白质、维生素和矿物质，以满足自身和胎儿的营养需求。同时，避免不良的生活习惯，如吸烟、饮酒以及滥用药物，对于减少胎儿畸形的风险和促进胎儿健康成长同样重要。

为了帮助孕妇更好地了解孕期的营养需求和健康知识，医疗机构和社区需要积极承担起宣教的责任。定期举办孕期营养与健康知识讲座，为孕妇提供一个学习交流的平台。通过这样的讲座，孕妇不仅可以了解到孕期的营养需求和注意事项，还可以学习到如何在孕期进行自我保健，从而降低孕期并发症的发生率。同时，家属也应该积极参与这些活动，了解孕期的特殊性，为孕妇提供必要的支持和照顾。

此外，个性化的营养指导也是不可忽视的一部分。每位孕妇的身体状况和营养需求都是独特的，因此，制定个性化的营养计划对于确保母婴健康至关重要。医疗机构应提供专业的营养咨询服务，根据孕妇的身体状况、饮食习惯和营养需求，为她们量身定制合理的饮食计划。

（二）定期产前检查

产前检查在孕期管理中扮演着至关重要的角色。它是及时发现并处理孕期并发症、合并症以及胎儿异常情况的有效途径。孕妇应按照医生的建议，定期进行各项产前检查。这些检查通常包括体格检查、实验室检查如血常规、尿常规等，以及影像学检查如超声波检查等。通过这些细致的检查，医务人员能够全面了解孕妇和胎儿的健康状况，及时发现潜在的健康问题。

产前检查的重要性不仅在于发现问题，更在于为解决问题提供充足的时间和条件。一旦发现异常情况，医务人员可以根据具体情况迅速制定干预方案，从而降低新生儿急危重症的风险。因此，孕妇和家属应充分认识到产前检查的重要性，积极配合医务人员的工作，共同为母婴健康保驾护航。

为了确保产前检查的质量和安全性，医疗机构也需要采取一系列措施。首先，建立完善的产前检查制度和流程，确保每一位孕妇都能得到全面细致的检查。其次，加强医务人员的培训和管理，提高他们的专业技能和责任心。最后，加强与其他相关部门的合作和沟通，确保在发现问题时能够及时采取有效的干预措施。

（三）心理支持与咨询

在孕期和产褥期这两个特殊时期，女性不仅要面临生理上的巨大变化，还要应对心理上的各种挑战。由于身体的不适、对未知的恐惧以及对角色转变的不适应等多种因素，孕妇和产妇容易出现焦虑、抑郁等心理问题。这些问题不仅会影响她们的生活质量，还可能对胎儿和新生儿的健康产生不良影响。

因此，心理支持和咨询在这一时期显得尤为重要。医疗机构和社区应提供专业的心理支持和咨询服务，帮助孕妇和产妇有效缓解心理压力。通过定期的心理评估和咨询，孕妇和产妇可以更加深入地了解自己的心理状况，学习掌握一些自我调节的方法。同时，家属的理解和支持也是非常重要的。家属应该给予孕妇和产妇足够的关爱和理解，共同营造一个和谐、温馨的家庭氛围。

为了提供更全面、个性化的心理支持，医疗机构还可以与其他相关专业机构进行合作。例如，与社会工作机构合作，为有特殊需要的家庭提供针对性的社会支持；与心理研究机构合作，开展孕期和产褥期心理问题的深入研究等。通过这些合作，我们可以更加精准地识别和解决孕妇和产妇面临的心理问题，为她们的健康和幸福提供更加坚实的保障。

（四）高危妊娠管理

高危妊娠是围产期保健中需要特别关注的一个方面。高危妊娠通常指的是孕妇存在一些危险因素，如年龄过大或过小、患有严重疾病、多胎妊娠等，这些危险因素可能导致胎儿生长发育异常或孕妇发生严重并发症。因此，对于高危妊娠的孕妇来说，加强产前监护和管理至关重要。

在高危妊娠管理中，首先需要进行全面的风险评估。通过详细询问病史、进行体格检查和必要的实验室检查等方式，医务人员可以对孕妇的整体情况进行全面了解，从而评估出妊娠的高危程度。评估结果不仅可以指导后续的产前检查和干预措施的选择，还可以帮助孕妇更加清楚地了解自身状况和风险。

其次，加强产前监护也是高危妊娠管理的重要环节。根据孕妇的高危程度和具体情况，医务人员会制定个性化的产前监护计划。这些计划通常包括增加产前检查的频次和项目、进行特殊的胎儿监测如胎心监护等，以及必要时的住院治疗等。通过这些监护措施，医务人员可以更加及时地发现和处理异常情况，从而最大程度地保障母婴安全。

最后，高危妊娠的管理还需要注重多学科的合作与沟通。由于高危妊娠可能涉及到多个学科领域的问题，如产科、内科、外科等，因此需要加强相关学科之间的合作与沟通。通过建立多学科诊疗团队、定期召开病例讨论会等方式，可以促进各学科之间的信息交流和资源共享，共同为高危妊娠的孕妇提供更加全面、专业的诊疗服务。

二、提高接生技术与新生儿复苏能力

（一）专业培训与技能提升

接生技术和新生儿复苏技术是直接关系到母婴安全和健康的关键环节。随着医学的不断发展，新的接生技术和复苏技术不断涌现，对医务人员的专业技能提出了更高的要求。因此，加强医务人员的专业培训和技能提升显得尤为重要。

医疗机构应定期组织医务人员参加各种专业培训课程。这些培训课程应涵盖接生技术、新生儿复苏技术以及相关的急救知识和技能。通过系统的理论学习、模拟操作和临床实践等方式，医务人员可以全面掌握先进的接生和复苏技术，提高自身的专业水平和实践能力。

同时，为了激发医务人员的学习热情和积极性，医疗机构还可以定期举办技能竞赛和模拟演练等活动。通过这些活动，医务人员可以在实践中检验自己的学习成果，与其他同行交流经验，共同提高。此外，这类活动还有助于培养医务人员的团队协作精神和应急处理能力，为实际工作中的紧急情况做好充分准备。

（二）规范操作流程与标准

接生和新生儿复苏过程中的每一步操作都可能直接影响到母婴的安全和健康。因此，制定并严格执行规范的操作流程和标准显得尤为重要。医疗机构应根据自身的实际情况和临床需求，制定详细的接生和复苏操作流程和标准。这些流程和标准应涵盖从孕妇入院到胎儿娩出以及新生儿复苏的每一个环节，确保每一步操作都有明确的规范和指导。

在执行过程中，医务人员需要严格按照流程和标准进行操作。这不仅可以最大程度地确保操作的准确性和安全性，还可以减少不必要的失误和并发症的发生。同时，医疗机构还应定期对操作流程和标准进行评估和修订。随着医学的不断发展和新技术的不断涌现，原有的流程和标准可能需要不断调整和完善。通过定期的评估和修订，医疗机构可以确保操作流程和标准始终与最新的临床需求和医学发展保持同步。

（三）设备维护与更新

在接生和新生儿复苏过程中,各种医疗设备和器械的准确性和可靠性是至关重要的。从产床、吸引器到复苏囊等设备都是确保接生和复苏操作顺利进行的关键因素。因此,医疗机构需要高度重视对这些设备和器械的维护与更新工作。

首先,建立健全的设备管理制度是必要的。这包括对设备进行定期的检查、保养和维修,以确保它们始终处于最佳工作状态。此外,对医务人员进行设备操作的培训也同样重要。只有当医务人员能够熟练掌握设备的操作方法和技巧时,才能充分发挥设备的功能并确保操作的顺利进行。

其次,与时俱进地更新医疗设备也是不可忽视的一环。随着医疗技术的不断发展进步,新型的医疗设备不断涌现。这些新设备通常具有更高的精度、更强的功能和更好的用户体验等优势。因此,医疗机构需要密切关注市场动态和技术发展趋势,及时引进和更新先进的医疗设备。这不仅可以提高接生和新生儿复苏的效率和质量,还可以为母婴安全提供更加有力的保障。

三、预防感染与合理用药

（一）严格执行消毒隔离制度

在新生儿医疗护理工作中,预防感染的重要性不言而喻。新生儿,尤其是早产儿和低体重儿,其免疫系统尚未完全发育,对各种病原体的抵抗力相对较弱,稍有不慎就可能引发感染。因此,医疗机构必须高度重视新生儿感染预防工作,严格执行消毒隔离制度,确保新生儿的生命安全。

首先,对产房、新生儿病房等重点区域要进行定期消毒。这些区域是新生儿出生后接触的第一个环境,也是最容易发生交叉感染的地方。医疗机构应制定详细的消毒计划和流程,使用安全、有效的消毒剂,确保这些区域的空气、物体表面和医疗设备都达到无菌或低菌状态。同时,还要加强通风换气,保持室内空气清新,降低空气中病原体的含量。

其次,医务人员应严格遵守手卫生规范。手是传播感染的重要途径之一,因此医务人员在接触新生儿前后必须彻底洗手或使用快速手消毒剂。医疗机构应提供方便、快捷的手卫生设施,加强对医务人员手卫生知识和技能的培训,提高他们的手卫生依从性。

此外,对于患有感染性疾病的产妇和新生儿,医疗机构应采取严格的隔离措施,防止交叉感染。这包括设置专门的隔离病房、使用一次性医疗用品、定期更换床单被罩等。

同时，还要加强对这些产妇和新生儿的医疗护理，及时治疗和控制感染。

（二）合理使用抗菌药物

抗菌药物是治疗新生儿感染性疾病的重要武器，但如果不合理使用，就会导致菌群失调、耐药性等问题的产生，甚至危及新生儿的生命。因此，医疗机构应建立严格的抗菌药物管理制度，规范抗菌药物的采购、储存、使用和监测等环节。

首先，医务人员在使用抗菌药物前应充分评估新生儿的感染情况，根据病原体的种类和药物敏感试验结果选择适当的抗菌药物。同时，要掌握各种抗菌药物的适应症、用法用量和不良反应等知识，避免滥用和误用。

其次，医疗机构应建立抗菌药物使用监测和评估机制。定期对新生儿的用药情况进行检查和分析，及时发现和纠正不合理用药行为。对于存在抗菌药物滥用或耐药性问题的病例，应进行深入的调查和分析，提出针对性的改进措施。

此外，还要加强对新生儿家长和监护人的宣传教育。让他们了解抗菌药物的适应症和使用方法，以及不合理使用抗菌药物的危害。引导他们树立正确的用药观念，积极配合医务人员的治疗和建议。

（三）预防接种与免疫保护

预防接种是降低新生儿感染性疾病发生率的重要手段之一。通过为新生儿接种各种疫苗，可以有效预防许多严重的感染性疾病，保障他们的健康成长。因此，医疗机构应按照国家规定为新生儿接种各种必要的疫苗。

首先，新生儿出生后应立即接种卡介苗和乙肝疫苗等预防针剂。这些疫苗可以预防结核病和乙型肝炎等严重的感染性疾病。同时，根据新生儿的年龄和生长发育情况，及时接种其他必要的疫苗，如脊髓灰质炎疫苗、麻疹疫苗等。

其次，对于存在免疫缺陷或高危因素的新生儿，应考虑给予额外的免疫保护措施。例如，给予免疫球蛋白等被动免疫制剂，提高其抵抗力。或者根据具体情况制定个性化的免疫接种计划，以确保其获得全面的免疫保护。

四、促进母乳喂养与合理营养

（一）宣传母乳喂养的益处

母乳喂养是新生儿最佳的喂养方式之一。母乳中含有丰富的营养物质和免疫活性成分，可以满足新生儿生长发育的需要，同时还能增强其免疫力，预防感染性疾病的发生。因此，医疗机构和社区应大力宣传母乳喂养的益处和方法。

首先，通过举办孕妇学校、开展健康讲座等方式，向孕妇和家属传授母乳喂养的知识和技能。让他们了解母乳喂养对新生儿和母亲健康的益处，掌握正确的哺乳姿势和技巧。同时解答他们在母乳喂养过程中遇到的问题和困难，提供必要的帮助和支持。

其次，医疗机构应建立完善的母乳喂养支持系统。为产妇提供舒适的哺乳环境和设施，鼓励她们与新生儿同室居住，方便哺乳和照护。同时加强对医务人员的培训和教育，提高他们的母乳喂养知识和技能水平。为产妇提供专业的指导和帮助，确保她们能够顺利地进行母乳喂养。

（二）合理添加辅食与营养素补充

随着新生儿的生长发育和母乳的逐渐减少，需要逐渐添加辅食和营养素补充。但添加辅食和营养素补充的时间、种类和数量都需要根据新生儿的实际情况进行合理选择。医务人员应根据新生儿的年龄、体重和其他情况，制定合理的饮食计划和营养素补充方案。

首先，添加辅食的时间应根据世界卫生组织和其他儿科专家的建议进行确定。一般来说，新生儿在出生后 6 个月内可以纯母乳喂养，之后可以逐渐添加辅食。医务人员应根据新生儿的消化能力和对食物的适应程度进行判断和指导。

其次，在添加辅食的过程中要注意食物的种类和数量。一开始可以只添加小量的食物，观察新生儿是否有过敏反应或消化不良等问题。然后逐渐增加食物的种类和数量，确保新生儿获得全面、均衡的营养。

此外，对于需要营养素补充的新生儿，医务人员应根据其具体情况进行合理选择。例如，对于缺乏维生素 D 的新生儿，可以给予维生素 D 滴剂等补充剂。但对于其他营养素的需求应根据实际情况进行判断和指导，避免过量补充或不必要的补充。

（三）监测生长发育情况

新生儿的生长发育情况是评价其健康状况的重要指标之一。因此医疗机构应为新生儿建立健康档案记录其生长发育数据和健康状况。通过定期监测新生儿的体重、身高、头围等指标的变化及时发现和处理营养不良、肥胖等问题。

对于存在生长发育问题的新生儿，医疗机构应给予针对性的干预措施。例如对于营养不良的新生儿可以制定合理的饮食计划和营养素补充方案；对于肥胖的新生儿可以给予饮食控制和运动指导等建议。通过及时的干预和指导帮助新生儿恢复正常的生长发育轨迹保障其健康成长。

同时家长也要积极参与新生儿的生长发育监测工作。他们应了解新生儿的生长发育规律和特点掌握正确的喂养方法和护理技巧。发现异常情况时应及时就医寻求专业医生的建议和治疗。通过医患共同努力确保新生儿的健康成长和发展。

五、定期健康检查与高危儿筛查

（一）新生儿访视与评估

新生儿出院后，并不意味着医疗服务的结束，相反，这是一个全新的开始。为了确保新生儿能够在最佳状态下成长，医疗机构应定期进行访视和评估工作。这不仅是对新生儿健康状况的持续关注，也是对家长育儿过程中的有力支持。

访视工作的核心在于全面了解新生儿的健康状况和喂养情况。医护人员会通过体格检查，细致观察新生儿的外观、体重、身长等指标，评估其生长发育是否正常。同时，他们还会深入了解新生儿的喂养方式、频率和量，以及排便、睡眠等日常情况，从而判断其营养摄入是否充足，生活规律是否合理。

在评估过程中，医护人员会运用专业的知识和技能，及时发现和处理潜在的健康问题。例如，对于黄疸、脐部感染等常见新生儿疾病，他们会给予及时的诊断和治疗建议，防止病情恶化。此外，他们还会关注新生儿的神经发育、肌张力等方面，以评估其是否存在潜在的发育迟缓或异常。

除了对新生儿的直接关注和评估，医护人员还会为家长提供育儿指导和咨询服务。他们会向家长传授正确的喂养技巧、护理方法以及疾病预防知识，帮助家长更好地照顾新生儿。同时，他们还会耐心解答家长在育儿过程中的疑问和困惑，提供个性化的建议和支持。

通过定期的访视和评估工作，医疗机构不仅能够及时发现和处理新生儿的健康问题，还能够为家长提供持续的育儿指导和支持。这对于促进新生儿的健康成长和发展具有重要意义。

（二）高危儿筛查与管理

高危儿是指因各种因素导致在胎儿期、分娩期或新生儿期存在较高危险性的新生儿。这些危险因素可能包括早产、低出生体重、窒息、严重感染等。对于这类新生儿，医疗机构需要进行重点筛查和管理，以确保他们能够得到及时、有效的医疗干预和护理。

筛查工作是高危儿管理的第一步。医疗机构会通过详细的病史询问、体格检查以及必要的辅助检查，对新生儿进行全面的评估。对于存在高危因素的新生儿，医护人员会进行重点监测和观察，及时发现和处理潜在的并发症和后遗症。例如，对于早产儿，医护人员会密切关注其呼吸、消化、神经等系统的发育情况，以及是否存在视网膜病变等并发症。

在管理方面，医疗机构会为高危儿制定个性化的干预方案。这些方案可能包括特殊的喂养方式、药物治疗、康复训练等，旨在促进高危儿的健康成长和发展。同时，医护人员还会向家长传授相关的护理技巧和育儿知识，帮助他们更好地照顾高危儿。

除了医疗干预和护理外，心理支持也是高危儿管理中不可或缺的一部分。面对高危儿的健康状况和未来发展，家长往往承受着巨大的心理压力和焦虑情绪。医护人员应给予家长充分的心理支持与安慰，帮助他们建立信心，积极面对困难。

通过重点筛查和管理，医疗机构能够及时发现和处理高危儿的健康问题，为其提供更加全面、个性化的医疗服务。这不仅能够降低高危儿的死亡率和致残率，还能够提高其生活质量和社会适应能力。

（三）听力视力筛查与干预

听力和视力是新生儿感知外界环境、获取信息的重要手段。然而，由于各种原因，部分新生儿在出生时或出生后不久即出现听力和视力障碍。为了及时发现和处理这些问题，医疗机构应在新生儿出生后及时进行听力和视力筛查工作。

听力筛查通常采用耳声发射、自动听性脑干反应等无创性检测方法，对新生儿的听力状况进行评估。对于筛查未通过的新生儿，医疗机构会进行进一步的诊断和治疗工作，如听力复筛、听力诊断等。一旦确诊为听力障碍，医护人员会及时为患儿提供助听器验配、语言康复训练等干预措施，帮助其最大限度地恢复听力功能。

视力筛查则主要通过观察新生儿对光刺激的反应、眼球运动等方式来评估其视力状况。对于存在视力障碍的患儿，医疗机构会进行进一步的眼科检查和治疗工作。例如，对于先天性白内障等眼部疾病，医护人员会及时进行手术治疗；对于弱视等视力问题，他们会为患儿制定个性化的康复训练计划。

在干预方面，除了针对听力和视力障碍本身的治疗外，医疗机构还应关注患儿的全面发展。他们会为患儿提供特殊的康复训练和教育支持，帮助其提高生活自理能力和社会适应能力。同时，他们还会与家长密切合作，共同制定康复计划和教育方案，确保患儿在家庭和社会中都能得到充分的关爱和支持。

通过及时的听力和视力筛查与干预工作，医疗机构能够最大限度地减少听力和视力障碍对新生儿生长发育和智力发育的影响。这不仅能够提高患儿的生活质量和社会适应能力，还能够为其家庭带来希望和信心。

（四）遗传代谢病筛查与干预

遗传代谢病是一类由于基因突变导致代谢异常而引起的疾病。这类疾病在新生儿期往往无明显症状或症状不典型，容易被忽视或误诊。然而，一旦发病，遗传代谢病往往会对患儿的生长发育和智力发育造成不可逆的损害。因此，医疗机构应对新生儿进行遗传代谢病筛查工作，以便及时发现和处理潜在的健康问题。

筛查工作通常包括采集新生儿的血液、尿液等样本进行实验室检查，以及结合家族史、临床表现等进行综合评估。对于筛查阳性的患儿，医疗机构会及时进行确诊和治疗工作。例如，对于苯丙酮尿症等遗传代谢病，医护人员会通过饮食控制、药物治疗等方式来降低患儿体内有害代谢产物的积累，从而减轻其对患儿身体的损害。同时，他们还会为患儿提供定期的随访和监测服务，确保其健康状况得到持续关注和管理。

除了对患儿的直接医疗干预外，医疗机构还应为患儿家庭提供遗传咨询和生育指导服务。他们会向家长详细解释遗传代谢病的病因、发病机制以及预防措施等方面的知识，帮助他们更好地理解和接受患儿的健康状况。同时，他们还会为家长提供心理支持和安慰，帮助他们建立信心，积极面对困难。对于有再生育需求的家庭，医护人员还会给予针对性的生育指导建议，以降低再次生育遗传代谢病患儿的风险。

通过遗传代谢病筛查与干预工作，医疗机构能够及时发现和处理潜在的遗传代谢病问题，为患儿提供更加全面、个性化的医疗服务。这不仅能够降低遗传代谢病对患儿生长发育和智力发育的影响，还能够提高其生活质量和家庭幸福指数。同时，这也为社会的公共卫生事业做出了积极贡献。

第二章　儿童急危重症抢救及护理

第一节　儿童急危重症的识别与评估

一、儿童急危重症的临床表现

儿童急危重症是儿科临床中最为紧急和严重的状况，其临床表现多种多样，但通常可以归纳为以下几类。

（一）意识障碍

意识障碍是儿童急危重症的常见表现之一。当患儿出现嗜睡、意识模糊、昏迷等不同程度的意识障碍时，往往预示着患儿的病情已经相当严重。意识障碍可能是由于颅内感染、外伤导致颅内压升高，或者是中毒等因素引起的。医生在面对这类患儿时，需要迅速进行鉴别诊断，明确意识障碍的原因，并立即采取相应的医疗干预措施，以降低患儿的病死率和致残率。

在鉴别诊断过程中，医生需要详细询问病史，了解患儿的发病过程、伴随症状以及可能的诱因。同时，还需要进行全面的体格检查，特别是神经系统的检查，以发现可能的阳性体征。必要时，还需要进行头颅 CT、MRI 等影像学检查，以明确颅内病变的情况。

在治疗方面，医生需要根据患儿的具体病情制订个性化的治疗方案。对于颅内感染引起的意识障碍，需要积极抗感染治疗，并控制颅内压升高。对于外伤引起的意识障碍，可能需要手术治疗以清除颅内血肿或修复脑组织损伤。对于中毒引起的意识障碍，则需要尽快清除毒物并进行解毒治疗。

（二）呼吸困难

呼吸困难是儿童急危重症的另一常见表现，对患儿的生命安全构成严重威胁。当患儿出现呼吸急促、费力、鼻翼翕动、三凹征等症状时，表明患儿的呼吸系统功能已经受到严重损害。呼吸困难的原因可能包括气道梗阻、肺部感染、哮喘发作等，这些因素都可能导致患儿出现严重的呼吸障碍。

医生在面对呼吸困难的患儿时，需要迅速评估其呼吸状况，判断是否存在呼吸衰竭的风险。同时，还需要尽快明确呼吸困难的原因，并针对病因进行相应的治疗。例如，对于气道梗阻的患儿，需要立即解除梗阻，保持呼吸道通畅；对于肺部感染的患儿，需要积极抗感染治疗，并加强呼吸道护理；对于哮喘发作的患儿，则需要给予解痉平喘药物治疗，并密切观察病情变化。

在治疗过程中，医生还需要密切关注患儿的呼吸频率、节律和深度等指标的变化情况，以及时调整治疗方案。同时，还需要加强患儿的氧疗和呼吸支持治疗，以维持其正常的呼吸功能。必要时，可能需要采取机械通气等辅助呼吸措施，以确保患儿的生命安全。

（三）循环衰竭

循环衰竭是儿童急危重症的严重表现之一，也是导致患儿死亡的重要原因之一。当患儿出现心率增快或减慢、血压下降、四肢厥冷、皮肤花斑等症状时，表明患儿的心血管系统功能已经严重受损。循环衰竭的原因可能包括心肌炎、心包积液、心律失常等心血管疾病，也可能是由于严重感染、休克等其他因素引起的。

医生在面对循环衰竭的患儿时，需要立即进行心血管系统评估，判断患儿的心功能状况和循环状态。同时，还需要尽快明确循环衰竭的原因，并针对病因进行相应的治疗。例如，对于心肌炎的患儿，需要积极抗感染治疗并保护心肌细胞；对于心包积液的患儿，可能需要穿刺引流以减轻心脏压塞症状；对于心律失常的患儿，则需要给予抗心律失常药物治疗或电复律等措施。

在治疗过程中，医生还需要密切关注患儿的生命体征变化情况，特别是心率、血压和呼吸等指标的变化。同时，还需要加强患儿的液体管理和血管活性药物的使用，以维持其正常的循环功能。必要时，可能需要采取紧急手术治疗以挽救患儿的生命。

二、病情严重程度的评估标准

儿童急危重症的病情严重程度评估是制订治疗方案和判断预后的重要依据。以下是一些常用的评估标准：

（一）生命体征的稳定性

生命体征的稳定性是评估儿童急危重症严重程度的重要指标之一。生命体征包括体温、心率、呼吸、血压等，这些指标的变化情况能够直接反映患儿的病情严重程度和生命状态。当患儿的生命体征不稳定时，如出现高热、低血压、呼吸急促等症状，往往提示病情严重，需要立即进行干预以维持生命体征的稳定。

在评估生命体征的稳定性时，医生需要密切关注各项指标的变化趋势和波动范围。

同时，还需要结合患儿的年龄、性别、体重等因素进行综合分析，以制订个性化的治疗方案和护理措施。对于生命体征不稳定的患儿，医生需要采取积极的干预措施，如输液、吸氧、使用血管活性药物等，以尽快稳定生命体征并降低病死率。

（二）意识状态的改变

意识状态的改变也是评估儿童急危重症严重程度的重要指标之一。意识状态是指患儿对周围环境和自身状况的认知和反应能力。当患儿出现意识障碍时，如嗜睡、昏迷等，往往提示病情严重且可能影响到患儿的神经系统功能。

在评估意识状态的改变时，医生需要观察患儿的意识清晰度、对刺激的反应以及是否存在定向力障碍等表现。同时，还需要结合患儿的病史和体格检查结果进行综合判断，以明确意识障碍的原因和程度。对于出现意识障碍的患儿，医生需要采取相应的急救措施，如保持呼吸道通畅、给予脱水降颅压药物治疗等，以尽快恢复患儿的意识状态并降低神经系统并发症的发生率。

（三）症状的持续时间与进展速度

症状的持续时间与进展速度也是评估儿童急危重症严重程度的重要指标之一。当患儿的症状持续时间较长且进展迅速时，往往提示病情严重且可能存在潜在的并发症风险。例如，持续高热可能提示感染严重或存在败血症的风险；呼吸困难加重可能提示呼吸衰竭或急性呼吸窘迫综合征等严重并发症的发生。

在评估症状的持续时间与进展速度时，医生需要详细询问病史并密切观察病情变化。同时，还需要结合实验室检查结果和影像学检查资料进行综合判断，以明确症状的病因和严重程度。对于症状持续时间较长且进展迅速的患儿，医生需要采取积极的干预措施以控制症状的进展并降低并发症的发生率。例如，对于持续高热的患儿，需要积极抗感染治疗并控制体温；对于呼吸困难加重的患儿，则需要加强呼吸支持治疗并密切观察病情变化。

（四）相关实验室检查结果

相关实验室检查结果也是评估儿童急危重症严重程度的重要依据之一。实验室检查项目包括血常规、尿常规、生化检查、凝血功能检查等，这些检查结果能够直接反映患儿的生理功能和代谢状态，为医生制订治疗方案提供依据。

在解读实验室检查结果时，医生需要结合患儿的病史和临床表现进行综合判断。例如，血常规中的白细胞计数和中性粒细胞比例升高可能提示细菌感染；尿常规中的蛋白尿和血尿可能提示肾脏受损；生化检查中的肝功能异常可能提示肝脏疾病等。对于实验室检查结果异常的患儿，医生需要进一步明确异常的原因并采取相应的治疗措施以纠正生理功能紊乱并降低并发症的风险。同时，医生还需要根据实验室检查结果的变化情况调整治疗方案并判断预后情况。

三、生命体征的监测与分析

（一）心率与心律的监测

心率与心律作为反映心血管系统功能状态的核心指标，在儿科临床中具有极其重要的意义。心率指的是心脏每分钟跳动的次数，而心律则是指心脏跳动的节奏和规律性。对于患儿而言，心率和心律的变化往往能够直接反映出其心血管系统的功能状态，因此，医生需要定期对这些指标进行监测。

在监测过程中，医生通常会使用心电图机、心电监护仪等设备来获取患儿的心率和心律数据。这些数据不仅可以帮助医生了解患儿心血管系统的实时状态，还可以为后续的诊断和治疗提供重要的参考依据。如果监测结果显示患儿的心率增快或减慢，或者出现心律不齐等症状，那么医生就需要高度警惕，因为这可能意味着患儿的心血管系统存在某种异常或疾病。

一旦发现心率和心律的异常，医生需要迅速采取相应的急救措施。例如，对于心率过快的患儿，医生可能会给予药物治疗以降低心率；对于心律不齐的患儿，医生可能会进行电复律或安装临时起搏器等操作以恢复正常的心律。这些急救措施的实施需要医生具备丰富的临床经验和专业技能，以确保患儿的生命安全。

（二）呼吸频率与节律的监测

呼吸作为人体最基本的生命活动之一，其频率和节律的变化同样能够反映出患儿呼吸系统的功能状态。呼吸频率指的是每分钟呼吸的次数，而呼吸节律则是指呼吸的深度、速度和规律性。对于患儿而言，正常的呼吸频率和节律是保证其身体健康和生命安全的重要前提。

医生在监测患儿的呼吸频率和节律时，通常会通过观察患儿的胸廓起伏、听诊呼吸音以及使用呼吸监护仪等方式来获取相关数据。这些数据可以帮助医生了解患儿的呼吸功能状态，及时发现潜在的呼吸系统问题。如果监测结果显示患儿的呼吸频率增快或减慢，或者出现呼吸急促、费力等症状，那么医生就需要考虑是否存在呼吸系统疾病或其他全身性疾病的可能性。

针对呼吸系统的异常症状，医生需要迅速采取相应的急救措施。例如，对于呼吸急促的患儿，医生可能会给予吸氧治疗以提高血氧浓度；对于呼吸困难的患儿，医生可能会进行气管插管或机械通气等操作以维持正常的呼吸功能。这些急救措施的实施同样需要医生具备丰富的临床经验和专业技能，以确保患儿的生命安全。

（三）血压与血流动力学的监测

血压和血流动力学是反映心血管系统功能的另一重要方面。血压指的是血液在血管内流动时对血管壁产生的压力，而血流动力学则涉及血液在心血管系统内的流动状态、流量和阻力等因素。对于患儿而言，正常的血压和血流动力学状态是保证其身体各器官和组织得到充足血液供应的重要前提。

医生在监测患儿的血压和血流动力学时，通常会使用血压计、血流动力学监测仪等设备来获取相关数据。这些数据可以帮助医生了解患儿的心血管功能状态，及时发现潜在的心血管问题。如果监测结果显示患儿的血压下降或升高，或者出现四肢厥冷、面色苍白等症状，那么医生就需要考虑是否存在心血管系统疾病或其他全身性疾病的可能性。

针对心血管系统的异常症状，医生同样需要迅速采取相应的急救措施。例如，对于血压下降的患儿，医生可能会给予补液治疗以提高血容量；对于四肢厥冷的患儿，医生可能会采取保暖措施以改善外周循环。这些急救措施的实施需要医生根据患儿的具体情况和病情严重程度来制订个性化的治疗方案，以确保患儿的生命安全。

四、常见急危重症的快速识别

（一）高热惊厥

高热惊厥是儿童时期常见的急危重症之一，通常发生在高热状态下。患儿在高热时突然出现全身或局部肌肉抽搐、意识丧失等症状，这可能是由于高热导致大脑神经元异常放电所引起的。对于高热惊厥的患儿，医生需要迅速进行降温处理，以防止病情进一步恶化。同时，医生还需要给予止痉药物以控制抽搐症状，并密切监测患儿的生命体征变化。

（二）哮喘持续状态

哮喘持续状态是儿童哮喘的严重表现形式之一，患儿出现持续喘息、呼吸困难等症状，且常规哮喘治疗药物无法缓解。这种状态下，患儿的呼吸道处于持续痉挛状态，导致氧气无法顺利进入肺部进行气体交换。对于哮喘持续状态的患儿，医生需要迅速给予吸氧治疗以缓解缺氧症状，并使用支气管扩张剂等药物以解除呼吸道痉挛状态。同时，医生还需要密切监测患儿的呼吸功能和生命体征变化，及时调整治疗方案。

（三）急性喉炎与喉梗阻

急性喉炎与喉梗阻是儿童常见的呼吸系统急危重症之一，通常由于喉部感染或变态反应等原因引起。患儿出现声音嘶哑、犬吠样咳嗽、吸气性呼吸困难等症状，这可能是由于喉部炎症导致喉头水肿和喉腔狭窄所引起的。对于急性喉炎与喉梗阻的患儿，医生需要迅速给予吸氧治疗以缓解呼吸困难症状，并使用抗生素和激素等药物以控制感染和减轻喉头水肿状态。同时，医生还需要密切监测患儿的呼吸功能和生命体征变化，必要时采取气管切开等紧急处理措施。

（四）严重感染与脓毒症

严重感染与脓毒症是儿童时期常见的全身性急危重症之一，通常由细菌或病毒等病原体感染引起。患儿出现高热、寒战、意识障碍等全身中毒症状，且病情进展迅速。对于严重感染与脓毒症的患儿，医生需要迅速使用抗生素等药物以控制感染源，并进行补液治疗以维持正常的血容量和电解质平衡。同时，医生还需要密切监测患儿的生命体征变化和器官功能状态，及时发现并处理可能出现的并发症和后遗症。在治疗过程中，医生还需要关注患儿的免疫功能状态和原发病灶的处理情况，以提高治疗效果和预后情况。

第二节　儿童急危重症的抢救技术与护理策略

一、基本生命支持技术

（一）心肺复苏术

心肺复苏术（CPR）在儿童急危重症抢救中具有举足轻重的地位。当儿童遭遇心跳呼吸骤停时，心肺复苏术成为了挽救生命的首要手段。它包括胸外按压、人工呼吸以及必要时的电除颤，这三个环节紧密相连，缺一不可。

胸外按压是通过外力对胸腔进行有规律的压迫，以推动心脏排血，维持脑及其他重要脏器的血液灌注。在进行胸外按压时，医护人员需确保按压部位准确、力度适中、频率稳定，以达到最佳的复苏效果。同时，还应注意避免并发症的发生，如肋骨骨折、气胸等。

人工呼吸则是通过口对口、口对鼻或气囊面罩等方式，为患儿提供必要的氧气，帮助其恢复自主呼吸。在进行人工呼吸时，医护人员需确保气道通畅、呼吸频率及深度适宜，并密切观察患儿的胸廓起伏情况，以判断呼吸是否有效。

电除颤是在特定情况下，通过电击的方式使心脏恢复正常心律。对于心室颤动等恶性心律失常导致的儿童心跳骤停，电除颤具有至关重要的作用。医护人员需熟练掌握电除颤的操作流程，包括电极板放置位置、能量选择等，以确保在紧急情况下能够迅速准确地实施。

为了提高心肺复苏的成功率，医护人员还应注重团队协作和定期培训。通过模拟演练和实战演练相结合的方式，不断提高团队在心肺复苏术方面的配合默契和操作技能。同时，还应加强对家长的宣教工作，提高他们对心肺复苏术的认识和重视程度，为儿童的生命安全保驾护航。

（二）气道异物梗阻急救

儿童气道异物梗阻是一种常见且危急的状况，如不及时处理，可能导致窒息甚至死亡。因此，医护人员必须高度重视气道异物梗阻的急救工作。

海姆立克急救法是处理气道异物梗阻的常用方法之一。其原理是通过冲击腹部膈肌下软组织，产生向上的压力，压迫两肺下部，从而驱使肺部残留空气形成一股气流，将异物从气道内冲出来。医护人员应熟练掌握海姆立克急救法的操作步骤和注意事项，确保在紧急情况下能够迅速有效地解除梗阻。

除了掌握急救技术外，医护人员还应加强对家长的宣教工作。通过讲解气道异物梗阻的危害、预防措施和急救方法，提高家长对气道异物梗阻的识别和急救能力。同时，还应提醒家长在日常生活中加强对儿童的看护和监管，避免类似事件的发生。

（三）止血与包扎

对于外伤导致的出血，止血与包扎是紧急处理的关键环节。医护人员需迅速判断出血部位和程度，并采取相应的止血措施。常见的止血方法包括加压包扎、止血带等。加压包扎适用于小动脉、静脉及毛细血管出血的情况，通过用无菌敷料覆盖伤口并用绷带加压包扎来达到止血目的。止血带则适用于大动脉出血的紧急情况，通过压迫出血部位的近心端来达到止血效果。

在止血的同时，医护人员还应根据出血部位和程度选择合适的包扎材料和技术。对于头部、四肢等部位的出血，可采用三角巾、绷带等进行包扎；对于躯干部位的出血，则可采用大块无菌敷料进行覆盖并用绷带固定。在包扎过程中，应注意保持无菌原则，避免感染的发生。

此外，医护人员还应密切观察患儿的病情变化，及时处理可能出现的并发症。如出现休克症状时，应立即采取抗休克治疗；如出现感染迹象时，应及时使用抗生素进行抗感染治疗。

（四）疼痛管理与舒适护理

儿童在急危重症抢救过程中常伴有疼痛不适的情况。疼痛不仅会给患儿带来身体上的痛苦和恐惧感，还可能影响抢救工作的顺利进行。因此，医护人员必须给予充分的疼痛管理和舒适护理。

首先是对疼痛的评估。医护人员应通过询问、观察等方式了解患儿的疼痛程度和性质，以便制订针对性的镇痛方案。在评估过程中，应注意与患儿及其家长进行良好的沟通和交流，以获取准确的疼痛信息。

其次是镇痛药物的选择和使用。根据患儿的病情和疼痛程度，医护人员应选择合适的镇痛药物和方法。对于轻度疼痛，可采用非药物治疗如冷敷、热敷等；对于中度至重度疼痛，则需考虑使用药物治疗如阿片类药物等。在使用过程中，应注意药物的剂量、给药途径和不良反应等问题。

此外是舒适护理的提供。除了镇痛治疗外，医护人员还应为患儿提供舒适的环境和体位以减轻其不适感。如保持抢救室安静整洁、调节适宜的温度和湿度、为患儿提供柔软的床垫和枕头等。同时还可通过陪伴和安慰等方式缓解患儿的恐惧感和焦虑情绪。

二、高级生命支持技术

（一）电除颤与复律

电除颤与复律是处理儿童恶性心律失常的重要手段之一。当患儿出现心室颤动等致命性心律失常时，电除颤能够迅速恢复心脏的正常节律，为进一步治疗赢得宝贵时间。医护人员应熟练掌握电除颤的操作流程和注意事项，包括电极板的放置位置、能量的选择以及放电时机等。同时还应了解不同类型心律失常的识别和处理原则，以便在需要时能够迅速准确地实施电除颤治疗。

与电除颤相辅相成的是复律药物的应用。在某些情况下，单纯使用电除颤可能无法恢复心脏的正常节律，此时需考虑使用复律药物进行治疗。医护人员应了解常用复律药物的种类、作用机制和使用方法，以便在必要时能够迅速准确地给予药物治疗。同时还应密切观察药物的治疗效果和不良反应情况，及时调整治疗方案以确保患儿的安全。

（二）有创血压监测与血流动力学支持

有创血压监测能够为医护人员提供更为准确和连续的血流动力学信息，有助于及时发现和处理病情变化。通过在有创动脉导管内放置传感器来实时监测动脉压力波形和数值变化，医护人员可以更为直观地了解患儿的血压状况、心输出量以及外周血管阻力等重要指标。这些信息对于指导治疗方案的制订和调整具有至关重要的意义。

在进行有创血压监测时，医护人员需严格遵守无菌原则和操作规范，确保监测过程的准确性和安全性。同时还应密切观察监测数据的变化趋势以及可能出现的并发症情况，如感染、血栓形成等。一旦发现异常情况或并发症迹象时，应立即采取相应的处理措施以保障患儿的安全。

血流动力学支持是对有创血压监测的重要补充。当患儿出现血流动力学不稳定时，医护人员需根据具体情况采取相应的支持措施以维持其生命体征的稳定。这些措施可能包括输液、输血以补充血容量；使用血管活性药物以调节血管张力和改善微循环；以及应用机械通气等辅助设备以维持呼吸功能等。在实施这些支持措施时，医护人员需根据患儿的病情和监测数据的变化进行灵活调整和优化治疗方案。

（三）机械通气与呼吸支持

机械通气是处理儿童呼吸衰竭或需要呼吸支持的重要治疗手段之一。通过机械通气设备为患儿提供持续稳定的氧气供应和二氧化碳排出，有助于改善其呼吸功能和维持生命体征的稳定。医护人员需熟悉掌握各种机械通气模式和参数设置原理，以便根据患儿的病情选择合适的通气方式。这些模式可能包括容量控制通气、压力控制通气以及同步间歇指令通气等。在设置参数时，医护人员需考虑患儿的年龄、体重、病情以及肺部情况等因素进行综合评估。

除了选择合适的通气模式和参数外，医护人员还应掌握呼吸机的使用技巧和护理要点以确保机械通气的安全性和有效性。这包括呼吸机的连接与调试、气道湿化与吸痰操作以及并发症的预防与处理等。在使用过程中，医护人员需密切观察患儿的呼吸状况、血气分析结果以及呼吸机的工作状态等指标变化，及时调整治疗方案以确保机械通气的效果达到最佳状态。

（四）血液净化技术

血液净化技术是处理儿童肾功能不全、中毒等需要清除体内有害物质的重要治疗手段之一。通过不同的净化原理和方式，如血液透析、血液灌流等，医护人员可以帮助患儿清除体内的代谢废物、毒素以及多余的水分等物质，从而改善其内环境和促进恢复。医护人员需了解不同血液净化技术的原理和应用范围，以便根据患儿的具体情况选择合适的治疗方法。在实施过程中医护人员还需严格遵守操作规程和无菌原则，确保治疗过程的安全性和有效性。同时还应密切监测患儿的生命体征和生化指标变化，及时调整治疗方案，以最大限度地提高治疗效果和保障患儿的安全。

三、气道管理与呼吸支持

在儿童急危重症的抢救过程中，气道管理与呼吸支持是至关重要的环节。下面将详细介绍这两个方面的相关内容。

（一）气道评估与清理

首先，医护人员需要对患儿的气道进行评估，以确定是否存在梗阻或分泌物潴留等情况。评估的内容包括呼吸频率、呼吸深度、呼吸音等，通过观察这些症状，医护人员可以初步判断患儿的气道状况。如果存在气道问题，医护人员需要及时进行清理和干预，以保持气道的通畅。

清理气道的方法包括吸痰、拍背等，医护人员应根据患儿的具体情况选择合适的清理方式。同时，在清理过程中，医护人员需要密切观察患儿的生命体征变化，以确保清理过程的安全性。此外，医护人员还应定期评估气道状况，以便及时发现并处理可能出现的问题。定期评估的频率和内容应根据患儿的病情和治疗方案进行调整，以确保评估的有效性和针对性。

（二）吸氧与呼吸兴奋剂应用

对于需要呼吸支持的患儿，吸氧是重要的治疗手段之一。吸氧可以提高患儿血液中的氧含量，从而改善组织的氧供情况。医护人员应根据患儿的病情选择合适的吸氧方式和浓度，以确保氧气供应的充足性和安全性。常用的吸氧方式包括鼻导管吸氧、面罩吸氧等，医护人员应根据患儿的年龄、病情和配合程度进行选择。

在必要时，医护人员可给予呼吸兴奋剂以提高患儿的呼吸功能。呼吸兴奋剂可以刺激呼吸中枢，增加呼吸频率和深度，从而改善患儿的通气状况。然而，呼吸兴奋剂的使用需要谨慎，医护人员应注意药物的选择和使用剂量，以避免不良反应的发生。在使用过程中，医护人员需要密切观察患儿的生命体征变化和药物反应情况，及时调整用药方案。

（三）呼吸机辅助通气与撤离策略

对于需要长时间机械通气的患儿，医护人员应制订合理的呼吸机辅助通气方案。呼吸机辅助通气可以帮助患儿维持正常的通气和氧合功能，从而改善病情。在制订方案时，医护人员需要考虑患儿的年龄、体重、病情等因素，以确保方案的合理性和可行性。

在呼吸机辅助通气过程中，医护人员需要密切观察患儿的呼吸功能和生命体征变化，及时调整呼吸机的参数和设置。同时，医护人员还需要关注患儿的耐受情况和并发症风险，以便及时采取措施进行处理。当患儿的呼吸功能逐渐恢复时，医护人员应逐步调整呼吸机的参数和撤离呼吸机，以确保患儿能够平稳过渡到自主呼吸。在撤离过程中，医护人员需要密切监测患儿的呼吸功能和生命体征变化，确保撤离过程的安全性。

（四）无创通气技术的应用与护理

无创通气技术在儿童急危重症抢救中也广泛应用。无创通气技术是指通过鼻塞、面罩等非侵入性方式给予患儿持续的气道正压通气支持。这种技术可以避免气管插管等侵入性操作带来的损伤和风险，同时也提高了患儿的舒适度和配合度。

在使用无创通气技术时，医护人员需要掌握设备的操作方法和护理要点。首先，医护人员需要选择合适的鼻塞或面罩等接口设备，确保与患儿的面部贴合紧密且舒适度高。其次，医护人员需要设置合适的通气参数和支持模式，以满足患儿的通气需求并降低并发症风险。在使用过程中，医护人员还需要定期清洁和消毒设备接口和管路等部件，以避免感染风险。

此外，在使用无创通气技术时，医护人员还需要密切监测患儿的病情变化和耐受情况。通过观察患儿的生命体征变化、呼吸功能改善情况等指标，医护人员可以及时调整治疗方案和护理措施。同时，医护人员还需要与患儿及其家属进行有效的沟通和交流，以缓解他们的紧张情绪并提高治疗依从性。

四、循环支持与药物应用

循环支持是儿童急危重症抢救中的重要环节之一，旨在维持患儿的血流动力学稳定并保障重要脏器的血液供应。下面将详细介绍循环支持与药物应用的相关内容。

（一）循环状态评估与监测

在抢救过程中，医护人员应对患儿的循环状态进行全面评估，包括心率、血压、尿量等指标。这些指标可以反映患儿的循环状况和脏器功能情况，为制订治疗方案提供依据。评估的方法包括体格检查、心电图监测、有创或无创血压监测等。通过实时监测和数据分析，医护人员可以及时发现循环障碍并采取相应措施进行干预。

在循环支持过程中，医护人员还需要了解各种循环支持设备的原理和使用方法。常见的循环支持设备包括输液泵、血管活性药物泵等。这些设备可以帮助医护人员精确控制药物的输入速度和剂量，从而维持患儿的血流动力学稳定。在使用过程中，医护人员需要掌握设备的操作方法并遵循相关的安全规范，以确保设备的安全性和有效性。

（二）输液与输血治疗

输液和输血是维持患儿血容量和血压稳定的重要手段。在急危重症情况下，患儿往往会出现血容量不足或失血等情况，导致循环障碍和脏器功能受损。因此，医护人员需要根据患儿的病情和治疗需求制订合理的输液和输血计划。

在制订计划时，医护人员需要考虑患儿的年龄、体重、病情等因素，以确保计划的合理性和可行性。同时，医护人员还需要掌握各种输液和输血技术的操作方法和注意事项，确保液体和血液的及时准确输入。在输液和输血过程中，医护人员需要密切观察患儿的生命体征变化和不良反应情况，以便及时处理并调整治疗方案。

（三）血管活性药物的应用与护理

血管活性药物在儿童急危重症抢救中具有重要作用。这类药物可以通过调节血管的收缩和舒张功能来改善患儿的循环状况。常见的血管活性药物包括多巴胺、肾上腺素等。在使用这些药物时，医护人员需要熟悉药物的适应症、使用方法和注意事项，并根据患儿的病情选择合适的药物进行治疗。

在使用过程中，医护人员需要密切观察药物效果和不良反应情况。由于血管活性药物对血管的刺激作用较强，可能会引起局部疼痛、静脉炎等并发症。因此，医护人员需要采取适当的护理措施来减轻患儿的不适感并预防并发症的发生。例如，可以通过更换注射部位、使用静脉留置针等方式来减少穿刺次数和减轻患儿的痛苦；同时，还可以定期评估患儿的血管状况和药物反应情况，以便及时调整用药方案和护理措施。

（四）抗心律失常与抗凝治疗

对于存在心律失常或凝血功能障碍的患儿，医护人员应给予相应的抗心律失常和抗凝治疗。心律失常是指心脏搏动的频率、节律或起源部位发生异常的情况，而凝血功能障碍则是指患儿的凝血系统出现异常导致出血或血栓形成的风险增加。这两种情况都会对患儿的生命安全构成严重威胁，因此需要及时进行治疗。

在治疗过程中，医护人员需要了解各种抗心律失常药物和抗凝药物的种类、作用机制和用药原则。抗心律失常药物可以通过调节心脏的电生理活动来恢复正常的心律和心率；而抗凝药物则可以通过抑制凝血因子的活性来降低血液凝固的风险并预防血栓形成。在使用过程中，医护人员需要密切观察患儿的心电图变化和凝血功能指标的变化情况，以便及时调整用药方案和护理措施。同时，医护人员还需要注意药物的不良反应和禁忌证等问题，确保用药的安全性和有效性。

第三章 儿科常见病临床护理基础

第一节 儿科常见病的分类与特点

一、感染性疾病的分类与特点

（一）病毒性感染

儿科中常见的病毒性感染种类繁多，其中包括流感、麻疹、风疹、水痘、手足口病等。这些疾病具有传播速度快、易感性强的特点，尤其在儿童群体中更为突出。病毒性感染的传播方式多样，主要通过呼吸道飞沫传播，如流感、麻疹等，也可通过直接接触患者的分泌物或排泄物而传播，如水痘、手足口病等。

当病毒侵入人体后，它们会在细胞内大量复制，破坏细胞结构，导致细胞损伤。同时，病毒的存在也会触发机体的免疫反应，引起发热、皮疹、呼吸道症状等一系列临床表现。病毒性感染的症状轻重不一，轻者可能仅有轻微的不适，而重者则可能出现高热、严重皮疹、呼吸困难等危重症状。如果治疗不及时或不恰当，病毒性感染还可能引起严重的并发症，如病毒性脑炎、心肌炎等，甚至危及生命。

在治疗病毒性感染时，主要是针对症状进行治疗。对于高热的患者，需要给予降温处理；对于咳嗽、咳痰的患者，需要给予止咳、祛痰等药物治疗；对于严重的病毒感染，可以考虑使用抗病毒药物。但需要注意的是，抗病毒药物的使用需要根据病毒的种类和患者的具体情况来决定，不能盲目使用。

除了治疗外，预防病毒性感染同样重要。接种疫苗是预防病毒性感染的有效手段之一，通过接种疫苗可以产生针对特定病毒的免疫力，从而减少感染的机会。此外，避免接触传染源也是预防病毒性感染的关键。在日常生活中，我们应该注意个人卫生，勤洗手、戴口罩、保持社交距离等措施都有助于减少病毒性感染的传播。

（二）细菌性感染

细菌性感染在儿科中同样非常常见，与病毒性感染不同，细菌性感染是由细菌引起的。常见的细菌性感染包括肺炎链球菌感染、流感嗜血杆菌感染、金黄色葡萄球菌感染等。这些细菌可以通过呼吸道、消化道或皮肤破损处侵入人体，引起局部或全身性的感染。

细菌性感染的症状与病毒性感染相似，但也有一些区别。例如，细菌性感染常引起化脓性炎症，导致局部红肿热痛等症状；而病毒性感染则较少引起化脓性炎症。此外，细菌性感染在使用抗生素治疗后通常能够取得较好的效果，而病毒性感染则对抗生素治疗无效。

在治疗细菌性感染时，主要是使用抗生素进行治疗。抗生素的选择需要根据细菌的种类和药物的敏感性来决定。同时，根据患者的病情严重程度和症状表现，还可以给予对症治疗和支持治疗，如降温、止咳、补液等。需要注意的是，抗生素的使用需要遵循医生的建议和指导，不能随意滥用或自行停药。否则可能导致细菌耐药性的产生，使得治疗更加困难。

预防细菌性感染同样需要注意个人卫生问题。我们应该养成勤洗手的好习惯，尤其是在接触公共设施或动物后要及时洗手，避免去人群密集的场所，保持室内空气流通等措施都有助于减少细菌性感染的传播机会。此外，对于一些高危人群如免疫力低下的儿童或老年人等则需要更加重视预防措施的实施。

二、非感染性疾病的分类与特点

（一）营养性疾病

营养性疾病是指由于喂养不当、饮食结构不合理、消化吸收障碍等因素导致的疾病。在儿科中常见的营养性疾病包括蛋白质缺乏症、维生素缺乏症以及肥胖症等。这些疾病的发生与儿童的饮食习惯和生活方式密切相关。

蛋白质和维生素是儿童生长发育所必需的营养素，如果长期摄入不足或消化吸收不良，就会导致相应的缺乏症。蛋白质缺乏症主要表现为生长发育迟缓、营养不良、免疫力下降等；而维生素缺乏症则根据不同的维生素种类表现为不同的症状，如维生素 A 缺乏症可能导致夜盲症和干眼病，维生素 D 缺乏症可能导致佝偻病等。肥胖症则是由于能量摄入过多而消耗过少引起的疾病，表现为体重超标、身材臃肿等。

治疗营养性疾病主要是调整饮食结构和补充相应的营养素。对于蛋白质和维生素缺乏症，需要根据患者的具体情况制订个性化的饮食计划，增加富含相应营养素的食物摄入；对于肥胖症则需要控制饮食总量和增加运动量，以达到减重的目的。同时还需要治疗原发疾病如消化吸收障碍等。

预防营养性疾病需要从改善饮食习惯和生活方式入手。家长应该注重孩子的饮食多样化，保证摄入足够的蛋白质和各种维生素；避免过度喂养和溺爱孩子；鼓励孩子多参加户外活动和体育运动等。此外还需要定期进行体检，以便及时发现并纠正营养不良等问题。

（二）过敏性疾病

过敏性疾病是一类由于机体对某种物质（即变应原）过度反应而引起的疾病。在儿科中常见的过敏性疾病有哮喘、过敏性鼻炎以及湿疹等。这些疾病的发生与遗传因素、环境因素以及免疫系统异常等多方面原因有关。

哮喘主要表现为反复发作的喘息、气促、胸闷等症状；过敏性鼻炎则主要表现为鼻塞、流涕、打喷嚏等鼻部症状；而湿疹则是一种常见的皮肤变态反应，表现为皮肤红斑、丘疹、水疱等皮疹伴瘙痒不适。这些过敏性疾病的发生会严重影响患儿的日常生活和学习质量。

治疗过敏性疾病主要是使用抗过敏药物如抗组胺药和糖皮质激素等来控制症状；同时还需要避免接触相应的变态原以减少发作机会；对于部分严重的过敏性疾病如哮喘等则需要长期规律地使用药物来控制病情。除了治疗外，预防过敏性疾病的发生也同样重要。尽量避免让孩子接触可能引起过敏的物质如花粉、尘螨等，保持室内空气清新，注意个人卫生和环境卫生等措施都有助于减少过敏性疾病的发生机会。

（三）遗传性疾病

遗传性疾病是由基因突变或染色体异常引起的疾病。在儿科中常见的遗传性疾病有唐氏综合征、苯丙酮尿症等。这些疾病具有家族聚集性和先天性特点，对孩子的生长发育和智力发育造成严重影响。

唐氏综合征是一种常见的染色体异常疾病，主要表现为智力发育迟缓、特殊面容以及多发畸形等；苯丙酮尿症则是一种先天性代谢缺陷病，主要表现为智力发育落后、癫痫发作以及尿液有特殊臭味等。这些遗传性疾病的发生给家庭和社会带来了沉重的负担。

遗传性疾病目前尚无特效药物可以治愈；主要是针对症状进行对症治疗和康复训练以提高患儿的生活质量。例如，对于唐氏综合征的患儿可以进行早期的智力开发和康复训练以提高其生活自理能力；对于苯丙酮尿症的患儿则需要控制饮食中苯丙氨酸的摄入量以减少对神经系统的损害等。然而这些治疗方法并不能从根本上解决问题，因此对于遗传性疾病的预防显得尤为重要。

预防遗传性疾病需要从多个方面入手：首先进行遗传咨询和产前诊断是避免遗传性疾病患儿出生的有效手段之一；通过基因检测可以及时发现并终止携带严重致病基因的胎儿的妊娠过程；其次避免近亲结婚也是预防遗传性疾病的重要措施之一；最后对于已

经出生的患儿则需要及时进行干预和治疗，以减少并发症和后遗症的发生机会并提高患儿的生活质量。

三、儿童期特殊疾病的分类与特点

（一）新生儿疾病

新生儿疾病，顾名思义，是指在新生儿期（即出生后 28 天内）所患的疾病。这一时期是婴儿生命中最为脆弱和关键的阶段，各种生理功能尚未完全发育成熟，因此容易受到各种内外因素的影响而发病。新生儿疾病的种类繁多，常见的有新生儿窒息、新生儿肺炎、新生儿黄疸等，每一种疾病都可能对新生儿的生命健康造成严重威胁。

新生儿窒息是由于产前、产时或产后的各种原因导致胎儿缺氧而发生宫内窘迫或娩出过程中引起的呼吸、循环障碍。这种情况可能导致新生儿的大脑受损，影响其未来的智力和运动发育。治疗新生儿窒息需要立即进行复苏操作，包括清理呼吸道、建立呼吸和循环支持等。同时，还需要对患儿进行密切的监护和护理，以防止并发症的发生。

新生儿肺炎是另一种常见的新生儿疾病，主要由吸入性肺炎和感染性肺炎两大类组成。吸入性肺炎是由于胎儿在宫内或娩出过程中吸入羊水、胎粪等异物而引起的肺部炎症；感染性肺炎则是由于细菌、病毒等病原体感染引起的。新生儿肺炎的症状包括呼吸急促、发绀、咳嗽等，严重时可能导致呼吸衰竭和心力衰竭。治疗新生儿肺炎需要根据病原体的种类选择合适的抗生素或抗病毒药物，并进行对症治疗和支持治疗。

新生儿黄疸是由于胆红素代谢异常引起的一种常见症状。胆红素是红细胞分解代谢的产物，正常情况下会通过肝脏处理并排出体外。但在新生儿期，由于肝脏功能尚未发育成熟，胆红素的处理能力有限，容易导致血液中胆红素水平升高而出现黄疸。大多数新生儿黄疸是生理性的，会在出生后几天内自行消退；但也有部分是病理性的，需要进行治疗。治疗新生儿黄疸的方法包括光照疗法、药物治疗和换血疗法等，具体选择取决于黄疸的严重程度和病因。

对于新生儿疾病的预防，应注重围产期保健和护理。孕妇在怀孕期间应定期进行产前检查，及时发现并处理可能影响胎儿健康的因素；分娩过程中应选择正规的医疗机构并接受专业的接生技术服务；新生儿出生后应接受全面的健康检查和评估，及时发现并处理可能存在的健康问题。此外，加强新生儿的护理和喂养也是预防新生儿疾病的重要措施之一。

（二）血液系统疾病

儿科中常见的血液系统疾病包括贫血、白血病、淋巴瘤等，这些疾病对患儿的生命健康构成了严重威胁。血液系统疾病多与造血系统异常、免疫系统紊乱等因素有关，这些因素导致患儿的血细胞生成、分化、成熟和免疫功能发生异常，从而引发各种临床症状。

贫血是儿科中最常见的血液系统疾病之一，主要是由于红细胞数量减少或质量下降导致血液携氧能力降低而引起的。贫血的症状包括面色苍白、乏力、头晕等，严重时可能导致生长发育迟缓和智力受损。治疗贫血需要根据病因选择合适的药物或输血治疗，并加强饮食调整和营养支持。

白血病是一种恶性血液病，主要表现为骨髓中白细胞异常增生并浸润其他组织和器官。白血病的症状包括发热、贫血、出血等，严重时可危及生命。治疗白血病主要采用化疗、放疗和骨髓移植等方法，同时给予对症治疗和支持治疗以缓解症状和提高生活质量。

淋巴瘤是另一种常见的恶性血液病，主要表现为淋巴结和淋巴组织的异常增生。淋巴瘤的症状包括淋巴结肿大、发热、盗汗等，严重时也可危及生命。治疗淋巴瘤主要采用化疗、放疗和免疫治疗等方法，具体选择取决于病理类型和分期情况。

对于血液系统疾病的预防，应避免接触有毒有害物质如苯、甲醛等化学物质以及放射线等物理因素；加强锻炼提高免疫力以减少感染机会；定期进行体检以便及时发现并处理可能存在的健康问题。此外，对于有遗传倾向的血液系统疾病如地中海贫血等，还应进行遗传咨询和产前诊断以预防患儿的出生。

（三）神经系统疾病

儿科中常见的神经系统疾病包括癫痫、脑瘫、智力障碍等，这些疾病对患儿的神经系统发育和功能造成了严重影响。神经系统疾病多与大脑发育异常、神经损伤等因素有关，这些因素导致患儿的神经元结构和功能发生异常，从而引发各种临床症状。

癫痫是一种由大脑神经元异常放电引起的慢性脑部疾病，主要表现为反复发作的抽搐、意识障碍等症状。癫痫对患儿的身心健康造成了严重影响，可能导致自卑、焦虑等心理问题以及学习困难和社会适应能力下降。治疗癫痫主要采用药物治疗，根据病情选择合适的抗癫痫药物并调整剂量以达到最佳控制效果；对于部分难治性癫痫患者还可考虑手术治疗或神经调控治疗等方法。同时加强心理支持和教育干预也是治疗癫痫的重要措施之一。

脑瘫是指由于各种原因导致的大脑发育不全或损伤而引起的运动障碍和姿势异常为主要表现的综合征。脑瘫的症状包括肌张力异常、运动发育落后、姿势异常等，严重影响患儿的生活质量和社会功能。治疗脑瘫主要采用康复训练，包括物理疗法、作业疗法、语言疗法等多种方法，旨在改善患儿的运动功能和生活自理能力；同时根据病情给予药物治疗和手术治疗等方法以缓解症状和预防并发症的发生。

智力障碍是指由于大脑发育不全或损伤而引起的智力水平明显低于同龄人的情况。智力障碍的症状包括智力低下、学习能力差、社会适应能力弱等，对患儿的未来发展和生活质量造成了严重影响。治疗智力障碍主要采用教育干预为主，包括特殊教育、康复训练等多种方法，旨在提高患儿的智力水平和社会适应能力；同时加强心理支持和家庭指导也是治疗智力障碍的重要措施之一。

对于神经系统疾病的预防，应注重孕期保健和早期教育等方面的工作。孕妇在怀孕期间应避免接触有毒有害物质并定期进行产前检查以确保胎儿健康；新生儿出生后应接受全面的健康检查和评估以及时发现并处理可能存在的健康问题；对于已经确诊的神经系统疾病患儿应尽早进行康复训练和教育干预以改善预后和提高生活质量。

（四）泌尿系统疾病

儿科中常见的泌尿系统疾病包括肾炎、肾病综合征、尿路感染等，这些疾病对患儿的泌尿系统结构和功能造成了不同程度的损害。泌尿系统疾病多与免疫系统异常、感染等因素有关，这些因素导致患儿的肾脏、膀胱等器官发生炎症或损伤，从而引发各种临床症状。

肾炎是一种由多种原因引起的肾脏炎症性疾病，主要表现为水肿、蛋白尿、血尿等症状。肾炎对患儿的肾功能造成了严重损害，可能导致肾功能衰竭等危及生命的并发症。治疗肾炎主要采用药物治疗，根据病情选择合适的抗炎药物和免疫抑制剂以控制炎症反应和保护肾功能；同时加强饮食控制和护理也是治疗肾炎的重要措施之一。

肾病综合征是一种由多种原因引起的肾小球基底膜通透性增加导致大量蛋白尿和低蛋白血症为特征的综合征。肾病综合征的症状包括水肿、高脂血症等，严重时可能导致血栓形成和感染等并发症。治疗肾病综合征主要采用药物治疗，包括糖皮质激素和免疫抑制剂等药物以控制炎症反应和减少蛋白尿；同时加强饮食调整和护理也是治疗肾病综合征的重要措施之一。

尿路感染是由细菌等病原体侵入尿路引起的感染性疾病，主要表现为尿频、尿急、尿痛等症状。尿路感染对患儿的尿路结构和功能造成了损害，严重时可能导致肾盂肾炎等并发症。治疗尿路感染主要采用抗生素治疗，根据病原体选择合适的抗生素药物以杀灭病原体并缓解症状；同时加强个人卫生习惯的培养和定期体检也是预防尿路感染的重要措施之一。

对于泌尿系统疾病的预防，应注意个人卫生习惯的培养和定期体检等方面的工作。家长应教育患儿养成良好的卫生习惯如勤洗手、勤换内裤等以减少感染机会；定期进行体检以便及时发现并处理可能存在的健康问题；对于有遗传倾向的泌尿系统疾病如多囊肾等，还应进行遗传咨询和产前诊断以预防患儿的出生。此外，加强锻炼提高免疫力也是预防泌尿系统疾病的重要措施之一。

第二节 儿科患者的心理与行为护理

一、患儿的心理特点及影响因素

（一）心理特点

儿科患者的心理特点十分显著，这主要源于他们对世界的有限认知和对成人世界的依赖。首先，对疾病的恐惧是患儿普遍存在的心理特点。由于患儿对疾病缺乏足够的了解，他们往往会将疾病与疼痛、苦难甚至死亡联系在一起，从而产生强烈的恐惧感。这种恐惧感不仅会影响患儿的情绪状态，还可能导致他们对治疗产生抵触心理。

其次，对医院环境的不适应也是患儿常见的心理特点。医院对于患儿来说是一个陌生且充满未知的环境，这里的医疗设备、医护人员的制服以及严格的治疗流程都可能让患儿感到不安和紧张。这种不适应感可能会使患儿在治疗过程中表现出不合作或抵触的行为。

此外，对治疗的抵触是患儿另一个重要的心理特点。由于治疗过程往往伴随着疼痛或不适，患儿可能会对治疗产生强烈的抵触情绪。他们可能会通过哭闹、挣扎等方式来表达自己的不满和抗拒。

最后，对父母的强烈依赖也是患儿在心理层面的一个重要特点。父母是患儿最亲近的人，也是他们最重要的情感支柱。在疾病和治疗面前，患儿往往会表现出对父母的极度依赖，希望通过父母的陪伴和安慰来减轻自己的恐惧和不安。

（二）影响因素

影响患儿心理的因素众多，其中疾病的性质和严重程度是最直接的因素。一些急性或重症疾病会给患儿带来剧烈的疼痛和严重的身体不适，这些都会对他们的心理产生巨大的冲击。而一些慢性疾病或轻度疾病虽然对患儿的身体影响较小，但长期的治疗过程也可能对他们的心理造成不可忽视的影响。

医院环境的陌生感是另一个重要的影响因素。对于大多数患儿来说，医院是一个完全陌生的环境，这里的一切都与他们熟悉的生活场景截然不同。这种陌生感可能会让患儿感到不安和孤独，从而影响他们的心理状态。

治疗过程的痛苦程度也是影响患儿心理的重要因素之一。一些治疗手段如打针、吃药等都会给患儿带来一定的痛苦和不适。这些痛苦的经历不仅会让患儿对治疗产生恐惧和抵触心理，还可能影响他们对医护人员的信任感。

家庭和社会支持系统的强弱对患儿的心理状态也有重要影响。一个强大的家庭和社会支持系统可以为患儿提供必要的情感支持和物质保障，帮助他们更好地应对疾病和治疗带来的挑战。相反，如果家庭和社会支持系统薄弱或缺失，患儿可能会感到更加孤独和无助，心理状态也会因此受到负面影响。

此外，患儿的个性特征、既往经历和应对方式也会对其心理状态产生影响。不同的患儿有不同的性格特点和应对方式，这些都会影响他们在面对疾病和治疗时的心理状态。例如，一些性格内向、敏感的患儿可能更容易产生焦虑和恐惧情绪，而一些性格外向、乐观的患儿则可能更容易适应和应对疾病和治疗带来的挑战。

（三）应对策略

为了减轻患儿的心理负担并帮助他们更好地应对疾病和治疗带来的挑战，医护人员需要采取一系列有效的应对策略。首先，创造一个温馨、舒适的治疗环境是至关重要的。医护人员可以通过布置病房、提供玩具和游戏设施等方式来打造一个符合患儿心理需求的治疗环境，让他们在医院中也能感受到家的温暖和舒适。

其次，与患儿建立信任关系也是非常重要的。医护人员需要通过亲切的语言、和蔼的态度以及专业的技能来赢得患儿的信任和依赖。在与患儿交流时，医护人员需要保持耐心和细心，倾听他们的想法和需求，并给予积极的回应和关注。

同时，通过游戏、绘画等方式转移患儿的注意力也是有效的应对策略之一。这些活动不仅可以帮助患儿放松心情、缓解焦虑和恐惧情绪，还可以促进他们的认知发展和社交能力。医护人员可以根据患儿的年龄和兴趣选择合适的游戏和绘画活动，让他们在治疗过程中也能享受到乐趣和成就感。

最后，鼓励家长积极参与患儿的护理过程也是非常重要的。家长是患儿最重要的情感支柱和照顾者，他们的参与和支持对于减轻患儿的心理负担具有不可替代的作用。医护人员需要向家长提供必要的护理知识和技能培训，指导他们如何在家中为患儿提供有效的护理和支持。同时，医护人员还需要与家长保持密切的沟通和合作，共同为患儿创造一个良好的治疗和康复环境。

二、行为护理在儿科临床中的应用

（一）行为评估

在儿科临床中，行为护理的首要任务是对患儿的行为进行评估。这一步骤至关重要，因为它为后续的行为干预提供了基础。医护人员需要通过观察、交流和量表评估等方式，全面了解患儿的行为表现、情绪状态以及背后的心理需求。

观察是行为评估的重要手段之一。医护人员需要仔细观察患儿的行为举止、面部表情以及身体语言等，以获取有关他们情绪状态和行为模式的信息。例如，一些患儿可能会通过哭闹、挣扎或退缩等方式来表达自己的不适和恐惧；而另一些患儿则可能表现出攻击性行为或自我封闭等状态。这些观察结果有助于医护人员更好地理解患儿的心理状态，并为后续的行为干预提供依据。

交流也是行为评估中不可或缺的一环。医护人员需要与患儿及其家长进行充分的沟通，了解患儿的生活习惯、兴趣爱好以及既往经历等。这些信息有助于医护人员更准确地把握患儿的心理特点和行为模式，从而制订更具针对性的护理计划。

此外，量表评估也是一种常用的行为评估方法。医护人员可以借助一些标准化的量表工具，如儿童行为量表、焦虑量表等，对患儿的行为进行量化评估。这些量表工具可以帮助医护人员更客观地了解患儿的行为问题和严重程度，为后续的行为干预提供科学依据。

（二）行为干预

基于行为评估的结果，医护人员可以采取一系列行为干预措施来改善患儿的不良行为并促进其适应医院环境和治疗过程。这些干预措施包括正强化法、模仿学习、渐进式暴露等。

正强化法是一种常用的行为干预策略，它通过奖励和鼓励的方式来增强患儿的积极行为并减少不良行为。例如，当患儿表现出合作和勇敢的行为时，医护人员可以给予他们一些小奖励或表扬，以强化这些积极行为的发生。这种方法可以帮助患儿建立正确的行为模式，并提高他们的自信心和自尊心。

模仿学习是另一种有效的行为干预方法。医护人员可以为患儿提供一些正面的榜样或示范行为，让他们通过观察和模仿来学习正确的行为方式。例如，医护人员可以邀请一些表现良好的患儿来分享他们的经验和做法，或者通过角色扮演等方式来模拟一些正面的社交场景和行为模式。这种方法可以帮助患儿更好地理解和学习正确的行为方式，并提高他们的社交能力和适应能力。

渐进式暴露是一种针对恐惧和焦虑情绪的行为干预方法。它通过逐步增加患儿接触恐惧事物的程度来帮助他们逐渐克服恐惧并建立自信。例如，对于害怕打针的患儿，医护人员可以先让他们观察其他患儿打针的过程并逐渐接近注射区域；然后再让他们自己尝试接受注射并逐渐适应这种治疗过程。这种方法可以帮助患儿逐渐克服恐惧和焦虑情绪，提高他们的自我控制能力和适应能力。

（三）家庭参与

家庭是患儿最重要的支持系统之一，在行为护理过程中起着至关重要的作用。医护人员需要鼓励家长积极参与行为护理过程，并教会他们如何在家中实施行为干预策略以巩固和拓展医院内的护理成果。

首先，医护人员需要向家长详细解释行为护理的目的和方法，让他们了解这一过程的重要性和必要性。同时还需要向家长传授一些基本的行为干预技巧和策略，如如何正确地奖励和鼓励患儿、如何为患儿提供正面的榜样等。这样可以帮助家长更好地理解和支持行为护理过程，并在日常生活中为患儿提供有效的支持和引导。

其次，医护人员还需要与家长保持密切的沟通和合作。他们需要定期向家长反馈患儿在行为护理过程中的表现和进步情况，并听取家长的意见和建议以不断完善护理计划。同时还需要与家长共同制订一些针对性的家庭护理方案，以帮助患儿在家中也能得到持续有效的行为干预和支持。

最后，医护人员还需要为家长提供一些必要的心理支持和指导。面对患儿的疾病和治疗过程，家长往往也会承受巨大的心理压力和负担。医护人员需要通过倾听、安慰和指导等方式来帮助家长缓解情绪压力、增强信心并更好地应对挑战。

（四）效果评价

为了确保行为护理的有效性并不断完善护理方案，医护人员需要定期对行为护理的效果进行评价。这一步骤可以帮助医护人员了解患儿在行为干预后的变化和进步情况，并为后续的治疗和护理提供科学依据。

医护人员可以通过多种方式来评价行为护理的效果。首先，他们可以通过观察患儿的行为表现来了解其是否有所改善和进步；其次，他们可以通过收集家长的反馈意见来了解患儿在家庭环境中的行为变化；最后，他们还可以使用一些标准化的评估工具来衡量患儿在行为、情绪和社会功能等方面的改善程度。这些评估结果可以为医护人员提供客观的数据支持，帮助他们更好地了解患儿的需求并制订更具针对性的护理方案。

同时，医护人员还需要根据评估结果及时调整和完善行为护理方案。如果某些干预措施效果不佳或存在不足之处，医护人员需要及时调整策略并尝试新的方法；如果某些干预措施效果显著且得到患儿和家长的认可，医护人员则可以继续沿用并不断完善这些方法。通过不断地评价和调整，医护人员可以确保行为护理方案的有效性和适应性，为患儿提供更好的治疗和护理支持。

三、与患儿的沟通技巧与心理护理

（一）沟通技巧

与患儿沟通不仅是传递医疗信息的过程，更是一个建立信任、提供情感支持的重要环节。医护人员在与患儿交流时，应特别注意使用简单易懂的语言，避免使用过于专业或复杂的词汇，以确保信息能够准确无误地被理解。同时，保持和蔼可亲的态度，通过微笑、点头等肢体语言来传递友好和接纳的信息，有助于拉近与患儿的距离。

尊重患儿的个性和意愿是建立有效沟通的基础。每个患儿都有自己独特的性格和需求，医护人员应尊重他们的差异，采用个性化的沟通方式。例如，对于性格内向的患儿，可以采取温和、鼓励的方式引导他们表达自己的想法；对于活泼好动的患儿，则可以通过游戏、互动等方式吸引他们的注意力。

倾听是沟通的关键技巧之一。医护人员在与患儿交流时，应给予他们充分的时间来表达自己的想法和感受，不要急于打断或给出建议。通过积极倾听，医护人员可以更好地理解患儿的需求和困扰，从而提供更加精准的帮助和支持。

鼓励和表扬是激发患儿积极配合治疗和护理的重要手段。当患儿表现出勇敢、合作的行为时，医护人员应及时给予肯定和赞扬，以增强他们的自信心和自尊心。这种正面的反馈不仅可以提高患儿的合作意愿，还有助于培养他们的积极心态和应对困难的能力。

（二）心理护理策略

面对疾病和治疗过程，患儿往往会产生恐惧和焦虑情绪。这些负面情绪不仅会影响他们的心理健康，还可能对治疗效果产生不良影响。因此，医护人员需要采取一系列心理护理策略来帮助患儿缓解情绪压力。

认知行为疗法是一种有效的心理干预方法，它可以帮助患儿识别和改变不良的思维和行为模式。通过引导患儿以积极、乐观的态度看待疾病和治疗过程，医护人员可以帮助他们建立合理的信念体系，从而减轻恐惧和焦虑情绪。

放松训练是另一种常用的心理护理策略，它可以通过深呼吸、肌肉放松等技巧来帮助患儿缓解紧张情绪。医护人员可以教授患儿这些简单的放松方法，让他们在治疗过程中随时应用，以减轻身心压力。

此外，讲故事和听音乐也是缓解患儿紧张情绪的有效方法。通过讲述生动有趣的故事或播放轻松愉悦的音乐，医护人员可以转移患儿的注意力，使他们在轻松愉快的氛围中度过治疗时光。这些方法不仅可以减轻患儿的心理负担，还有助于促进他们的身心健康发展。

（三）情感支持

情感支持是患儿心理护理中不可或缺的一部分。在治疗过程中，患儿需要得到足够的关心和关注，以满足他们的情感需求。医护人员应通过与患儿建立亲密的关系来提供情感支持，让他们感受到温暖和关爱。

增强患儿的安全感和归属感也是情感支持的重要目标。医护人员可以通过提供舒适的环境、亲切的问候、及时的回应等方式来营造温馨的氛围，让患儿在医院中也能感受到家的温暖。这种情感支持不仅有助于减轻患儿的心理压力，还能促进他们的康复进程。

四、患儿家长的心理护理与支持

（一）家长的心理反应

当孩子生病时，家长往往会经历一系列复杂的心理反应。他们可能感到焦虑、担忧和无助，担心孩子的病情和治疗效果。这些负面情绪不仅会影响家长自身的心理健康，还可能对患儿的康复产生不良影响。因此，医护人员需要密切关注家长的心理反应，并给予适当的支持和引导。

（二）信息沟通与教育

为了缓解家长的焦虑情绪，医护人员应与家长保持及时有效的沟通。他们应详细解释患儿的病情和治疗方案，包括病因、症状、治疗方法、预期效果等，以确保家长能够全面了解孩子的情况。同时，医护人员还应耐心解答家长的疑问和困惑，消除他们的疑虑和恐惧。

除了提供医疗信息外，医护人员还应向家长提供相关的健康教育和育儿指导。他们可以教授家长一些简单的护理技巧和方法，如如何正确给孩子喂药、如何预防并发症等，以帮助家长更好地照顾患儿。此外，医护人员还可以向家长传授一些育儿知识和经验，如如何培养孩子的良好习惯、如何增强孩子的免疫力等，以促进患儿的身心健康发展。

（三）情感支持

在治疗过程中，家长的情感支持对患儿的康复具有重要意义。医护人员应关注家长的情感需求，给予他们必要的心理干预和情绪疏导服务。他们可以通过倾听、安慰、鼓励等方式来缓解家长的负面情绪，让他们感受到关怀和支持。同时，医护人员还可以邀请家长参与患儿的治疗和护理过程，让他们更加了解孩子的情况，从而增强他们的信心和应对能力。

（四）建立支持系统

为了帮助家长更好地应对困境，医护人员还可以协助他们建立社会支持系统。他们可以联系其他有相似经历的家庭，让家长们互相交流经验和心得，从而减轻彼此的心理压力。此外，医护人员还可以向家长推荐专业的心理咨询资源，如心理咨询师、心理援助热线等，为他们提供更加全面和专业的心理支持。通过这些措施，医护人员可以帮助家长建立起一个强大的支持系统，让他们在面对孩子的疾病时更加坚强和自信。

第三节　儿科临床护理的操作规范与安全

一、护理操作前的准备工作与评估

（一）患儿状况评估

在进行儿科护理操作之前，对患儿的整体状况进行全面细致的评估是至关重要的。这一步骤不仅涉及患儿的身体健康状况，还包括其心理和社会层面的考量。通过深入了解患儿的病史，我们可以掌握其既往的健康问题和可能存在的潜在风险，为接下来的护理操作提供重要的参考依据。同时，对患儿当前病情的准确评估有助于我们确定护理的重点和难点，从而制定更加个性化和有效的护理计划。

除了身体健康状况外，患儿的心理状态也是评估中不可忽视的一部分。患儿可能因为疾病带来的痛苦、对医院环境的陌生感或对治疗的恐惧而产生焦虑、抑郁等负面情绪。这些情绪问题不仅会影响患儿的配合度和治疗效果，还可能对其长期的心理发展产生不良影响。因此，护士需要通过与患儿及其家属的沟通交流，了解患儿的心理需求，为其提供必要的心理支持和安抚。

此外，在评估过程中，护士还需要关注患儿可能存在的过敏史和不良反应。某些药物或治疗方法可能引发患儿的过敏反应或不良反应，了解这些信息可以帮助护士在操作过程中避免潜在的风险，确保患儿的安全。通过与患儿家属的详细沟通，护士可以获取这些关键信息，并在护理记录中进行准确记录，以便在需要时提供参考。

（二）环境准备

在儿科护理中，环境准备同样占据举足轻重的地位。一个干净、整洁、温度适宜的环境不仅有助于提升患儿的舒适度，还能在一定程度上减轻他们的焦虑和恐惧。因此，护士在护理操作前必须对环境进行细致入微的准备。

首先，操作区域的清洁度是至关重要的。护士应确保地面、台面以及所有可能接触到的物品表面都无尘、无杂物。这不仅可以减少感染的风险，还能让患儿及其家属感受到医院的专业和负责。为了实现这一目标，定期的清洁和消毒工作是必不可少的。

其次，温度和光线的调节也是环境准备中的重要环节。适宜的温度能让患儿感到温暖舒适，避免因为过冷或过热而产生不适。同时，柔和的光线有助于营造温馨的氛围，减轻患儿对陌生环境的紧张感。因此，护士应根据季节和天气变化，及时调整室内的温度和光线。

此外，根据具体的护理操作，护士还需要提前准备好相应的设备和用品。这些设备和用品必须摆放整齐，方便随时取用。例如，对于需要输液的患儿，护士应提前准备好输液架、输液管、针头等物品，并确保它们都处于良好的工作状态。

最后，安全性也是环境准备中不可忽视的因素。护士应检查操作区域内是否存在安全隐患，如锐利的边角、滑动的地板等，并及时采取措施进行改进。同时，对于可能产生噪音的设备，护士应提前进行调试，确保其在使用过程中产生的噪音控制在最低水平。

通过这些细致入微的环境准备工作，护士可以为患儿提供一个安全、舒适、温馨的护理环境，从而有助于提升护理质量和患儿满意度。

（三）自我准备

在进行儿科护理操作之前，护士自身的准备工作同样至关重要。这不仅关乎到操作的顺利进行，更直接影响到患儿的安全和舒适度。因此，护士需要从多个方面进行自我准备，确保以最佳状态投入到护理工作中。

首先，手部和穿戴物品的清洁是护士自我准备的基础。由于护士在操作过程中需要与患儿进行直接接触，因此必须确保自己的手部彻底清洁，以防止交叉感染的发生。此外，根据操作的要求和医院的规范，护士还需要穿戴相应的工作服、无菌手套、口罩等防护用品，以进一步确保操作的安全性。

其次，熟悉操作流程和规范是护士自我准备的重要环节。儿科护理操作往往涉及到多个步骤和细节，稍有不慎就可能导致操作失败或引发并发症。因此，护士在操作前必须对相关的操作流程和规范进行深入的学习和理解，确保自己能够按照正确的步骤和方法进行操作。这不仅可以提高操作的准确性和效率，还能在遇到问题时迅速找到解决方案。

最后，具备良好的沟通技巧和安抚能力也是护士自我准备中不可忽视的一部分。儿科护理工作的特殊性在于，护士不仅需要关注患儿的身体健康状况，还需要关注其心理需求。因此，护士需要掌握与患儿及其家属沟通的有效技巧，以便在操作过程中及时解答他们的疑问、消除他们的顾虑。同时，当患儿出现紧张、焦虑等负面情绪时，护士还需要具备相应的安抚能力，以帮助患儿放松心情、配合治疗。

二、护理操作中的技术规范与流程

（一）无菌操作

在儿科护理中，无菌操作的重要性不言而喻。由于患儿的免疫系统尚未完全发育，他们对感染的抵抗力相对较弱。因此，护士在执行任何护理操作时，都必须严格遵守无菌原则，以防止微生物的侵入，保障患儿的安全。

无菌操作不仅仅是一种技术要求，更是一种对患儿生命健康的尊重和保护。护士在执行注射、采血、导管插入等操作时，必须确保操作环境、器械、双手及穿戴物品的无菌状态。这就要求护士具备丰富的无菌知识和熟练的无菌操作技能。

在实际操作中，护士应始终保持警惕，严格遵守无菌操作规程。例如，在操作前，护士应充分清洁和消毒操作区域，准备好无菌器械和用品。在操作过程中，护士应避免触摸非无菌区域，确保操作过程的无菌状态。同时，护士还应定期检查和更换无菌物品，确保其有效性。

（二）操作技巧

儿科护理操作对护士的技巧要求极高。由于患儿的年龄小、配合度低，护士在执行操作时必须具备精湛的技巧和细致的观察力。例如，在给患儿注射时，护士需要准确找到注射部位，以轻柔、迅速的手法完成注射，减少患儿的疼痛和恐惧。这要求护士具备丰富的解剖知识和熟练的注射技巧。

除了基本的操作技能外，护士还需要具备敏锐的观察力和判断力。在操作过程中，护士应密切观察患儿的反应和病情变化，及时发现异常并采取相应的处理措施。同时，护士还应根据患儿的具体情况灵活调整操作方法和技巧，确保操作的有效性和安全性。

（三）操作流程

儿科护理操作应按照既定的流程进行，以确保操作的规范性和准确性。这些流程包括操作前的准备工作、操作中的步骤以及操作后的处理等方面。护士应熟悉并掌握这些流程，确保在操作中不会出现遗漏或错误。

在操作前，护士应根据患儿的病情和护理需求制定个性化的护理计划，并准备好相应的器械和用品。在操作中，护士应按照流程逐步执行各项操作，确保每个步骤的准确性和安全性。同时，护士还应根据患儿的反应和病情变化灵活调整操作流程，以满足患儿的实际需求。

在操作后，护士应及时整理操作区域和器械用品，做好清洁和消毒工作。同时，护士还应密切观察患儿的反应和恢复情况，及时发现并处理可能出现的并发症或不良反应。通过严格遵循操作流程和规范执行各项操作，护士可以确保儿科护理的质量和安全性。

（四）患儿沟通与安抚

在进行儿科护理操作时，与患儿的沟通和安抚同样重要。由于患儿对医院环境和治疗过程往往存在恐惧和焦虑情绪，护士需要用温柔的语言和态度与患儿交流，解释操作的目的和过程。这不仅可以减轻患儿的恐惧感，还能增加他们对护士的信任和配合度。

除了语言沟通外，护士还可以通过非语言方式与患儿建立情感联系。例如，通过抚触、拥抱等肢体接触方式给予患儿情感上的支持和安慰；通过微笑、眼神交流等面部表情传递温暖和关爱；还可以通过讲故事、玩游戏等方式转移患儿的注意力，缓解他们的紧张情绪。

在与患儿沟通时，护士还需要注意以下几点：首先，要尊重患儿的个性和意愿，避免强迫或命令式的语气；其次，要用简单易懂的语言解释操作过程和注意事项，确保患儿能够理解并配合；最后，要耐心倾听患儿的诉求和疑问，及时解答他们的困惑并给予心理支持。

通过有效的沟通和安抚技巧，护士可以帮助患儿减轻焦虑和恐惧情绪，提高他们的配合度和治疗效果。同时，这也有助于增强护士的职业满足感和成就感，促进护患关系的和谐发展。

三、护理操作后的观察与记录

（一）观察患儿反应

在完成儿科护理操作后，对患儿进行密切观察是确保治疗效果和安全性的关键环节。这一观察不仅涉及生命体征的监测，如心率、呼吸、体温和血压等，还包括患儿的精神状态、意识水平以及是否有疼痛或不适的表现。特别是对于刚经历过有创操作或药物治疗的患儿，更要高度警惕可能出现的不良反应或并发症。

除了生命体征的常规监测外，护士还需要特别注意患儿的精神状态。例如，观察患儿是否出现异常的烦躁、嗜睡或意识模糊等情况，这些都可能是疾病变化或药物反应的重要信号。此外，对于接受特殊治疗或手术后的患儿，还需观察伤口情况、引流管通畅与否以及有无出血、感染等迹象。

在观察过程中，护士应具备高度的责任心和敏锐的观察力。一旦发现患儿出现异常反应或疑似并发症的迹象，如呼吸急促、心率失常、发热、疼痛加剧等，应立即采取措施进行干预，并同时通知医生以便进行及时评估和处理。这种及时、有效的观察和反应机制，对于保障患儿的生命安全和治疗效果具有至关重要的意义。

（二）记录操作过程与结果

护理记录是医疗文件的重要组成部分，对于反映患儿的病情变化和治疗效果具有重要意义。在完成儿科护理操作后，护士必须详细记录操作的过程和结果，确保信息的准确性和完整性。这些记录内容应包括操作的名称、目的、时间、地点、所用器械药品以及患儿的反应等信息。

通过准确记录操作过程和患儿的反应，护士可以为医生提供详实、客观的病情资料，有助于医生做出更准确的诊断和治疗决策。同时，这些记录也是护士进行自我总结和反思的重要依据，通过回顾和分析护理过程中的成功经验和不足之处，护士可以不断提高自己的专业技能和护理质量。

此外，护理记录还具有法律效应，是医疗纠纷处理中的重要证据之一。因此，护士在记录时应遵循客观、真实、准确、及时的原则，确保所记录的内容能够真实反映患儿的病情变化和护理效果。同时，还需注意保护患儿的隐私和信息安全，避免泄露敏感信息给非相关人员。

（三）后续护理计划

儿科护理操作后的患儿往往需要进一步的护理和关注。根据患儿的具体反应和医生的诊断意见，护士需要制定详细的后续护理计划。这个计划旨在确保患儿在恢复过程中得到全面、细致的照顾，预防并发症的发生，促进康复进程。

后续护理计划的内容应包括以下几个方面：首先，根据患儿的病情变化和医生的建议，调整护理方案。例如，对于术后患儿，可能需要定期更换敷料、观察伤口情况并预防感染；对于高热患儿，则需密切监测体温变化并采取降温措施。其次，继续监测患儿的生命体征和病情变化，及时发现并处理异常情况。这包括定期测量体温、脉搏、呼吸等指标以及观察患儿的精神状态和饮食情况等。最后，根据患儿的年龄和性格特点制定个性化的护理计划。例如，对于年幼的患儿可以采取游戏化的护理方式以减轻其恐惧和焦虑情绪；对于青春期的患儿则需更加注重保护其隐私和自尊心。

四、预防并发症与护理安全策略

儿科护理中预防并发症的发生和确保患儿安全至关重要。以下是针对这两个方面的具体策略和措施：

（一）严格执行消毒隔离制度

医院感染是儿科护理中常见的并发症之一，严重威胁着患儿的健康和生命安全。为了预防医院感染的发生，儿科病房必须严格执行消毒隔离制度。首先，定期对病房进行彻底的清洁和消毒工作，保持环境的卫生和清洁。这包括地面、墙面、床铺、桌椅等所有物品的清洁和消毒以及空气的通风换气等。其次，对患儿使用的医疗器械和用品进行严格消毒处理，确保无菌操作的要求得到满足。最后，教育患儿及其家属掌握正确的洗手方法和佩戴口罩等防护措施也是预防感染的重要环节。通过这些措施的有效执行，可以大大降低医院感染的发生率，保障患儿的健康安全。

（二）正确使用药物与设备

在儿科护理中，药物和设备的正确使用对于治疗效果和患儿安全具有决定性作用。护士应熟练掌握各种药物的用法、用量以及可能的副作用等注意事项，确保用药的准确性和安全性。特别是对于新生儿和婴幼儿等特殊人群，更要谨慎选择药物和剂量以避免不良反应的发生。同时，护士还需掌握各种医疗设备的使用方法和维护保养知识，确保设备在使用过程中能够正常运转并发挥其应有的作用。例如输液泵、呼吸机等常用设备的正确操作和维护对于保障患儿的生命安全至关重要。

（三）加强患儿身份识别与核对

在儿科护理工作中，患儿身份的准确识别和核对是预防护理差错的关键环节。由于患儿年龄较小、语言表达能力有限等原因，身份识别和核对工作相对复杂且易出错。因此，护士在执行任何护理操作前都必须仔细核对患儿的姓名、年龄、性别等基本信息以及腕带等标识信息的一致性。同时还可以通过询问家长或陪同人员来进一步确认患儿的身份。通过这些措施的有效执行可以大大减少因身份识别错误而导致的护理差错发生率提高儿科护理工作的准确性和安全性。

（四）提高护士安全意识与技能

提高护士的安全意识和技能水平是预防并发症和保障儿科护理安全的重要基础。医院应定期组织安全教育和培训活动，帮助护士深入理解和掌握护理安全相关的知识和技能。这包括但不限于以下几个方面：一是加强护理安全规章制度的学习和执行力度确保各项安全措施得到有效落实；二是提高护士的风险评估能力使其能够及时发现并处理潜在的安全隐患；三是强化护士的职业责任感和使命感使其更加自觉地遵守职业道德和规范为患儿提供更加优质、安全的护理服务。此外医院还应建立完善的护理安全管理制度和应急预案体系确保在紧急情况下能够迅速、有效地应对各种突发事件和挑战保障患儿的生命安全和健康权益。

五、护理质量监控与持续改进

（一）建立护理质量评价体系

为了全面、系统地评估儿科护理的质量水平，医院必须建立一套科学、完善的护理质量评价体系。这一体系不仅要有明确、具体的评价指标，还要有科学、合理的评价方法，更要有公正、客观的评价标准，从而确保评价结果的准确性和公正性。

首先，评价指标的选择是建立护理质量评价体系的基础。医院应根据儿科护理工作的特点和要求，从护理安全、护理效果、护理效率、服务态度等多个方面出发，选取能够真实反映护理工作质量的指标。这些指标既要包括客观的数据指标，如护理操作合格率、患儿满意度等，也要包括主观的评价指标，如护士的责任心、沟通能力等。

其次，评价方法的设计也是至关重要的。医院应采用多种评价方法相结合的方式，对儿科护理工作进行全面、深入的评价。这可以包括定期的护理质量检查、不定期的专项护理质量抽查、以及患儿及家属的满意度调查等。通过这些评价方法，医院可以从不同角度、不同层面了解护理工作的实际情况，为改进提供依据。

最后，评价标准的制定是实现客观、公正评价的关键。医院应根据国家相关法规、行业标准以及医院自身的实际情况，制定一套科学、合理的评价标准。这些标准既要具有可操作性，又要具有可衡量性，从而确保评价结果的公正性和客观性。同时，医院还应定期对评价标准进行修订和完善，以适应儿科护理工作的发展变化。

通过建立完善的护理质量评价体系，医院可以及时发现护理工作中存在的问题和不足，进而采取针对性的改进措施。这不仅有助于提升儿科护理工作的质量和水平，更有助于保障患儿的安全和健康。

（二）收集患儿及家属反馈意见

在儿科护理工作中，患儿及家属的反馈意见是评价护理质量的重要依据之一。他们的意见和建议往往能够直接反映护理工作的实际效果和存在的问题。因此，医院应高度重视患儿及家属的反馈意见收集工作。

为了有效收集患儿及家属的反馈意见，医院可以采取多种方式进行。首先，通过问卷调查的方式，向患儿及家属发放问卷，了解他们对护理工作的满意度、对护士的服务态度、技术水平等方面的评价。问卷设计应简洁明了，问题设置应具有针对性和代表性，以便获取真实、有效的信息。

其次，医院可以定期召开座谈会或交流会，邀请患儿及家属代表参加。在座谈会上，医院可以就护理工作的相关问题进行深入交流和探讨，听取患儿及家属的意见和建议。通过这种方式，医院可以更加直观地了解患儿及家属的需求和期望，为改进护理工作提供参考。

此外，医院还可以设立意见箱或投诉电话等渠道，方便患儿及家属随时提出意见和建议。对于收集到的反馈意见，医院应建立有效的处理机制，及时回应和处理患儿及家属的投诉和建议。对于合理的意见和建议，医院应积极采纳并落实改进措施；对于不合理的投诉和意见，医院也应做好解释和沟通工作，以维护良好的医患关系。

通过收集患儿及家属的反馈意见，医院可以更加全面地了解护理工作的实际情况和存在的问题。这有助于医院及时发现问题并采取改进措施，从而提升儿科护理工作的质量和水平。同时，这也体现了医院对患儿及家属的人文关怀和尊重，有助于增强医院的凝聚力和向心力。

（三）持续改进护理措施与流程

在建立了护理质量评价体系并收集了患儿及家属的反馈意见后，医院应对儿科护理措施和流程进行持续改进。这是提升儿科护理工作质量和水平的关键环节。

首先，医院应根据护理质量评价结果和患儿及家属的反馈意见，对现有的护理措施和流程进行全面梳理和分析。找出存在的问题和不足，明确改进的方向和目标。然后，制定具体的改进措施和计划，明确责任人和时间节点，确保改进工作的顺利进行。

其次，医院应注重优化护理流程和提高护理效率。通过简化流程、减少不必要的环节和等待时间，提高护理工作的整体效率。同时，引入先进的护理理念和技术手段，如信息化管理、智能化设备等，进一步提升护理工作的科技含量和智能化水平。这不仅可以减轻护士的工作负担，提高工作满意度，还可以为患儿提供更加优质、高效的护理服务。

此外，医院还应关注护理工作中的沟通技巧和人文关怀。护士在与患儿及家属沟通时，应注重语言表达、情绪管理等方面的技巧运用，以建立良好的护患关系。同时，关注患儿的心理需求和情感变化，提供个性化的心理支持和护理干预。这有助于增强患儿对护理工作的信任和配合度，提高治疗效果和满意度。

最后，医院应建立持续改进的长效机制。定期对改进措施的执行情况进行检查和评估，确保改进措施的有效落实。同时，鼓励护士积极参与改进工作，提出创新性的意见和建议。通过持续改进和创新实践，医院可以不断提升儿科护理工作的质量和水平，为患儿提供更加优质、安全的护理服务。

（四）加强护士团队建设与培训

护士是医院儿科护理工作的主体力量，其素质和能力直接影响护理工作的质量和水平。因此，加强护士团队建设与培训是实现护理质量持续改进的关键环节。

首先，医院应重视护士的职业发展和技能提升需求。为护士提供充足的培训和学习机会，包括定期的业务培训、专题讲座、学术交流等。通过培训和学习，使护士不断掌握新的护理理念、知识和技能，提高综合素质和业务能力。同时，鼓励护士参加各种形式的继续教育和学习深造活动，拓宽知识面和视野。

其次，医院应加强护士之间的沟通交流和团队协作能力培养。建立良好的团队合作机制和文化氛围，使护士之间能够相互支持、相互学习、共同进步。通过定期的团队建设活动、经验分享会等方式，促进护士之间的交流和合作。这有助于增强团队的凝聚力和向心力，提高护理工作的整体效能。

此外，医院还应关注护士的身心健康和工作满意度。合理安排护士的工作时间和任务量，减轻工作负担和压力。为护士提供良好的工作环境和条件，包括舒适的休息区、先进的护理设备等。同时，关注护士的心理健康状况，提供必要的心理支持和帮助。通过关心护士的身心健康和工作满意度，激发护士的工作热情和积极性。

最后，医院应建立科学、公正的护士绩效评价体系。根据护士的工作表现、业务能力、团队协作等方面进行全面、客观的评价。将评价结果与护士的晋升、薪酬等挂钩，激励护士不断提升自己的素质和能力。通过加强护士团队建设与培训以及建立科学、公正的绩效评价体系等措施的实施，医院可以打造一支高素质、高效率的儿科护理团队。这支团队将为患儿提供更加优质、安全的护理服务，为医院的发展贡献重要力量。

第四章　儿科呼吸系统疾病的中西医结合治疗

第一节　儿科呼吸系统疾病的中医辨证施治

一、中医对儿科呼吸系统疾病的认识

（一）病因病机

中医对于儿科呼吸系统疾病的认识源远流长，其病因病机的理解深刻而独到。中医认为，儿科呼吸系统疾病的发生多与外感六淫、内伤饮食、情志失调等因素有关。这是因为小儿的脏腑功能尚未发育完全，形气未充，尤其是肺、脾、肾三脏常显不足，使得他们对外界的适应能力较弱，容易感受外邪而发病。

外感六淫，即风、寒、暑、湿、燥、火六种外感病邪，是儿科呼吸系统疾病的主要诱因。其中，风邪被视为百病之长，常常兼夹其他邪气一同侵袭人体。当风邪夹带寒、热、湿、燥等邪气侵袭肺卫时，会导致肺气失宣，进而出现咳嗽、喘息等呼吸系统疾病的症状。此外，小儿饮食不知自节，若喂养不当，损伤脾胃，脾失健运，水湿内停，聚湿生痰，上贮于肺，也会引发呼吸系统疾病。情志失调则会影响肝的疏泄功能，肝气郁结或肝火上炎都可能伤及肺脏，导致呼吸系统疾病的发生。

（二）临床表现

儿科呼吸系统疾病的临床表现多种多样，但咳嗽、喘息、发热、喉间痰鸣等症状较为常见。咳嗽是呼吸系统疾病最常见的症状之一，中医将其分为外感咳嗽和内伤咳嗽两大类。外感咳嗽多由外感六淫所致，起病较急，病程较短；内伤咳嗽则多由脏腑功能失调所致，起病较缓，病程较长。喘息则是由于肺气上逆所致，常见于哮喘、支气管炎等疾病。喘息的发作往往与过敏、感染等因素有关，表现为呼吸急促、喉间哮鸣音等症状。发热是机体正气与邪气相争的反应，常见于感冒、肺炎等疾病。中医认为发热是正邪交争的结果，通过发热可以判断疾病的性质和发展趋势。喉间痰鸣则是由于痰湿阻肺所致，常见于支气管炎、肺炎等疾病。喉间痰鸣的声音多为呼噜声或哮鸣声，提示呼吸道内有痰液积聚。

（三）辨证要点

中医辨证施治儿科呼吸系统疾病时，首先要辨别疾病的表里虚实寒热属性。表里是指疾病病位的深浅，虚实是指正邪的盛衰，寒热是指疾病的性质。一般来说，外感疾病多属于表证、实证、热证；内伤疾病多属于里证、虚证、寒证或虚实夹杂证。其次要根据患儿的年龄、体质、病程等因素进行综合分析。不同年龄段的患儿其脏腑功能、气血盛衰有所不同，因此治疗原则和选方用药也应有所区别。体质因素也会影响疾病的发生和发展，如过敏体质的患儿容易患哮喘等疾病。病程的长短和病情的轻重也是辨证的重要依据之一。

二、常见儿科呼吸系统疾病的中医辨证分型

（一）感冒

感冒是儿科最常见的呼吸系统疾病之一，中医将其分为风寒感冒和风热感冒两型。风寒感冒以恶寒重、发热轻、无汗、头痛身痛、鼻塞流清涕、咳嗽吐稀白痰等症状为主要表现。这是因为机体受凉后外邪入侵皮毛腠理导致肺气失宣所致。治疗时应以辛温解表为原则选用中药方剂如麻黄汤等进行治疗。风热感冒则以发热重、微恶风、头胀痛、有汗、咽喉红肿疼痛、咳嗽等症状为主要表现，这是因为风热之邪犯表肺气失和所致。治疗时应以辛凉解表为原则选用中药方剂如银翘散等进行治疗。同时对于不同类型的感冒还可以配合针灸推拿等中医特色疗法以提高疗效。

（二）咳嗽

咳嗽是儿科呼吸系统疾病中最常见的症状之一，中医将其分为外感咳嗽和内伤咳嗽两大类进行辨证施治。外感咳嗽又可分为风寒袭肺型、风热犯肺型、风燥伤肺型等，多因机体感受外邪导致肺气失宣所致。风寒袭肺型以咳嗽声重、气急、咽痒、咳痰稀薄色白等症状为主要表现；风热犯肺型以咳嗽频剧、气粗或咳声嘶哑、喉燥咽痛、咳痰不爽等症状为主要表现；风燥伤肺型以干咳、连声作呛、喉痒、咽喉干痛等症状为主要表现。治疗时应根据不同类型的咳嗽选用不同的中药方剂进行治疗，如风寒袭肺型可选用三拗汤合止嗽散加减，风热犯肺型可选用桑菊饮加减，风燥伤肺型可选用桑杏汤加减等。内伤咳嗽则可分为痰湿蕴肺型、痰热郁肺型、肝火犯肺型、肺阴亏耗型等，多因脏腑功能失调导致肺气上逆所致。痰湿蕴肺型以咳嗽反复发作、咳声重浊、痰多色白等症状为主要表现；痰热郁肺型以咳嗽气息粗促、痰多质黏厚或稠黄等症状为主要表现；肝火犯肺型以咳逆阵作、咳时面赤、咽干口苦等症状为主要表现；肺阴亏耗型以干咳、咳声短促、痰少黏白等症状为主要表现。治疗时应根据不同类型的内伤咳嗽选用不同的中药方剂进

行治疗，如痰湿蕴肺型可选用二陈汤合三子养亲汤加减，痰热郁肺型可选用清金化痰汤加减，肝火犯肺型可选用黛蛤散合黄芩泻白散加减，肺阴亏耗型可选用沙参麦冬汤加减等。同时配合针灸推拿等中医特色疗法可提高疗效。

（三）哮喘

哮喘是儿科常见的一种反复发作的喘息性疾病，中医将其分为发作期和缓解期两个阶段进行辨证施治。发作期以邪实为主可分为寒哮和热哮两型；缓解期则以正虚为主可分为肺脾气虚型和肺肾两虚型等。寒哮以喉中哮鸣有声、胸膈满闷、咳痰稀白等症状为主要表现；热哮以喉中哮鸣如吼、气粗息涌、咳痰黄稠等症状为主要表现。治疗时应根据不同类型的哮喘选用不同的中药方剂进行治疗，如寒哮可选用射干麻黄汤加减，热哮可选用定喘汤加减等。同时配合针灸推拿等中医特色疗法可缓解症状减少发作次数。在缓解期则应注重调理脏腑功能增强机体抵抗力以预防哮喘的再次发作。肺脾气虚型以喘息声低、气短懒言、自汗怕风等症状为主要表现；肺肾两虚型以喘促日久、呼多吸少、气不得续等症状为主要表现。治疗时应根据不同类型的虚证选用不同的中药方剂进行治疗如肺脾气虚型可选用玉屏风散合六君子汤加减肺肾两虚型可选用生脉地黄汤合金水六君煎加减等。

（四）肺炎

肺炎是儿科常见的一种呼吸系统疾病中医将其分为风热闭肺型、痰热闭肺型、毒热闭肺型和正虚邪恋型等四型进行辨证施治。风热闭肺型以发热恶风、咳嗽气急、鼻煽气促等症状为主要表现；痰热闭肺型以壮热烦躁、喉间痰鸣、痰稠色黄等症状为主要表现；毒热闭肺型以高热持续不退、咳嗽剧烈、气急鼻煽等症状为主要表现；正虚邪恋型以低热起伏、面色少华、动则汗出等症状为主要表现。治疗时应根据不同类型的肺炎选用不同的中药方剂进行治疗，如风热闭肺型可选用麻杏石甘汤加减，痰热闭肺型可选用五虎汤合葶苈大枣泻肺汤加减，毒热闭肺型可选用黄连解毒汤合三拗汤加减等。在正虚邪恋阶段则应注重扶正祛邪调理脏腑功能以促进康复。同时配合针灸推拿等中医特色疗法可促进炎症吸收改善肺功能缩短病程减少并发症的发生。

三、中医辨证施治的原则与方法

（一）治病求本

中医辨证施治儿科呼吸系统疾病的首要原则是"治病求本"。这一原则强调在治疗过程中，必须明确疾病的本质和根源，只有针对病因病机进行治疗，才能达到根治疾病的目的。这一原则体现了中医对于疾病治疗的深刻理解和独特见解。

在儿科呼吸系统疾病的治疗中，中医注重从整体上把握患儿的病情，通过望、闻、问、切四诊合参的方法，全面了解患儿的症状、体征、病史等信息，从而准确判断疾病的病因和病机。例如，感冒可能由外感风寒或风热引起，咳嗽可能由肺气不宣或肺热内蕴导致，哮喘可能与痰浊阻肺或肾不纳气有关，而肺炎则可能由热邪犯肺或痰热壅肺所致。针对这些不同的病因和病机，中医会选用不同的中药方剂进行治疗。

具体来说，对于感冒的治疗，中医会根据感冒的类型，如风寒感冒或风热感冒，选用相应的中药方剂，如桂枝汤、麻黄汤等，以祛除外邪、解表散寒或疏风清热。对于咳嗽的治疗，中医会根据咳嗽的性质和症状，如干咳无痰或痰多色黄等，选用相应的中药方剂，如止咳散、二陈汤等，以宣肺止咳、化痰平喘。对于哮喘的治疗，中医会根据哮喘的发作期和缓解期选用不同的中药方剂，如射干麻黄汤、定喘汤等，以平喘止痉、扶正固本。对于肺炎的治疗，中医会根据肺炎的类型和症状，如高热不退、咳嗽气喘等，选用相应的中药方剂，如麻杏石甘汤、银翘散等，以清热解毒、宣肺化痰。

（二）三因制宜

中医辨证施治儿科呼吸系统疾病的第二个原则是"三因制宜"。这一原则强调在治疗过程中，要根据患儿的年龄、体质、病程等因素进行综合分析，以确定合适的治疗原则和选方用药。这一原则体现了中医对于个体差异和疾病多样性的认识和尊重。

在儿科呼吸系统疾病的治疗中，中医注重因人、因时、因地制宜。因人制宜是指根据患儿的年龄、体质等因素进行个性化治疗。例如，对于小儿感冒的治疗，由于小儿脏腑娇嫩、形气未充，用药时应轻灵、剂量应安全，避免使用过于峻猛或有毒副作用的药物。对于小儿咳嗽的治疗，应注意顾护脾胃、避免过度用药损伤正气，因为小儿脾胃功能尚未健全，过度用药可能导致脾胃受损、影响食欲和生长发育。对于小儿哮喘的治疗，在缓解期应注重调理脾胃、培土生金以减少发作次数，因为脾胃为后天之本、气血生化之源，调理脾胃有助于增强患儿的免疫力和抵抗力。对于小儿肺炎的治疗，应注意保护心肺功能、避免并发症的发生，因为肺炎可能并发心肌炎、心力衰竭等严重疾病。

因时制宜是指根据季节和气候变化进行适时治疗。例如，在秋冬季节，由于气候干燥、寒冷，小儿容易感受燥邪和寒邪而引发呼吸系统疾病，此时应注重润燥养阴、温阳散寒的治疗原则。在春夏季节，由于气候温暖、潮湿，小儿容易感受湿邪和热邪而引发呼吸系统疾病，此时应注重清热利湿、宣肺化痰的治疗原则。

因地制宜是指根据不同地区的地理环境和气候条件进行针对性治疗。例如，在南方地区，由于气候湿热、多雨多雾，小儿容易感受湿邪和热邪而引发呼吸系统疾病，此时应注重清热利湿、化痰止咳的治疗原则。在北方地区，由于气候干燥、寒冷多风，小儿容易感受燥邪和寒邪而引发呼吸系统疾病，此时应注重润燥养阴、祛风散寒的治疗原则。

（三）整体观念

中医辨证施治儿科呼吸系统疾病的第三个原则是"整体观念"。这一原则强调在治疗过程中，要注重整体观念的运用，将人体看作一个有机的整体，各个脏腑之间相互联系、相互影响。因此，在治疗儿科呼吸系统疾病时，不仅要针对局部症状进行治疗，还要注重调整脏腑功能、调和气血阴阳平衡以提高疗效。这一原则体现了中医对于人体生理和病理规律的深刻理解和全面把握。

在儿科呼吸系统疾病的治疗中，中医注重从整体上调理患儿的脏腑功能和气血阴阳平衡。例如，对于小儿哮喘的治疗，除了针对喘息症状进行治疗外，还应注重调理脾胃功能以提高机体免疫力。因为脾胃为后天之本、气血生化之源，调理脾胃有助于增强患儿的消化功能和吸收能力，从而为身体提供充足的营养物质和能量支持。同时，脾胃功能的强健也有助于增强患儿的免疫力和抵抗力，减少哮喘的发作次数和程度。对于小儿肺炎的治疗，除了针对炎症进行治疗外，还应注重保护心肺功能以预防并发症的发生。因为肺炎可能并发心肌炎、心力衰竭等严重疾病，保护心肺功能有助于减少并发症的发生风险和提高患儿的康复速度。

四、中药与针灸在儿科呼吸系统疾病中的应用

（一）中药的应用

中药在儿科呼吸系统疾病的治疗中具有独特的优势。中药方剂可根据患儿的年龄、体质、病程等因素进行个性化配伍，以达到最佳的治疗效果。这一优势使得中药在儿科呼吸系统疾病的治疗中得到了广泛的应用和认可。

在治疗小儿感冒时，中药方剂如桂枝汤、麻黄汤等能够有效地祛除外邪、解表散寒或疏风清热，缓解患儿的发热、咳嗽、流涕等症状。这些方剂中的药物成分具有抗病毒、抗菌等作用，能够有效地抑制病原体的繁殖和传播，从而缩短病程、减轻病情。同时，中药方剂的副作用较小，对患儿的生长发育和肝肾功能无明显影响，因此更适合小儿使用。

在治疗小儿咳嗽时，中药方剂如止咳散、二陈汤等能够宣肺止咳、化痰平喘，缓解患儿的咳嗽、气喘等症状。这些方剂中的药物成分具有镇咳、祛痰、平喘等作用，能够有效地改善患儿的呼吸道通畅度和肺功能。同时，中药方剂还能够顾护脾胃、避免过度用药损伤正气，有助于患儿的康复和生长发育。

在治疗小儿哮喘时，中药方剂如射干麻黄汤、定喘汤等能够平喘止痉、扶正固本，缓解患儿的喘息、气促等症状。这些方剂中的药物成分具有抗炎、抗过敏、解痉等作用，能够有效地减轻患儿的呼吸道炎症和过敏反应。同时，中药方剂还能够调理脾胃功能、增强患儿的免疫力和抵抗力，有助于减少哮喘的发作次数和程度。

在治疗小儿肺炎时，中药方剂如麻杏石甘汤、银翘散等能够清热解毒、宣肺化痰，缓解患儿的高热不退、咳嗽气喘等症状。这些方剂中的药物成分具有抗菌、抗病毒、抗炎等作用，能够有效地抑制病原体的繁殖和传播。同时，中药方剂还能够保护心肺功能、预防并发症的发生，有助于患儿的康复和预后。

（二）针灸的应用

针灸是中医特色疗法之一，在儿科呼吸系统疾病的治疗中也具有一定的应用价值。针灸可通过刺激穴位、调节脏腑功能、调和气血阴阳平衡等作用来改善患儿的临床症状和促进康复。这一疗法在儿科呼吸系统疾病的治疗中得到了越来越多的关注和认可。

在治疗小儿哮喘时，针灸可选用定喘穴、肺俞穴等穴位进行针刺或艾灸以平喘止痉。这些穴位位于背部膀胱经上，与肺脏功能密切相关。通过刺激这些穴位，可以调节肺脏功能、缓解支气管痉挛和炎症反应，从而减轻患儿的喘息症状。同时，针灸还可以增强患儿的免疫力和抵抗力，有助于减少哮喘的发作次数和程度。

在治疗小儿肺炎时，针灸可选用大椎穴、风门穴等穴位进行针刺或拔罐以清热解毒、宣肺化痰。这些穴位位于督脉和足太阳膀胱经上，与肺脏功能和呼吸道通畅度密切相关。通过刺激这些穴位，可以调节肺脏功能、促进呼吸道分泌物排出和炎症消退，从而缓解患儿的高热不退、咳嗽气喘等症状。同时，针灸还可以增强患儿的免疫力和抵抗力，有助于预防并发症的发生和促进康复。

需要注意的是，针灸治疗应在专业医师的指导下进行，以确保安全和有效性。针灸治疗时需要注意刺激量的大小和穴位的选择，避免对患儿造成不必要的损伤和痛苦。同时，针灸治疗还需要结合患儿的病情和体质进行个性化治疗方案的制定和实施。

综上所述，中药与针灸在儿科呼吸系统疾病的治疗中具有独特的优势和应用价值。通过合理的配伍和刺激相应的穴位，可以有效地缓解患儿的临床症状和促进康复。然而，中药与针灸的应用仍需要在专业医师的指导下进行，并结合患儿的病情和体质进行个性化治疗方案的制定和实施。

第二节 儿科呼吸系统疾病的西医治疗进展

一、西医对儿科呼吸系统疾病的诊断技术

（一）临床症状与体征分析

在儿科呼吸系统疾病的诊断过程中，临床症状与体征分析是最为基础且关键的一步。医生通过详细询问患儿的病史，了解患儿的发病时间、病程、主要症状及其变化情况，从而初步判断疾病的类型和严重程度。同时，医生还会观察患儿的临床表现，如咳嗽、喘息、呼吸困难等症状，这些症状往往是呼吸系统疾病最直接的体现。

除了询问病史和观察症状外，医生还会对患儿进行体格检查，特别是听诊肺部。通过听诊，医生可以判断患儿肺部是否有啰音、哮鸣音等异常体征，这些体征对于诊断如支气管炎、肺炎等常见呼吸系统疾病具有重要意义。综合患儿的病史、症状和体征，医生可以初步判断疾病的类型和严重程度，为后续的诊断和治疗提供依据。

需要强调的是，临床症状与体征分析虽然简便易行，但要求医生具备丰富的临床经验和扎实的医学知识。因为儿科呼吸系统疾病种类繁多，症状相似，容易误诊。因此，医生在诊断过程中需要保持谨慎和细致，结合其他诊断手段进行综合判断。

（二）影像学检查

随着医学技术的不断发展，影像学检查在儿科呼吸系统疾病诊断中的应用越来越广泛。其中，X 线胸片是最常用的影像学检查方法之一。通过 X 线胸片，医生可以清晰地观察到患儿肺部的病变情况，如肺部炎症、肺不张等。这些病变对于诊断肺炎、支气管扩张等疾病具有重要意义。同时，X 线胸片还可以帮助医生了解病变的范围和程度，为制定治疗方案提供依据。

除了 X 线胸片外，计算机断层扫描（CT）和磁共振成像（MRI）等高分辨率影像技术也逐渐应用于儿科呼吸系统疾病诊断中。这些技术可以更加清晰地显示肺部细微结构，提高诊断的准确性和敏感性。特别是对于一些疑难病例或需要进一步明确诊断的患儿，高分辨率影像技术可以提供更多的诊断信息。

需要注意的是，影像学检查虽然对于诊断儿科呼吸系统疾病具有重要意义，但也存在一定的局限性。例如，X 线胸片对于早期或轻微的病变可能无法准确显示；而高分辨率影像技术虽然可以提供更多的诊断信息，但操作复杂、费用较高，且对患儿的配合度

要求较高。因此，医生在选择影像学检查方法时需要根据患儿的具体情况和诊断需求进行综合考虑。

（三）实验室检查

实验室检查是儿科呼吸系统疾病诊断中不可或缺的一部分。通过实验室检查，医生可以了解患儿的生理生化指标变化，为诊断提供客观依据。血常规检查是最基本的实验室检查之一，通过检测患儿血液中的白细胞计数、中性粒细胞比例等指标，可以了解患儿的感染情况和贫血程度等。这些指标对于判断疾病的类型和严重程度具有重要意义。

除了血常规检查外，血气分析和肺功能检查也是常用的实验室检查方法。血气分析可以了解患儿的酸碱平衡和氧合情况，对于评估患儿的呼吸功能和病情严重程度具有重要价值。而肺功能检查则可以通过测量患儿的肺活量、呼气流速等指标来评估患儿的肺功能状况，为制定治疗方案提供依据。

此外，病原学检查在儿科呼吸系统疾病诊断中也具有重要意义。通过细菌培养、病毒抗原检测等方法可以确定感染病原体种类和数量，为治疗提供有力依据。同时，随着分子生物学技术的不断发展，基因检测也逐渐应用于儿科呼吸系统疾病诊断中。通过基因检测可以明确某些遗传性疾病或先天性疾病的诊断，为患儿的治疗和预后评估提供指导。

二、儿科呼吸系统疾病的西医治疗原则

（一）针对病因治疗

针对病因治疗是儿科呼吸系统疾病治疗的核心原则。儿科呼吸系统疾病的病因多种多样，包括感染、过敏、遗传等多种因素。因此，在治疗过程中，医生需要首先明确疾病的病因，然后针对性地选择治疗方法。

对于感染性疾病，如肺炎、支气管炎等，医生会根据病原体检查结果选择合适的抗生素或抗病毒药物进行治疗。通过消灭或抑制病原体，从而控制感染症状，促进患儿康复。对于过敏性疾病，如哮喘等，医生则会根据患儿的过敏原检测结果进行抗过敏治疗。通过避免接触过敏原、使用抗过敏药物等方法来减轻过敏反应，缓解哮喘症状。

需要强调的是，针对病因治疗要求医生具备扎实的医学知识和丰富的临床经验。因为不同疾病的病因不同，治疗方法也各不相同。同时，同一种疾病在不同患儿身上的表现也可能存在差异。因此，医生在治疗过程中需要根据患儿的具体情况进行个体化治疗方案的制定和实施。

（二）对症治疗

对症治疗是儿科呼吸系统疾病治疗中的重要手段之一。对症治疗的主要目的是缓解患儿的症状、提高生活质量并预防并发症的发生。在治疗过程中，医生会根据患儿的症状选择合适的药物或其他治疗方法进行对症治疗。

对于咳嗽、咳痰等症状，医生会给予止咳祛痰药物来缓解症状。这些药物可以帮助患儿排出痰液、减轻咳嗽程度，从而改善患儿的呼吸状况。对于喘息、呼吸困难等症状，医生则会给予平喘药物或氧气吸入等治疗来缓解症状。这些药物可以扩张支气管、改善通气功能，从而缓解患儿的呼吸困难症状。

除了药物治疗外，医生还可以根据患儿的情况给予其他辅助治疗方法如雾化吸入、胸部物理治疗等。这些治疗方法可以帮助患儿更好地排痰、改善通气功能，并促进炎症的消散和吸收。同时，医生还会关注患儿的营养和水分摄入情况，确保患儿在治疗过程中得到充足的营养和水分支持。

（三）预防并发症

在儿科呼吸系统疾病的治疗过程中，预防并发症同样重要。因为儿科呼吸系统疾病往往容易引发其他并发症，如呼吸衰竭、心力衰竭等严重疾病。这些并发症不仅会加重患儿的病情，还可能危及患儿的生命安全。

为了预防并发症的发生，医生会根据患儿的具体情况制定相应的预防措施。例如加强呼吸道护理，保持室内空气流通，避免交叉感染等。这些措施可以有效地降低并发症的发生风险，保障患儿的安全和健康。同时，医生还会密切关注患儿的病情变化，一旦发现异常情况及时进行处理和调整治疗方案。

（四）个体化治疗

个体化治疗是儿科呼吸系统疾病治疗的重要原则之一。因为每个患儿的年龄、体重、病情严重程度等因素都存在差异，所以同一种疾病在不同患儿身上的表现和治疗反应也会有所不同。因此，医生在治疗过程中需要根据患儿的具体情况制定个性化的治疗方案。

个体化治疗方案包括选择合适的药物、确定用药剂量和疗程、选择适当的治疗方法等。通过个体化治疗方案的实施，可以确保治疗效果和安全性达到最佳状态。同时，医生还会在治疗过程中密切关注患儿的反应和病情变化，及时进行调整和优化治疗方案。这种以患儿为中心的治疗理念可以最大程度地保障患儿的健康和利益。

三、常用西药在儿科呼吸系统疾病中的应用

（一）抗生素类药物

抗生素类药物作为儿科呼吸系统疾病治疗中的一线药物，对于由细菌感染引起的各类疾病，如肺炎、支气管炎、扁桃体炎等，都展现出了显著的疗效。这类药物通过破坏细菌的细胞壁或抑制其蛋白质合成等方式，达到杀灭或抑制细菌生长的目的，从而减轻或消除感染症状。

然而，随着抗生素的广泛应用甚至滥用，细菌耐药性问题也日益严重。许多细菌已经对常用的抗生素产生了抵抗力，导致治疗效果下降甚至无效。因此，在使用抗生素时，必须遵循合理用药原则，根据患儿的病情、病原菌种类和药物敏感试验结果来选择适当的抗生素，避免滥用和误用。同时，医生还应加强对患儿家长的用药教育，提高他们的合理用药意识。

此外，抗生素类药物的使用还可能引起一些不良反应，如过敏反应、肝肾功能损害等。因此，在使用过程中需要密切监测患儿的反应情况，及时调整治疗方案。

（二）抗病毒药物

抗病毒药物在儿科呼吸系统疾病治疗中同样占有重要地位。对于由病毒感染引起的疾病，如流感、病毒性肺炎、手足口病等，抗病毒药物能够通过抑制病毒复制或杀灭病毒来减轻症状、缩短病程。目前临床上常用的抗病毒药物有奥司他韦、阿比朵尔等，这些药物在针对不同病毒的治疗中展现出了较好的疗效。

然而，抗病毒药物的使用也需要谨慎。一方面，过度使用可能导致病毒耐药性的产生，使得未来治疗更加困难；另一方面，抗病毒药物也可能引起一些不良反应，如胃肠道不适、肝肾功能异常等。因此，在使用抗病毒药物时，必须严格掌握适应症和禁忌症，根据患儿的病情和病毒种类来选择适当的药物和剂量。同时，医生还应加强对患儿家长的用药指导，确保用药安全有效。

（三）糖皮质激素类药物

糖皮质激素类药物在儿科呼吸系统疾病治疗中具有广泛的应用价值。对于哮喘、过敏性鼻炎等过敏性疾病以及间质性肺炎等炎症性疾病，糖皮质激素类药物能够迅速缓解症状、减轻炎症反应。这类药物通过抑制免疫细胞的活性和减少炎症介质的释放来达到治疗效果。

然而，长期使用糖皮质激素类药物可能导致一系列副作用的发生，如免疫力下降、骨质疏松、生长发育迟缓等。因此，在使用这类药物时，必须严格控制剂量和疗程，避

免长期大量使用。同时，医生还应根据患儿的病情和年龄等因素来制定个性化的治疗方案，确保用药安全有效。此外，对于需要长期使用糖皮质激素类药物的患儿，还应定期进行相关检查和监测，及时发现并处理可能出现的副作用。

（四）支气管扩张剂类药物

支气管扩张剂类药物主要用于治疗哮喘、慢性阻塞性肺疾病等引起的支气管痉挛症状。这类药物能够扩张支气管平滑肌、改善通气功能，从而缓解喘息、气促等症状。常用的支气管扩张剂有β2受体激动剂、茶碱类药物等。这些药物在儿科呼吸系统疾病治疗中发挥着重要的作用。

然而，在使用支气管扩张剂类药物时，也需要注意其可能的副作用和禁忌症。例如，β2受体激动剂可能引起心悸、手抖等不良反应；茶碱类药物则可能引起恶心、呕吐等胃肠道不适。因此，在使用过程中需要密切监测患儿的反应情况，及时调整治疗方案。此外，对于某些特殊人群，如患有心脏疾病的患儿，使用这类药物时需要更加谨慎。

四、儿科呼吸系统疾病的预防与康复

（一）加强呼吸道护理

加强呼吸道护理是预防儿科呼吸系统疾病的重要措施之一。家长应充分认识到呼吸道护理的重要性，并采取有效措施来保护孩子的呼吸道健康。首先，要保持室内空气流通，定期开窗通风换气；其次，要避免带孩子去人多拥挤的公共场所，减少感染机会；再次，要根据天气变化及时增减衣物以防感冒；最后，对于过敏体质的孩子应避免接触过敏原等。这些措施有助于降低呼吸道感染的风险，保护孩子的身体健康。

（二）增强免疫力

增强免疫力是预防儿科呼吸系统疾病的重要手段之一。家长应注重孩子的饮食营养搭配，保证摄入足够的蛋白质、维生素和矿物质等营养成分；鼓励孩子多参加户外活动，增强身体素质和抵抗力；按照计划免疫程序及时接种疫苗等。这些措施有助于提高孩子的免疫力水平，降低感染的风险。同时，家长还应关注孩子的心理健康状况，保持积极乐观的心态也有助于提高免疫力水平。

（三）康复训练与心理治疗

对于已经患病的儿童来说，康复训练和心理治疗同样重要。康复训练能够帮助患儿恢复身体健康和生活能力，提高其生活质量。根据患儿的病情和恢复情况，医生会制定相应的康复训练计划，包括呼吸功能训练、体能训练、语言训练等。这些训练能够有针对性地改善患儿的症状和功能障碍，促进其身体康复。

心理治疗则有助于缓解患儿和家长的焦虑情绪，提高治疗效果和生活质量。由于儿科呼吸系统疾病往往会给患儿带来较大的身心负担，导致他们出现焦虑、抑郁等心理问题。因此，在治疗过程中需要关注患儿的心理健康状况，及时给予心理支持和干预。通过心理咨询、认知行为疗法等方式来帮助患儿和家长调整心态、增强信心、积极面对疾病。同时，医生还应与患儿和家长建立良好的沟通关系，及时了解他们的需求和困惑，提供个性化的心理指导和帮助。

第三节　中西医结合治疗小儿哮喘的临床实践

一、小儿哮喘的中西医结合治疗理念

（一）整体观念与辨证论治

中西医结合治疗小儿哮喘的首要理念，便是整体观念与辨证论治。在中医的视角下，人体是一个有机整体，各个脏腑、经络、组织器官之间相互联系、相互影响。因此，当小儿出现哮喘症状时，我们不能仅仅关注呼吸系统本身，还需要全面考虑患儿的全身状况、体质特点以及生活环境等因素。这种整体观念有助于我们更全面地了解患儿的病情，为制定个性化的治疗方案提供基础。

同时，中医还强调辨证论治，即根据每个患儿的具体病情来制定治疗方案。哮喘虽然表现为呼吸道症状，但其病因可能涉及肺、脾、肾等多个脏腑，且与风寒、湿热等外邪有关。因此，我们需要通过望、闻、问、切等四诊合参的方法，全面了解患儿的症状、体征、病史等信息，从而准确辨证，制定出针对性的治疗方案。

在西医方面，虽然其更侧重于局部病变和病理生理过程的研究，但在小儿哮喘的治疗中，西医也强调整体治疗观念。例如，在使用药物治疗时，西医会考虑患儿的全身状况、肝肾功能等因素，选择合适的药物和剂量。同时，西医也注重改善患儿的生活环境，避免接触过敏原等诱发因素，从而减少哮喘的发作。

因此，中西医结合治疗小儿哮喘时，我们应充分发挥中医和西医各自的优势，将整体观念与辨证论治相结合。通过全面了解患儿的病情和生活环境，制定个性化的治疗方案，以期达到最佳的治疗效果。

（二）标本兼治与预防为主

中西医结合治疗小儿哮喘的另一个重要理念是标本兼治与预防为主。标本兼治是指在治疗哮喘症状的同时，积极寻找并治疗导致哮喘的根本原因。中医认为，哮喘的发作与肺、脾、肾等脏腑功能失调以及外邪侵袭有关。因此，在治疗时，我们不仅要使用止咳平喘等药物缓解哮喘症状，还需要根据患儿的体质和病情，采用健脾益肺、补肾固本等方法调理脏腑功能，从而达到标本兼治的效果。

西医在治疗小儿哮喘时，也强调标本兼治的原则。除了使用抗炎、平喘等药物控制哮喘症状外，西医还会积极寻找并治疗导致哮喘的诱发因素。例如，对于过敏性哮喘的患儿，西医会进行过敏原检测，明确过敏原后采取相应的脱敏治疗或避免接触措施；对于感染性哮喘的患儿，西医会使用抗生素等药物控制感染。这些治疗方法都有助于从根本上控制哮喘的发作。

同时，中西医结合治疗小儿哮喘还注重预防为主的原则。中医认为，"上工治未病"，即高明的医生应该注重预防疾病的发生。因此，在小儿哮喘的治疗中，我们应该通过调理患儿的体质、改善生活环境等方式，减少哮喘发作的诱因。例如，对于体质虚弱的患儿，我们可以采用中药内服、推拿按摩等方法增强体质；对于生活环境中存在过敏原的患儿，我们可以指导家长进行家居环境的改善和过敏原的清除。这些预防措施都有助于减少哮喘的发作次数和减轻发作程度。

西医在预防小儿哮喘方面也积累了丰富的经验。例如，通过定期接种流感疫苗、肺炎疫苗等预防呼吸道感染；通过加强锻炼、合理饮食等方式提高患儿的免疫力；通过避免接触过敏原等措施减少哮喘的诱发因素。这些预防措施都有助于降低小儿哮喘的发病率和复发率。

（三）中西医结合，优势互补

中西医结合治疗小儿哮喘的核心理念之一，便是中西医结合，优势互补。中医和西医各自拥有独特的理论体系和治疗方法，在小儿哮喘的治疗中各具优势。中医注重整体调理和辨证论治，擅长于改善患儿体质和增强免疫力；而西医则拥有先进的诊疗技术和药物，能够迅速缓解哮喘症状。二者结合，可以显著提高治疗效果，为患儿带来更好的健康保障。

中医治疗小儿哮喘的优势在于其整体观念和辨证论治的原则。中医认为，哮喘的发作与肺、脾、肾等脏腑功能失调以及外邪侵袭有关。因此，在治疗时，中医会根据患儿的体质和病情，采用健脾益肺、补肾固本等方法调理脏腑功能，增强患儿的免疫力。同时，中医还会使用中药内服、穴位贴敷、推拿按摩等非侵入性治疗方法，缓解哮喘症状，改善患儿的呼吸功能。这些方法不仅安全有效，而且副作用较小，适合长期使用。

西医治疗小儿哮喘的优势在于其先进的诊疗技术和药物。西医可以通过肺功能检查、过敏原检测等手段明确诊断哮喘的类型和严重程度,为制定个性化的治疗方案提供依据。同时,西医还拥有多种抗炎、平喘等药物,能够迅速缓解哮喘症状,控制病情发展。对于严重哮喘的患儿,西医还可以采取雾化吸入、机械通气等治疗方法,挽救患儿的生命。

中西医结合治疗小儿哮喘时,我们应充分发挥中医和西医各自的优势,相互补充。在制定治疗方案时,我们可以根据患儿的病情和体质特点,将中医的整体调理和辨证论治与西医的先进技术和药物相结合。例如,在哮喘急性发作期,我们可以使用西医的药物迅速缓解症状;在缓解期,我们可以使用中医的方法调理脏腑功能、增强免疫力,预防哮喘的再次发作。这种中西医结合的治疗方法可以显著提高治疗效果,缩短病程,减少复发次数,为患儿带来更好的生活质量。

二、中西医结合治疗小儿哮喘的方法与步骤

(一)明确诊断与评估病情

中西医结合治疗小儿哮喘的首要步骤是明确诊断与评估病情。医生需要对患儿进行详细的病史询问和体格检查,了解哮喘的发作频率、持续时间、诱因以及伴随症状等信息。同时,还需要进行肺功能检查、过敏原检测等相关检查,以明确诊断哮喘的类型和严重程度。通过这些检查,医生可以全面了解患儿的病情,为后续制定个性化的治疗方案提供依据。

在评估病情时,医生还需要考虑患儿的全身状况、体质特点以及生活环境等因素。例如,对于体质虚弱的患儿,医生需要关注其脾胃功能、气血状况等方面;对于生活环境中存在过敏原的患儿,医生需要了解过敏原的种类和浓度等信息。这些评估结果将有助于医生更全面地了解患儿的病情和生活环境,为制定针对性的治疗方案提供基础。

(二)制定中西医结合治疗方案

根据患儿的具体病情和评估结果,医生会制定中西医结合的治疗方案。方案通常包括西医的药物治疗、雾化吸入等快速缓解症状的方法,以及中医的中药内服、穴位贴敷、推拿按摩等调理体质和增强免疫力的方法。在制定治疗方案时,医生会充分考虑患儿的年龄、体质、病情严重程度以及家长的意愿等因素,确保治疗方案的安全性和有效性。

西医的药物治疗是小儿哮喘治疗中的重要组成部分。医生会根据患儿的病情选择合适的抗炎、平喘等药物,以迅速缓解哮喘症状。同时,对于过敏性哮喘的患儿,医生还会进行过敏原检测,并采取相应的脱敏治疗措施。雾化吸入是西医治疗小儿哮喘的常用方法之一,通过将药物雾化成微小颗粒并直接送入呼吸道,可以迅速缓解呼吸道痉挛和炎症反应。

中医治疗小儿哮喘的方法主要包括中药内服、穴位贴敷、推拿按摩等。中药内服是根据患儿的体质和病情选择合适的中药方剂进行调理脏腑功能和增强免疫力。穴位贴敷是将中药制成药膏贴在特定穴位上，通过刺激穴位达到调理气血、平衡阴阳的作用。推拿按摩则是通过手法按摩患儿的特定部位和穴位，以疏通经络、调和气血、改善呼吸功能。这些方法都需要在专业医生的指导下进行，以确保安全和有效。

（三）实施治疗并观察效果

医生将按照制定的治疗方案对患儿进行治疗，并密切观察治疗效果。在治疗过程中，医生会根据患儿的反应和病情变化及时调整治疗方案，以确保治疗效果最大化。同时，医生还会向家长详细解释治疗方案和注意事项，指导家长正确配合治疗并观察患儿的反应。

治疗效果的观察主要包括症状缓解情况、肺功能改善程度以及生活质量提高等方面。医生会通过定期随访和复查等方式了解患儿的治疗效果，并根据需要调整治疗方案。同时，家长也需要密切关注患儿的反应和病情变化，及时向医生反馈治疗情况。

（四）巩固疗效与预防复发

当患儿的哮喘症状得到缓解后，医生将继续进行巩固治疗以防止病情反复。巩固治疗的方法主要包括继续使用适当的药物维持治疗、定期随访复查以及加强生活调理等。通过这些措施可以确保患儿的病情得到稳定控制并降低复发的风险。

同时医生还将指导患儿及其家长如何预防哮喘发作。预防措施主要包括改善生活环境、避免接触过敏原、增强免疫力、合理饮食以及适当锻炼等。通过这些预防措施可以减少哮喘发作的诱因降低复发的概率。此外医生还会向家长传授一些简单的家庭护理和急救知识以便在患儿出现哮喘症状时能够及时处理。

三、中西医结合治疗小儿哮喘的临床效果评估

中西医结合治疗小儿哮喘已经成为当前临床实践中的一种重要方法。该方法结合了中医的辨证施治和西医的精准治疗，旨在更全面地缓解患儿的哮喘症状、改善肺功能，并提高生活质量。下面我们将从症状改善情况、肺功能恢复情况和生活质量提高情况三个方面来评估中西医结合治疗小儿哮喘的临床效果。

（一）症状改善情况

哮喘的主要症状包括咳嗽、喘息、呼吸困难等，这些症状不仅影响患儿的正常生活，还可能对其生长发育造成不良影响。因此，评估哮喘症状的改善情况是判断治疗效果的重要指标之一。

在中西医结合治疗过程中，医生会根据患儿的具体病情制定个性化的治疗方案。通过中药的调理和西医的药物治疗，患儿的咳嗽、喘息等症状往往能够得到明显的缓解。例如，中药中的麻黄、杏仁等药物具有宣肺平喘的作用，能够有效地缓解患儿的喘息症状；而西医的糖皮质激素、支气管扩张剂等药物则能够迅速减轻气道炎症，改善呼吸困难等症状。

在评估症状改善情况时，医生通常会采用量化评分的方法，对患儿治疗前后的症状进行评分比较。通过对比治疗前后的评分变化，可以直观地了解患儿症状的改善程度。同时，医生还会结合家长和患儿的反馈，对治疗效果进行综合评估。

（二）肺功能恢复情况

肺功能检查是评估哮喘治疗效果的重要手段之一。通过肺功能检查，医生可以了解患儿肺功能的恢复情况，包括肺活量、呼气流速等指标的改善程度。这些指标能够直接反映患儿呼吸道通畅度和肺功能的改善情况，是评估治疗效果的重要依据。

在中西医结合治疗过程中，医生会根据患儿的肺功能检查结果调整治疗方案。通过中药的调理和西医的药物治疗，患儿的肺功能往往能够得到明显的改善。例如，中药中的黄芪、党参等药物具有益气固表的作用，能够增强患儿的肺功能；而西医的雾化吸入、氧疗等治疗方法则能够直接改善患儿的呼吸道通畅度。

在评估肺功能恢复情况时，医生通常会采用肺功能检查仪器对患儿进行定期检测。通过对比治疗前后的肺功能指标变化，可以直观地了解患儿肺功能的改善程度。同时，医生还会结合患儿的临床症状和体征进行综合评估。

（三）生活质量提高情况

哮喘对患儿的生活质量产生严重影响，包括睡眠质量、日常活动能力、心理状态等方面。因此，评估患儿生活质量的提高情况也是判断治疗效果的重要指标之一。

在中西医结合治疗过程中，医生不仅会关注患儿的哮喘症状和肺功能改善情况，还会注重提高患儿的生活质量。通过中药的调理和西医的综合治疗，患儿的睡眠质量、日常活动能力等方面往往能够得到明显的提高。同时，医生还会针对患儿的心理问题进行必要的心理干预和支持，帮助患儿树立战胜疾病的信心。

在评估生活质量提高情况时，医生通常会采用问卷调查的方式了解患儿及其家长对治疗效果的满意度和生活质量的改善情况。通过对比治疗前后的问卷调查结果，可以直观地了解患儿生活质量的提高程度。同时，医生还会结合家长和患儿的反馈进行综合评估。

四、中西医结合治疗小儿哮喘的注意事项

（一）遵循医嘱，规范治疗

患儿及其家长应严格遵循医嘱进行治疗，按照医生的要求定时定量服用药物，不得随意更改药物剂量或停药。同时，应定期到医院复诊，以便医生及时了解病情变化和调整治疗方案。在治疗过程中，家长应密切关注患儿的病情变化，如症状持续加重或出现新的症状应及时就医处理。

（二）注意观察药物反应

患儿在使用药物治疗期间应注意观察药物反应情况。如出现过敏反应、不良反应等应及时就医处理，避免病情恶化。此外，家长还应注意观察患儿病情变化，如症状持续加重或出现新的症状应及时就医，以便医生及时调整治疗方案。

（三）保持良好的生活习惯

良好的生活习惯对于哮喘患儿的恢复至关重要。患儿应保持规律作息，保证充足的睡眠时间；合理饮食，避免摄入过敏食物和刺激性食物；适当运动，增强身体素质和免疫力。这些措施有助于减少哮喘发作的诱因，促进病情的恢复。

（四）加强心理护理与支持

哮喘对患儿的心理产生一定的影响，可能导致焦虑、抑郁等情绪问题。这些情绪问题不仅会影响患儿的治疗效果，还可能对其生长发育造成不良影响。因此，家长和医生应关注患儿的心理状况，给予必要的心理护理和支持。可以通过与患儿沟通、鼓励其表达情感、提供心理咨询等方式来缓解患儿的情绪问题，帮助其树立战胜疾病的信心。

五、中西医结合治疗小儿哮喘的病例分析与讨论

（一）病例选择与背景介绍

在儿科呼吸系统疾病中，小儿哮喘是一种常见且多发的疾病，其发病率在全球范围内都呈现上升趋势。小儿哮喘不仅影响患儿的生活质量，还可能对其生长发育造成不良影响。因此，选择具有代表性的小儿哮喘病例进行分析与讨论，对于提高该病的诊治水平和改善患儿预后具有重要意义。

本次选择的病例是一位 5 岁的男性患儿，因反复喘息、咳嗽就诊。患儿自 2 岁起开始出现喘息症状，每逢气候变化或接触过敏原时加重，曾多次因哮喘发作住院治疗。家族史调查显示，患儿的母亲和外公均有哮喘病史。经过详细询问病史、体格检查和实验室检查，患儿被诊断为支气管哮喘。

针对该患儿的情况，医生制定了综合治疗方案，包括药物治疗、雾化吸入、健康教育等措施。经过一段时间的治疗，患儿的哮喘症状得到了有效控制，生活质量明显提高。以下将对该患儿的治疗过程与效果进行详细展示和讨论。

（二）治疗过程与效果展示

药物治疗：根据患儿的病情和年龄，医生选择了适当的药物进行治疗。在急性发作期，给予患儿短效β2受体激动剂吸入治疗，以迅速缓解喘息症状。同时，配合使用糖皮质激素雾化吸入，减轻气道炎症。在缓解期，医生为患儿开具了长效β2受体激动剂与糖皮质激素的复合制剂进行长期控制治疗，以降低哮喘发作的频率和严重程度。

雾化吸入：雾化吸入是治疗小儿哮喘的重要辅助手段之一。通过雾化吸入装置，将药物直接送入患儿的气道和肺部，使药物在局部发挥更大的作用。医生根据患儿的病情和需要，定期为其进行雾化吸入治疗。在治疗过程中，医生还向患儿及家长详细解释了雾化吸入的重要性和正确操作方法，以确保治疗效果。

健康教育：健康教育在小儿哮喘的治疗中同样占据重要地位。医生向患儿及家长详细讲解了哮喘的发病原因、诱发因素、预防措施等方面的知识。同时，指导家长在日常生活中如何照顾患儿、避免过敏原接触、合理调整饮食等。通过健康教育，患儿及家长对哮喘有了更深入的了解，能够更好地配合治疗和管理病情。

经过一段时间的治疗，患儿的哮喘症状得到了有效控制。喘息、咳嗽等症状明显减轻，发作次数和持续时间也显著减少。肺功能检查显示，患儿的肺活量和呼气流速等指标均有所改善。此外，患儿的生活质量也得到了明显提高，能够正常参加幼儿园的活动和与其他小朋友一起玩耍。

（三）病例讨论与经验总结

针对本例小儿哮喘病例的治疗过程与效果，我们进行了深入的讨论和经验总结。首先，治疗成功的关键因素之一是医生对患儿的病情进行了全面评估，并制定了个性化的治疗方案。在治疗过程中，医生根据患儿的病情变化及时调整药物种类和剂量，确保了治疗效果的最大化。其次，雾化吸入和健康教育在治疗中发挥了重要作用。雾化吸入提高了药物的局部作用效果，而健康教育则增强了患儿及家长对疾病的认知和自我管理能力。

然而，在治疗过程中也存在一些问题和不足。例如，在急性发作期时，患儿曾因喘息症状严重而出现呼吸困难的情况，这提示我们在今后的治疗中应更加关注患儿的病情变化，及时采取措施防止病情恶化。此外，患儿在治疗过程中曾出现过一次轻度的药物过敏反应，这也提醒我们在选择药物时应充分考虑患儿的过敏史和个体差异。

通过本次病例分析与讨论，我们深刻认识到小儿哮喘治疗的复杂性和个体差异性。在今后的临床实践中，我们将继续积累经验、改进治疗方法，并注重个体化治疗方案的制定与实施。同时，我们也将加强与家长和患儿的沟通与交流，提高他们的疾病认知和自我管理能力，共同为改善小儿哮喘患儿的预后和生活质量而努力。

第五章 儿科消化系统疾病的中西医结合治疗

第一节 小儿腹泻的中西医结合诊疗思路

一、小儿腹泻的中医病因与辨证

（一）中医病因

在中医的理论体系中，小儿腹泻被视为一种由多种因素引起的病症，其中外感六淫、内伤乳食以及脾胃虚弱是最为主要的原因。

首先，外感六淫，即风、寒、暑、湿、燥、火六种外感病邪，都可能成为小儿腹泻的诱因。其中，湿邪尤为常见。当湿邪侵入体内，它会困扰脾脏，导致脾脏运化功能失职。脾脏在中医中被视为后天之本，主要负责运化水湿，一旦脾脏功能受损，水湿就会在体内停留，清浊不分，最终下注大肠而引发泄泻。

其次，内伤乳食也是小儿腹泻的重要原因之一。这主要是由于喂养不当，如饥饱无度，或过食生冷、油腻等不易消化的食物。这些不当的喂养方式会损伤脾胃，导致脾胃运化功能失职，从而引发泄泻。

最后，脾胃虚弱也是导致小儿腹泻的常见原因。脾胃虚弱可能是由于先天禀赋不足，或后天失养，或久病不愈等因素造成的。当脾胃变得虚弱时，它们的运化功能就会减弱，水谷无法被充分消化和吸收，清浊不分，最终下注大肠而引发泄泻。

（二）中医辨证

中医辨证小儿腹泻的过程，主要是通过观察泻下物的性状、伴随的症状以及舌苔脉象等来进行综合分析。根据这些观察结果，可以将小儿腹泻分为不同的证型，如湿热泻、风寒泻、伤食泻和脾虚泻等。

湿热泻多见于夏秋季节，此时气候湿热，容易导致湿邪内侵。湿热泻的主要症状包括泻下急迫、粪色黄褐而臭、肛门灼热等。同时，患儿的舌苔会呈现黄腻的状态，脉象则滑数有力。

风寒泻则多见于冬春季节，此时气候寒冷，容易导致寒邪入侵。风寒泻的主要症状包括泻下清稀、中多泡沫、臭气不甚等。此外，患儿还可能出现肠鸣腹痛的症状。在舌苔和脉象方面，风寒泻的患儿舌苔白腻，脉象则濡缓无力。

伤食泻是由于喂养不当或过度进食导致的腹泻。其主要症状包括泻下物酸腐臭秽、伴有不消化的食物残渣等。同时，患儿还可能出现脘腹胀满疼痛的症状。在舌苔和脉象方面，伤食泻的患儿舌苔厚腻，脉象则滑实有力。

脾虚泻则是由于脾胃虚弱导致的腹泻。其主要症状包括大便时溏时泻、迁延反复、食少神疲等。此外，脾虚泻的患儿还可能出现面色萎黄、舌淡苔白以及脉细弱等全身症状。

（三）中医治则

中医治疗小儿腹泻的基本原则是运脾化湿。根据辨证分型的结果，中医会采用不同的治法来治疗小儿腹泻。对于湿热泻，中医会采用清热利湿的方法来治疗；对于风寒泻，则会采用疏风散寒的方法来治疗；对于伤食泻，则会采用消食导滞的方法来治疗；而对于脾虚泻，则会采用健脾益气的方法来治疗。

在治疗过程中，中医还非常注重饮食调养。因为饮食不当往往是导致小儿腹泻的重要原因之一。因此，在治疗期间，中医会建议家长避免给孩子食用生冷油腻等不易消化的食物，以免加重脾胃的负担。相反，应该给孩子食用一些清淡易消化的食物，如稀粥、面条等，以帮助脾胃恢复功能。

二、西医对小儿腹泻的认识与诊断

（一）西医认识

在西医的理论体系中，小儿腹泻被视为一种由多种病原和多种因素引起的消化道综合征。这些病原包括病毒、细菌、真菌和寄生虫等微生物感染。其中，轮状病毒和产毒性大肠埃希菌感染是最为常见的病原之一。这些微生物感染会导致肠道黏膜受损，从而引起大便次数增多和大便性状的改变。

除了微生物感染外，喂养不当、过敏性腹泻以及气候突然变化等因素也可能导致小儿腹泻的发生。喂养不当包括过度喂养、不足喂养以及食物过敏等情况。这些情况都可能对肠道黏膜造成刺激或损伤，从而引发腹泻。过敏性腹泻则是由于某些食物或物质引起的过敏反应导致的腹泻。气候突然变化也可能影响肠道的正常功能，从而引发腹泻。

（二）西医诊断

西医诊断小儿腹泻的过程主要包括询问病史、观察临床表现以及进行实验室检查等步骤。首先，医生会详细询问患儿的病史，了解喂养情况、过敏史以及气候变化等可能的诱因。这些信息有助于医生判断腹泻的可能原因和病情严重程度。

其次，医生会观察患儿的临床表现，包括大便次数、性状、颜色以及伴随的症状等。这些信息有助于医生判断腹泻的类型和严重程度。例如，如果患儿的大便次数明显增多，且呈水样或蛋花样，伴有发热、呕吐等症状，那么可能是病毒感染性腹泻；如果患儿的大便中含有黏液或脓血，伴有腹痛、里急后重等症状，那么可能是细菌感染性腹泻。

最后，医生会根据需要进行必要的实验室检查，如大便常规、大便培养等。这些检查有助于明确病原和诊断。例如，大便常规可以检测大便中的白细胞、红细胞等指标，从而判断是否存在感染；大便培养则可以检测出具体的细菌种类，从而确定感染的病原。

（三）西医治疗

西医治疗小儿腹泻的方法主要根据病原和病情进行针对性治疗。对于病毒感染性腹泻，由于病毒具有自限性，因此主要采用对症治疗和支持治疗的方法。对症治疗包括使用止泻药、止痛药等缓解腹泻和腹痛的症状；支持治疗则包括补液、纠正电解质紊乱等措施，以防止脱水和电解质失衡。

对于细菌感染性腹泻，则需要使用抗生素进行抗感染治疗。医生会根据细菌种类和药敏试验结果选择合适的抗生素进行治疗。同时，还需要注意补液和纠正电解质紊乱等支持治疗措施。

对于过敏性腹泻，则需要避免接触过敏原并进行抗过敏治疗。医生会根据过敏原的种类和病情严重程度选择合适的抗过敏药物进行治疗。同时，家长也需要注意避免给孩子食用可能引起过敏的食物。

在治疗过程中，西医也注重饮食调整。因为饮食不当可能会加重腹泻的症状或影响治疗效果。因此，在治疗期间，医生会建议家长给孩子食用清淡易消化的食物，避免刺激性食物和不易消化的食物。同时还需要注意保证孩子摄入足够的营养和水分以防止营养不良和脱水等并发症的发生。

三、中西医结合治疗小儿腹泻的原则与方法

（一）中西医结合治疗小儿腹泻的原则

中西医结合治疗小儿腹泻，旨在充分发挥中医辨证论治和西医病因治疗的优势，相互补充，提高疗效。这一原则的确立，基于中医和西医各自在小儿腹泻治疗中的独特作用和实践经验。中医注重整体观念和辨证论治，通过调整患儿体内的阴阳平衡和脏腑功能，从根本上改善腹泻症状；而西医则侧重于病因治疗和对症治疗，能够快速有效地控制病情。因此，中西医结合治疗小儿腹泻的原则，就是在明确西医诊断的基础上，结合中医辨证分型，进行针对性的治疗。

具体来说，首先要对患儿进行全面的西医检查，明确腹泻的病因和诊断。这包括了解患儿的病史、症状、体征以及必要的实验室检查等。在明确诊断的基础上，根据中医的辨证分型理论，将腹泻分为不同的证型，如湿热泻、风寒泻、伤食泻和脾虚泻等。然后，针对不同的证型，选择相应的中药方剂和西医治疗方法进行联合治疗。这样既能迅速控制病情，又能从根本上调理患儿的脏腑功能，提高机体的抵抗力，从而达到标本兼治的目的。

（二）中西医结合治疗小儿腹泻的方法

湿热泻的中西医结合治疗：在西医对症治疗的基础上，结合清热利湿的中药进行治疗。西医治疗方面，主要采用补液、抗感染等方法来纠正水电解质紊乱和控制感染。中医治疗方面，则选用具有清热利湿功效的中药方剂，如黄连素片、葛根芩连汤等。这些药物能够清除体内的湿热邪气，改善肠道环境，从而缓解腹泻症状。同时，还可以配合针灸、推拿等中医外治法来增强疗效。针灸能够刺激经络穴位，调节脏腑功能；推拿则能促进气血流通，舒缓肠道痉挛。这些外治法与内服药物相结合，能够更快地改善患儿的病情。

风寒泻的中西医结合治疗：在西医对症治疗的基础上，结合疏风散寒的中药进行治疗。西医治疗方面，同样需要补液、抗感染等对症治疗措施。中医治疗方面，则选用具有疏风散寒功效的中药方剂，如藿香正气散、桂枝汤等。这些药物能够驱散体内的风寒邪气，温中散寒，从而改善腹泻症状。同时，还可以配合艾灸、热敷等中医外治法来增强温中散寒的效果。艾灸能够通过温热刺激来温通经络、散寒止痛；热敷则能直接作用于腹部，缓解肠道痉挛和疼痛。

伤食泻的中西医结合治疗：在西医对症治疗的基础上，结合消食导滞的中药进行治疗。西医治疗方面，需要调整饮食结构，避免油腻不易消化的食物摄入；同时给予适当的消化酶或胃肠动力药物以促进消化。中医治疗方面，则选用具有消食导滞功效的中药方剂，如保和丸、枳实导滞丸等。这些药物能够帮助消化食物、疏导积滞，从而改善腹泻症状。同时，还需要调整患儿的饮食结构，避免再次摄入不易消化的食物。

脾虚泻的中西医结合治疗：在西医对症治疗的基础上，结合健脾益气的中药进行治疗。西医治疗方面，同样需要补液、抗感染等对症治疗措施；同时可给予肠道微生态制剂以调节肠道菌群平衡。中医治疗方面，则选用具有健脾益气功效的中药方剂，如参苓白术散、四君子汤等。这些药物能够健脾益气、固涩止泻，从而改善腹泻症状。同时，还可以配合捏脊、按摩等中医外治法来增强健脾止泻的效果。捏脊能够刺激背部经络穴位，调节脏腑功能；按摩则能促进腹部气血流通，舒缓肠道痉挛。

（三）中西医结合治疗小儿腹泻的优势

中西医结合治疗小儿腹泻具有以下显著优势：

标本兼治：中西医结合治疗小儿腹泻既针对病因进行治疗，又根据中医辨证分型进行针对性调理。这样既能迅速控制病情发展，又能从根本上改善患儿的脏腑功能和抵抗力，达到标本兼治的目的。

减少副作用：中药药性温和且副作用小，与西药相比更能减少对身体的损害。通过中西医结合治疗，可以充分发挥中药的优势，减少西药用量和副作用的发生，保障患儿的安全和健康。

提高疗效：中西医结合治疗小儿腹泻能够发挥两种医学的优势并相互补充。中医的辨证论治和整体观念能够从根本上调理患儿的脏腑功能和抵抗力；而西医的病因治疗和对症治疗则能迅速控制病情发展。二者相结合能够显著提高疗效，缩短病程。

缩短病程：中西医结合治疗小儿腹泻能够迅速缓解症状并缩短病程。通过针对性的治疗和调理，患儿的病情能够在短时间内得到明显改善，减轻患儿的痛苦和家长的担忧。

（四）中西医结合治疗小儿腹泻的注意事项

在进行中西医结合治疗小儿腹泻时，需要注意以下几点：

明确诊断：首先要对患儿进行全面的西医检查和中医辨证分型，明确腹泻的病因和诊断。这是制定针对性治疗方案的前提和基础。只有明确诊断，才能确保治疗的有效性和安全性。

合理用药：根据患儿的年龄、体重和病情选择合适的药物和剂量进行治疗。避免滥用药物和误用药物导致不良反应或加重病情。同时，要注意中药与西药之间的相互作用和配伍禁忌，确保用药的安全性和有效性。

注重调养：在治疗过程中要注重患儿的饮食调养和生活护理。合理安排饮食结构和作息时间，避免不良刺激和诱发因素导致病情加重。同时要保持室内空气流通、温度适宜等良好的生活环境条件，有利于患儿的康复。

及时随访：对治疗效果进行及时随访和评估，以便及时调整治疗方案。通过定期随访可以了解患儿的病情变化和治疗反应情况，及时发现并处理可能出现的问题和并发症。同时可以根据随访结果对治疗方案进行优化和调整，提高治疗效果和患儿的生活质量。

第二节　小儿功能性胃肠病的中西医结合治疗

一、功能性胃肠病的中医辨证施治

中医对于功能性胃肠病的治疗，强调辨证施治，即根据患儿的具体症状和体质，进行针对性的治疗。以下是几种常见的功能性胃肠病的中医辨证类型及其施治方法。

（一）肝脾失调型胃肠病的中医治疗

在中医理论中，肝主疏泄，具有调节气机、促进脾胃运化的作用。当肝脾功能失调时，便会导致胃肠病的发生。此类患儿常见症状包括腹胀、腹痛、便秘或腹泻等，这些症状往往与情绪变化密切相关。

对于肝脾失调型胃肠病，中医治疗注重疏肝健脾，调和肝脾功能。具体方法包括中药内服和针灸、推拿等外治法。中药内服方面，常用方剂如逍遥散、香砂六君子汤等。逍遥散以柴胡为君药，疏肝解郁，配伍当归、白芍养血柔肝，白术、茯苓健脾益气，使肝脾得养，气血得调。香砂六君子汤则以人参、白术、茯苓健脾益气为主，配伍半夏、陈皮燥湿化痰，砂仁、木香行气止痛，共奏健脾和胃、疏肝理气之功。

针灸、推拿等外治法也是治疗肝脾失调型胃肠病的有效手段。通过刺激相关穴位，如足三里、太冲、中脘等，可以促进气血流通，缓解胃肠症状。同时，推拿手法如摩腹、揉腹等也可以促进胃肠蠕动，改善消化功能。

（二）脾胃虚弱型胃肠病的中医治疗

脾胃虚弱是小儿功能性胃肠病的常见类型之一。中医认为，脾胃为后天之本，主运化水谷精微，为气血生化之源。当脾胃虚弱时，便会导致食欲不振、腹胀、腹泻等症状。这些症状往往与患儿的体质和饮食习惯密切相关。

对于脾胃虚弱型胃肠病，中医治疗强调健脾益气，固本培元。中药内服方面，常用方剂如四君子汤、香砂养胃丸等。四君子汤以人参为君药，大补元气，配伍白术、茯苓健脾益气，甘草调和诸药，共奏健脾和胃之功。香砂养胃丸则以木香、砂仁行气止痛为主药，配伍陈皮、半夏燥湿化痰，白术、茯苓健脾益气，共奏健脾和胃、消食化积之功。

除了中药内服外，食疗也是脾胃虚弱型胃肠病患儿的重要调理方法。家长可以给孩子食用一些具有健脾益气作用的食物，如山药、薏米、红枣等。这些食物既可以补充营养，又可以调理脾胃功能，促进患儿的康复。

（三）食积内停型胃肠病的中医治疗

食积内停型胃肠病多因饮食不当、脾胃运化失常所致。此类患儿常见症状包括腹胀、腹痛、呕吐等，这些症状往往与患儿的饮食习惯和消化功能密切相关。

中医治疗食积内停型胃肠病以消食化积、和胃降逆为原则。中药内服常用方剂如保和丸、枳实导滞丸等。保和丸以山楂、神曲消食化积为主药，配伍半夏、陈皮和胃止呕，茯苓健脾利湿，连翘清热散结，共奏消食导滞、和胃止呕之功。枳实导滞丸则以枳实破气消积为主药，配伍黄芩、黄连清热燥湿，白术、茯苓健脾利湿，泽泻利水渗湿，共奏消食导滞、清热利湿之功。

除了中药内服外，家长还需注意患儿的饮食调养。应避免过多食用油腻、生冷等食物，以免加重胃肠负担。同时，可以给孩子食用一些具有消食化积作用的食物，如山楂、麦芽等，以促进胃肠蠕动和消化功能的恢复。

二、西医对功能性胃肠病的治疗策略

西医对功能性胃肠病的治疗策略主要包括药物治疗、心理治疗、饮食调整与营养支持以及生物反馈疗法等物理治疗方法。以下是对这些治疗策略的详细介绍。

（一）药物治疗

药物治疗是西医治疗小儿功能性胃肠病的常用方法之一。常用的药物包括促胃肠动力药、抗酸药、黏膜保护剂等。这些药物能够迅速缓解患儿的腹痛、腹胀、恶心等症状，但长期使用可能存在一定副作用。

促胃肠动力药如多潘立酮、莫沙必利等，可以增加胃肠蠕动，促进食物消化和排空，从而缓解腹胀、恶心等症状。抗酸药如氢氧化铝、碳酸钙等，可以中和胃酸，减轻胃酸对胃黏膜的刺激，缓解胃痛、反酸等症状。黏膜保护剂如硫糖铝、胶体果胶铋等，可以在胃黏膜表面形成一层保护膜，防止胃酸、胃蛋白酶等消化液对胃黏膜的损害，促进胃黏膜的修复和愈合。

在使用药物治疗时，需遵循医嘱，严格控制用药剂量和疗程。同时，家长需密切观察患儿的症状变化和药物反应情况，如有不适或异常反应应及时就医处理。

（二）心理治疗

功能性胃肠病与心理因素密切相关。焦虑、抑郁等情绪障碍可加重胃肠症状，影响患儿的生活质量和身心健康。因此，西医治疗中也注重心理治疗的应用。

心理治疗的方法包括心理咨询、认知行为疗法等。心理咨询可以帮助患儿和家长了解功能性胃肠病的病因和发病机制，掌握有效的应对方法和自我调节技巧。认知行为疗法则通过改变患儿的不良认知和行为模式，调整情绪状态，减轻心理压力，从而改善胃肠症状。

在实施心理治疗时，需根据患儿的年龄和认知水平选择合适的方法和手段。同时，家长也需积极参与和配合心理治疗过程，为患儿提供必要的支持和鼓励。

（三）饮食调整与营养支持

合理的饮食调整对于小儿功能性胃肠病的治疗具有重要意义。西医建议患儿避免食用过多油腻、辛辣、生冷等刺激性食物，多食用富含纤维素的蔬菜水果等食物以促进胃肠蠕动。此外，还需注意定时定量进食，避免暴饮暴食或过度饥饿等不良饮食习惯。

营养支持方面，需根据患儿的营养状况制定个性化的营养支持方案。对于营养不良的患儿，需给予高蛋白、高热量、高维生素等营养物质的补充；对于肥胖的患儿，则需控制热量摄入并增加运动量以减轻体重和改善胃肠功能。

在实施饮食调整与营养支持时，需遵循科学、合理、个性化的原则。家长需密切关注患儿的饮食情况和营养状况变化，及时调整饮食方案和营养支持措施以确保治疗效果和患儿的健康成长。

（四）生物反馈疗法等物理治疗方法

生物反馈疗法是一种利用现代生理科学仪器将与心理生理过程有关的体内信息转化为可观察的视觉或听觉信号的技术。通过训练患儿学会自我调节生理功能来治疗功能性胃肠病的方法之一。这种方法可以帮助患儿掌握自我调节胃肠蠕动的技巧和方法，从而缓解胃肠症状和提高生活质量。

除了生物反馈疗法外，西医还采用其他物理治疗方法如热敷、按摩等来缓解患儿的胃肠症状。热敷可以促进局部血液循环和胃肠蠕动；按摩则可以刺激相关穴位和经络，促进气血流通和胃肠功能恢复。这些方法简单易行且安全有效，可以在家庭中进行自我调理和治疗。但需注意操作方法和注意事项以避免不必要的损伤和副作用发生。

三、中西医结合治疗小儿功能性胃肠病的优势

中西医结合治疗小儿功能性胃肠病，融合了中医的整体观念和西医的精确治疗，形成了独特的优势。以下详细阐述这种治疗方法的三大优势。

（一）标本兼治，提高疗效

中西医结合治疗小儿功能性胃肠病，不仅注重症状的缓解，更追求疾病的根本治愈。中医通过望、闻、问、切四诊合参，对患儿进行辨证施治。根据脏腑功能的失调情况，采用中药内服、针灸、推拿等手段，调理气血、阴阳平衡，从根本上改善患儿的体质。

而西医则通过先进的检查手段，明确疾病的病理生理过程，采用药物治疗、心理治疗等方法，迅速控制症状，减轻患儿的痛苦。这种中西医结合的治疗方法，既发挥了中医治本的优势，又利用了西医治标的特长，实现了标本兼治，显著提高了疗效。

例如，对于肝脾失调型胃肠病患儿，中医治疗以疏肝健脾为主，通过中药内服和针灸等手段，调和肝脾功能，改善患儿的食欲和消化功能。而西医则根据患儿的具体症状，给予促胃肠动力药、抗酸药等药物治疗，迅速缓解腹胀、腹痛等症状。这样中西医结合治疗，既改善了患儿的体质，又迅速控制了症状，提高了治疗效果。

（二）减少副作用，提高安全性

中西医结合治疗小儿功能性胃肠病，通过合理搭配中药和西药，可以减少单一疗法的副作用和风险。中药以天然植物、动物、矿物为原料，经过炮制加工而成，具有副作用小、安全性高的特点。而西药则具有起效快、作用强的优势。中西医结合治疗时，医生会根据患儿的病情和体质特点，合理选择中药和西药进行搭配使用，既保证了治疗效果，又减少了药物的副作用。

此外，针灸、推拿等非侵入性治疗方法也是中西医结合治疗的重要组成部分。这些方法通过刺激穴位、疏通经络，达到调理脏腑功能、缓解症状的目的。与手术治疗相比，这些方法具有无创伤、无痛苦、安全性高的优点，特别适用于小儿患者。因此，中西医结合治疗小儿功能性胃肠病可以显著降低治疗过程中的副作用和风险，提高治疗的安全性。

（三）注重预防与调理，降低复发率

中西医结合治疗小儿功能性胃肠病不仅注重疾病的治疗，更强调疾病的预防和调理。中医认为"上工治未病"，强调在疾病发生之前进行预防和调理，防止疾病的发生和发展。因此，在中西医结合治疗小儿功能性胃肠病的过程中，医生会根据患儿的体质特点和疾病类型，制定个性化的预防与调理方案。

这些方案包括改善生活环境、调整饮食结构、增强免疫力等措施。例如，保持室内空气清新流通、避免过敏源接触等措施可以减少外界刺激对胃肠的影响；合理搭配饮食、增加膳食纤维摄入等措施可以促进胃肠蠕动和消化功能恢复；带孩子参加户外活动、晒太阳、保证充足睡眠等方式可以增强免疫力；适当进行体育锻炼也有助于促进胃肠蠕动和增强体质。这些措施的实施可以有效降低小儿功能性胃肠病的复发率，提高患儿的生活质量。

同时，中西医结合治疗还注重心理调适和情绪管理。中医认为情志因素与脏腑功能密切相关，情志失调可以导致脏腑功能紊乱而引发疾病。因此，在治疗过程中，医生会关注患儿的心理健康状况，及时发现并解决情绪问题；同时教会孩子如何进行自我调适和情绪管理以降低情绪障碍对胃肠的影响。这种身心并治的方法有助于全面改善患儿的健康状况，降低疾病的复发率。

四、预防与调理在小儿功能性胃肠病中的应用

（一）改善生活环境与饮食结构

生活环境与饮食结构是影响小儿功能性胃肠病发病的重要因素。为了预防疾病的发生和复发，家长需要密切关注并改善孩子的生活环境和饮食结构。首先，保持室内空气清新流通，避免孩子接触过敏源，如尘螨、花粉等，以减少外界刺激对胃肠的影响。其次，合理搭配孩子的饮食，增加膳食纤维的摄入，如多吃蔬菜、水果等富含纤维的食物，有助于促进胃肠蠕动和消化功能的恢复。同时，避免孩子过多食用油腻、辛辣、生冷等刺激性食物，以免加重胃肠负担。

（二）增强免疫力与体育锻炼

增强免疫力是预防小儿功能性胃肠病的关键措施之一。家长可以通过多种方式提高孩子的免疫力，如带孩子参加户外活动、晒太阳等，增加孩子与大自然的接触，有助于增强体质和免疫力。此外，保证孩子充足的睡眠也是提高免疫力的有效途径。在睡眠过程中，孩子的身体会进行自我修复和恢复，有助于增强抵抗力。

同时，适当进行体育锻炼对预防小儿功能性胃肠病也具有重要意义。适当的运动可以促进孩子的胃肠蠕动和消化功能恢复，有助于改善食欲和缓解胃肠症状。家长可以根据孩子的年龄和兴趣选择合适的运动方式，如散步、跑步、游泳等有氧运动以及跆拳道、舞蹈等兴趣性运动。

（三）心理调适与情绪管理

心理调适和情绪管理在预防小儿功能性胃肠病中同样占据重要地位。家长应关注孩子的心理健康状况，及时发现并解决孩子的情绪问题。当孩子出现焦虑、抑郁等情绪障碍时，家长可以给予孩子足够的关爱和支持，帮助孩子建立积极的心态和情绪调节能力。同时，教会孩子如何进行自我调适和情绪管理也是降低情绪障碍对胃肠影响的有效途径。例如，家长可以引导孩子通过深呼吸、放松训练等方法来缓解紧张情绪；鼓励孩子参加社交活动、培养兴趣爱好等也有助于改善孩子的心理状态。

（四）定期随访与及时调整治疗方案

对于已经患病的小儿功能性胃肠病患者而言，定期随访和及时调整治疗方案是确保康复的关键。医生会根据患者的具体情况制定个性化的随访计划和治疗方案调整建议。

在随访过程中，医生会密切关注患者的病情变化和治疗反应，及时调整药物剂量和用药时间等治疗方案以确保治疗效果。同时，家长也需密切配合医生的指导进行相应操作以确保孩子的健康得到保障。在随访过程中，家长还可以向医生咨询有关孩子饮食、生活等方面的注意事项以及预防复发的有效方法。

第三节　小儿肝胆疾病的中西医结合治疗策略

一、中医对小儿肝胆疾病的认识

（一）病因与病机

在中医的理论体系中，小儿肝胆疾病被视为一种复杂的病症，其病因涉及多个方面，主要包括先天禀赋不足、饮食不节、情志失调以及外感湿热等。这些病因相互作用，共同导致小儿肝胆功能失调，从而引发各种疾病。

首先，先天禀赋不足是小儿肝胆疾病的重要病因之一。这主要包括肝肾阴虚和脾虚肝旺等情况。肝肾阴虚是指肝肾两脏阴液亏虚，虚热内扰的证候。这种情况可能是由于母体在怀孕期间调养不当或遗传因素导致的。脾虚肝旺则是指脾气虚弱，肝失疏泄的证候。这可能是由于小儿先天脾胃功能不足，加之后天喂养不当等因素造成的。这些先天禀赋不足的情况会影响小儿的肝胆功能，使其易于发生疾病。

其次，饮食不节也是导致小儿肝胆疾病的重要原因之一。小儿脾胃功能尚未发育完善，若过度食用辛辣、油腻等食物，会导致食物积滞，湿热内生，从而侵犯肝胆，引发疾病。此外，饮食不洁也可能导致寄生虫感染等肝胆疾病。

再者，情志失调也是小儿肝胆疾病的常见病因之一。小儿心神未定，情绪易受外界影响，若长期处于惊恐、忧虑等不良情绪状态下，会导致肝气郁结，疏泄失常，从而引发肝胆疾病。

最后，外感湿热也是导致小儿肝胆疾病的原因之一。当外界湿热邪气侵入体内时，会侵犯肝胆，导致肝胆湿热蕴结，引发疾病。这种情况在潮湿、闷热的环境中尤为常见。

（二）辨证施治

中医治疗小儿肝胆疾病的核心思想是辨证施治。所谓辨证，就是根据患儿的临床表现和体质特点，通过望、闻、问、切等四诊合参的方法，辨别疾病的证型。施治则是根据辨证的结果，采用相应的治疗方法和药物，以达到调和脏腑、平衡阴阳的目的。

在辨证施治的过程中，中医将小儿肝胆疾病分为不同的证型，如肝胆湿热证、肝气郁结证、肝肾阴虚证等。针对这些不同的证型，中医会采用不同的治疗方法。例如，对于肝胆湿热证，中医会采用清热利湿的方法进行治疗，如选用龙胆泻肝汤等方剂；对于肝气郁结证，中医会采用疏肝理气的方法进行治疗，如选用柴胡疏肝散等方剂；对于肝肾阴虚证，中医会采用滋补肝肾的方法进行治疗，如选用六味地黄丸等方剂。

此外，中医在治疗小儿肝胆疾病时还注重个体差异和整体观念。每个患儿的年龄、体质、病情等因素都不尽相同，因此中医会根据患儿的具体情况灵活调整药物剂量和配伍，以达到最佳的治疗效果。同时，中医还注重整体观念，认为人体是一个有机的整体，各个脏腑之间相互联系、相互影响。因此，在治疗小儿肝胆疾病时，中医不仅会关注肝胆本身的问题，还会考虑到其他脏腑的功能状态和相互影响。

（三）中药选用

在治疗小儿肝胆疾病时，中药是中医常用的治疗手段之一。中药具有副作用小、疗效确切等优点，在小儿肝胆疾病的治疗中发挥着重要作用。

中药的选用原则是根据辨证施治的结果来确定。对于不同类型的证型，中医会选用不同的中药进行治疗。例如，对于肝胆湿热证，中医会选用具有清热利湿作用的中药进行治疗；对于肝气郁结证，中医会选用具有疏肝理气作用的中药进行治疗；对于肝肾阴虚证，中医会选用具有滋补肝肾作用的中药进行治疗。

在具体选用中药时，中医还会根据患儿的病情和体质特点进行灵活调整。例如，对于年龄较小、体质较弱的患儿，中医会选用药性温和、副作用小的中药进行治疗；对于病情较重、体质较强的患儿，中医会选用药性较强、疗效确切的中药进行治疗。此外，中医还会根据药物的性味归经等特性进行配伍组合，以增强药效、降低副作用。

二、西医对小儿肝胆疾病的诊断与治疗

（一）诊断方法

西医在诊断小儿肝胆疾病时采用了多种方法，以确保准确判断病情。首先，医生会详细询问患儿的病史和家族史，这有助于了解患儿的发病过程、症状特点以及可能的遗传因素。通过体格检查，医生可以观察患儿的精神状态、腹部体征等，从而初步判断肝胆系统是否存在异常。

实验室检查在诊断小儿肝胆疾病中起着至关重要的作用。肝功能检查可以反映肝细胞受损的程度和肝脏的合成功能；胆红素水平检测则有助于判断胆汁排泄是否受阻。此外，还可能进行肝炎病毒检测、自身免疫性肝病相关抗体检测等，以明确具体的病因。

影像学检查为医生提供了直观的肝胆结构和病变情况。超声检查是常用的无创性检查方法，可以观察肝脏大小、形态、实质回声等，以及胆道系统是否存在结石、扩张等病变。计算机断层扫描（CT）和磁共振成像（MRI）则能提供更为精细的肝胆结构信息，有助于发现较小的病变或进行鉴别诊断。

这些方法相互补充，共同构成了西医诊断小儿肝胆疾病的全面而准确的体系。医生会根据患儿的具体情况和需要，选择合适的诊断方法组合，以确保准确判断病情并制定合适的治疗方案。

（二）治疗手段

西医治疗小儿肝胆疾病的方法主要包括药物治疗和手术治疗两大类。药物治疗是最常用的治疗手段之一，通过给患儿服用保肝药物、抗病毒药物等，以改善肝功能、抑制病毒复制、减轻炎症反应等。常用的保肝药物包括维生素、抗氧化剂等，可以促进肝细胞的修复和再生；抗病毒药物则主要针对病毒性肝炎进行治疗，以抑制病毒的复制和传播。在使用药物治疗时，医生会根据患儿的病情和年龄等因素调整药物剂量和用药时间，以确保安全和有效性。

手术治疗主要针对一些严重的肝胆疾病或药物治疗无效的情况。例如胆道闭锁是一种常见的新生儿肝胆疾病，需要通过手术解除梗阻、恢复胆汁流通；肝脏肿瘤则可能需要通过手术切除病变组织或进行肝移植等治疗。在手术治疗前，医生会对患儿进行全面的评估和准备，包括麻醉风险、手术耐受性等方面的考虑；在手术后，医生还会进行密切的监护和护理，以确保患儿的安全和康复。

除了药物治疗和手术治疗外，西医还注重小儿肝胆疾病的预防与保健工作。通过加强孕期保健、合理喂养、预防接种等措施降低小儿肝胆疾病的发生率；对于已经患病的小儿则注重日常护理和营养支持等方面的管理以帮助患儿尽快康复并减少并发症的发生。

（三）预防与保健

预防小儿肝胆疾病的发生是西医保健工作的重要一环。孕期保健是预防的起点，孕妇应保持良好的生活习惯和饮食结构，避免接触有害物质，定期进行产前检查，以确保胎儿的健康发育。合理喂养对于婴幼儿的肝胆健康至关重要，家长应根据孩子的年龄和生长发育阶段选择适当的食物，避免过度喂养和不良饮食习惯。预防接种则是降低小儿感染肝胆疾病风险的有效手段，家长应按时带孩子接种相关疫苗，增强孩子的免疫力。

对于已经患病的小儿，日常护理和营养支持是康复过程中的关键环节。家长应密切观察孩子的病情变化，遵医嘱定时服药，保持孩子的生活环境和个人卫生。在营养支持方面，家长应根据医生的建议调整孩子的饮食结构，提供富含蛋白质、维生素和矿物质的食物，以满足孩子生长发育和康复的需要。同时，家长还应关注孩子的心理健康，给予关爱和鼓励，帮助孩子树立战胜疾病的信心。

三、中西医结合治疗小儿肝胆疾病的方法详解

中西医结合治疗小儿肝胆疾病，旨在结合中医辨证施治与西医精准治疗的优势，为患儿制定个性化的治疗方案。通过中医中药的调理和西医药物、手术等治疗手段的综合应用，以期全面改善患儿的肝胆功能，提高其生活质量。

（一）中药与西药结合治疗策略

在小儿肝胆疾病的治疗中，中药与西药的结合应用能够发挥双方的优势，互补不足。根据患儿的病情和体质特点，医生会制定针对性的中药与西药结合治疗方案。

在西药治疗方面，主要运用现代医学手段对疾病进行精准诊断，并给予相应的药物治疗。例如，对于病毒性肝炎的患儿，西医会采用抗病毒药物来抑制病毒的复制，减轻肝脏损害。然而，西药治疗虽然效果显著，但长期使用可能会带来一定的副作用。

为了弥补西药治疗的不足，中医中药的辅助治疗显得尤为重要。在中药治疗方面，根据患儿的体质和病情，中医会选用具有清热解毒、保肝作用的中药方剂进行辅助治疗。这些中药能够调节患儿的免疫功能，增强肝脏的解毒能力，减轻肝脏负担，从而提高治疗效果。

中药与西药的结合治疗，不仅能够提高药物的疗效，还能够减少药物的副作用，对患儿的康复起到积极的促进作用。然而，中药与西药的结合应用并非简单的药物叠加，而是需要在专业医生的指导下，根据患儿的实际情况进行个性化调整和优化。

（二）针灸与推拿在小儿肝胆疾病中的应用

针灸和推拿作为中医传统外治法的重要组成部分，在小儿肝胆疾病的治疗中也具有一定的应用价值。针灸是通过刺激经络穴位来调节脏腑功能、改善气血循环的一种治疗方法。在小儿肝胆疾病中，针灸可以用于缓解疼痛、减轻黄疸等症状。通过针灸的刺激作用，可以调节患儿的脏腑功能，促进气血流通，从而改善病情、促进康复。

推拿则是通过按摩、推拿等手法来舒缓肌肉紧张、促进气血流通的一种治疗方法。在小儿肝胆疾病中，推拿可以用于缓解腹胀、促进消化等症状。通过推拿的按摩作用，可以舒缓患儿的肌肉紧张状态，促进肠胃蠕动和消化液分泌，从而改善患儿的消化功能和生活质量。

　　然而，需要注意的是，针灸和推拿治疗需要在专业医师的指导下进行。因为小儿的脏腑功能和经络穴位与成人存在差异，所以需要专业医师根据患儿的实际情况进行个性化的治疗方案设计和操作实施。同时，在治疗过程中还需要密切观察患儿的反应和病情变化，及时调整治疗方案以确保安全有效。

　　（三）饮食调养与营养支持的重要性

　　除了药物治疗和外治法应用外，中西医结合治疗小儿肝胆疾病还注重饮食调养和营养支持。因为合理的饮食结构和营养摄入对于患儿的生长发育和康复至关重要。

　　根据患儿的体质和病情特点，医生会制定个性化的饮食方案。在饮食调养方面，主要遵循"清淡易消化、营养均衡"的原则。建议患儿多食用富含蛋白质、维生素和矿物质的食物，如鱼、肉、蛋、奶以及新鲜蔬菜和水果等。这些食物能够为患儿提供充足的营养物质，满足其生长发育和康复需求。

　　同时，在营养支持方面，医生还会根据患儿的实际情况给予适当的补充。例如，对于营养不良的患儿，可以通过静脉输液或口服补充剂等方式给予营养支持；对于需要快速康复的患儿，可以适当增加蛋白质和维生素的摄入量等。这些措施有助于提高患儿的免疫力，促进疾病的恢复。

四、中西医结合治疗小儿肝胆疾病的疗效评估体系

　　为了全面评估中西医结合治疗小儿肝胆疾病的疗效，我们建立了包括临床症状改善、实验室指标变化、影像学检查结果以及生活质量提升在内的综合评估体系。

　　首先，我们会关注患儿临床症状的改善情况。这包括黄疸消退、食欲恢复、疼痛减轻等方面。通过观察和记录这些症状的变化情况，可以初步判断治疗效果的好坏。

　　其次，我们会关注实验室指标的改善情况。这主要包括肝功能指标（如转氨酶、胆红素等）、血常规指标（如白细胞计数、血小板计数等）以及免疫学指标（如免疫球蛋白等）的变化情况。这些指标能够客观反映患儿的病情和治疗效果。

　　此外，我们还会借助影像学检查结果来评估治疗效果。通过 B 超、CT 等影像学检查手段，可以观察肝脏大小、形态、结构以及血流情况等方面的变化，从而进一步了解治疗效果和预后情况。

　　最后，我们会关注患儿生活质量和生活能力的提高情况。这包括患儿的食欲、睡眠、精神状态以及日常活动能力等方面的改善情况。通过评估这些方面的变化，可以全面了解中西医结合治疗对患儿生活质量的影响和提升程度。

综上所述，中西医结合治疗小儿肝胆疾病具有显著的临床效果和应用价值。通过综合运用中药与西药结合治疗、针灸与推拿治疗以及饮食调养与营养支持等手段，可以全面改善患儿的肝胆功能和生活质量。同时，建立完善的疗效评估体系有助于客观评价治疗效果和指导后续治疗方案的调整优化。

五、小儿肝胆疾病的预防与保健

（一）孕期保健与遗传咨询

孕期保健对于预防小儿肝胆疾病具有至关重要的作用。孕妇在孕期中的身体健康状况直接关系到胎儿的生长发育，因此，加强孕期保健工作尤为重要。通过定期进行产前检查，可以及时了解孕妇的身体状况，发现并处理存在的健康问题，从而为胎儿的健康成长提供有力保障。

产前检查的内容应包括体格检查、临床实验室检查以及影像学检查等。体格检查可以了解孕妇的体重、血压、心率等基本情况，临床实验室检查可以检测孕妇的血尿常规、肝肾功能、血糖血脂等指标，而影像学检查则可以观察胎儿的生长发育情况，及时发现异常。通过这些检查，医生可以对孕妇的健康状况进行全面评估，制定出个性化的保健方案。

除了产前检查，遗传咨询也是孕期保健的重要组成部分。对于有家族肝胆疾病史的孕妇来说，遗传咨询更是必不可少。通过遗传咨询，孕妇可以了解自己及家庭成员的遗传病史，明确遗传风险，并在医生的指导下制定出相应的应对措施。例如，对于某些具有高度遗传风险的疾病，孕妇可以选择进行产前诊断，以明确胎儿是否携带相关基因变异。

在孕期保健工作中，还应注重孕妇的营养与饮食。孕妇应摄入充足的营养物质，特别是蛋白质、维生素和矿物质等，以满足胎儿的生长发育需求。同时，孕妇还应避免食用高脂肪、高糖和高盐的食物，以预防妊娠期高血压、糖尿病等并发症的发生。此外，保持良好的生活习惯，如充足的睡眠、适当的运动和良好的心态，也是孕期保健的重要内容。

（二）合理喂养与饮食调整

合理喂养是预防小儿肝胆疾病的关键环节之一。在婴幼儿期，母乳是最佳的食物选择。母乳中含有丰富的营养物质和免疫因子，可以满足婴幼儿的生长发育需求，并提高其免疫力。因此，对于新生儿和婴幼儿来说，应以母乳喂养为主，并逐步添加辅食。

在添加辅食时，家长应根据孩子的年龄和身体状况选择合适的食物。初期可以添加一些易消化、营养丰富的食物，如蛋黄、米粉、果汁等。随着孩子年龄的增长，可以逐渐增加食物的种类和质地，引入更多的蔬菜、水果、肉类等。但需要注意的是，过度食用辛辣、油腻等食物会对孩子的肝胆系统造成负担，甚至诱发疾病的风险增加。因此，家长应合理安排孩子的饮食，保持膳食均衡。

对于已经患病的小儿来说，饮食调整是治疗和康复的重要手段之一。根据孩子的病情和体质特点，医生可以制定出相应的饮食调整方案。例如，对于肝炎患儿，应给予高蛋白、高维生素、低脂肪的食物；对于胆道疾病患儿，应避免油腻和高脂肪食物，多吃清淡易消化的食物。通过这些饮食调整措施，可以帮助孩子恢复身体健康。

（三）生活习惯与环境改善

良好的生活习惯和环境对于预防小儿肝胆疾病具有重要意义。首先，家长应帮助孩子养成良好的生活习惯，如规律作息、适当运动等。充足的睡眠可以保证孩子的身体得到充分休息和恢复；适当的运动则可以增强孩子的体质和免疫力。这些习惯的培养需要家长的耐心和引导，可以通过制定合理的作息时间表、陪伴孩子进行户外活动等方式来实现。

其次，注意改善生活环境也是预防小儿肝胆疾病的重要措施之一。家长应保持室内空气流通、清洁卫生等，以减少病毒和细菌的传播机会。可以定期开窗通风、使用空气净化器等方法来改善室内空气质量；同时注意勤洗手、定期消毒玩具和餐具等以减少病菌的传播。这些措施可以帮助孩子创造一个健康、安全的生活环境。

此外，家长还应关注孩子的心理健康。小儿肝胆疾病可能会对孩子的心理造成一定的影响，如焦虑、抑郁等情绪问题。因此，家长应多与孩子沟通交流，了解其内心需求并给予支持；同时可以通过参加亲子活动、进行心理辅导等方式来缓解孩子的心理压力。

（四）定期体检与健康教育

定期体检可以及时发现并处理小儿肝胆疾病的早期病变。通过定期的体格检查、实验室检查以及影像学检查等手段，可以及时了解孩子的身体状况并发现异常情况。一旦发现问题，医生可以及时制定出相应的治疗方案并给予治疗建议；同时也可以通过定期体检来评估治疗效果并调整治疗方案以达到最佳治疗效果。

除了定期体检外，加强健康教育工作也是预防小儿肝胆疾病的重要措施之一。通过开展各种形式的健康教育活动，可以提高家长和患儿对小儿肝胆疾病的认识和重视程度。例如，可以组织专题讲座、发放宣传资料、制作科普视频等方式来普及相关知识；同时也可以利用互联网等新媒体平台进行在线健康教育和咨询服务以方便更多人获取相关信息和帮助。

　　通过这些健康教育活动，家长和患儿可以更加深入地了解小儿肝胆疾病的病因、症状、预防方法和治疗措施等方面的知识；同时也可以帮助他们建立正确的健康观念和生活方式以预防疾病的发生和发展。因此，加强健康教育工作对于提高公众健康水平和降低小儿肝胆疾病发病率具有重要意义。

第六章 儿科护理技术研究与应用

第一节 儿科护理技术的发展现状与趋势

一、儿科护理技术的历史演变

儿科护理技术，作为医学领域的一个重要分支，其发展历程可谓波澜壮阔，经历了从初级阶段到现代化阶段的巨大转变。下面，我们将逐一探讨这三个阶段的特点和演变过程。

（一）初级阶段：传统护理为主

在儿科护理的初级阶段，受医学发展水平和护理理念的限制，护理工作主要以传统的方式为主。这一时期的护理技术相对简单，缺乏系统性和科学性。护理人员主要依靠手动测量体温、脉搏、呼吸等生命体征，以及采用基本的护理技术来满足患儿的日常需求。这些技术虽然简单，但在当时却是儿科护理的全部内容。

然而，随着医学的不断进步和人们对健康需求的提高，这种传统的护理方式逐渐暴露出其局限性。它无法满足患儿日益复杂的病情和个性化的需求，也无法提供更高质量的护理服务。因此，儿科护理技术亟待发展和创新。

（二）发展阶段：专业化和技术化

随着医学的蓬勃发展，儿科护理技术也迎来了重要的转折点，逐渐走向专业化和技术化。在这一阶段，护理人员开始接受系统的专业培训，学习并掌握更多的护理技能。这些技能不仅包括静脉输液、雾化吸入、心电监护等基本的临床护理技术，还包括儿童生长发育评估、儿童心理护理等专业化技能。

同时，各种先进的医疗设备和技术也被广泛应用于儿科护理中。例如，心电监护仪可以实时监测患儿的心电变化，为医生提供准确的诊断依据；呼吸机可以辅助患儿呼吸，挽救他们的生命。这些设备的应用大大提高了儿科护理的质量和效率，也为患儿带来了更好的治疗效果和生活质量。

此外，在这一阶段，儿科护理的理念也发生了巨大的变化。护理人员不再仅仅是执行医嘱的机器，而是成为了患儿的治疗伙伴和守护者。他们开始关注患儿的心理需求和社会环境，努力为患儿提供全方位的护理服务。这种以患儿为中心的服务理念逐渐深入人心，成为儿科护理的核心价值观。

（三）现代化阶段：以患儿为中心的综合护理

进入现代化阶段，儿科护理技术继续发展创新，更加注重以患儿为中心的综合护理。在这一阶段，护理人员不仅要具备专业的护理技能，还要关注患儿的心理、社会、家庭等多方面的需求。他们通过与患儿及其家庭成员建立紧密的合作关系，共同制定个性化的护理计划，确保患儿在家庭环境中得到最佳的护理。

随着信息技术的快速发展和智能化设备的广泛应用，儿科护理也逐渐实现了信息化、智能化管理。电子病历系统可以方便地存储和查询患儿的病历信息；智能监护系统可以实时监测患儿的病情变化并发出警报；远程医疗技术可以让专家对偏远地区的患儿进行远程诊断和治疗。这些技术手段的应用为患儿提供了更加全面、优质的护理服务，也推动了儿科护理事业的持续发展。

二、当前儿科护理技术的主要特点

在经历了历史演变之后，当前儿科护理技术已经形成了自己独特的特点和优势。下面我们将详细介绍这些特点及其在实际工作中的应用。

（一）以家庭为中心的护理模式

当前儿科护理技术强调以家庭为中心的护理模式。这一模式强调护理人员与患儿及其家庭成员建立紧密的合作关系，共同制定护理计划，确保患儿在家庭环境中得到最佳的护理。这种模式的实施有助于提高患儿的舒适度、安全性和满意度，同时也有利于减轻家庭成员的照护负担。

在实际工作中，护理人员会定期与患儿及其家庭进行沟通交流，了解他们的需求和困难。他们会根据患儿的具体情况制定个性化的护理计划，包括日常生活照料、病情观察、药物使用等方面的指导。同时，他们还会向家庭成员传授一些基本的护理技能和知识，帮助他们更好地照顾患儿。这种以家庭为中心的护理模式不仅提高了患儿的治疗效果和生活质量，也增强了家庭成员对护理工作的信任和支持。

（二）注重预防与健康教育

现代儿科护理技术越来越注重预防与健康教育。护理人员通过向患儿及其家长传授疾病预防、健康保健等方面的知识，帮助他们建立良好的生活习惯和健康行为，从而降低疾病的发生率和复发率。这对于促进患儿身心健康发展具有重要意义。

在实际工作中，护理人员会利用各种机会向患儿及其家长进行健康教育。他们会在查房时向家长讲解疾病的病因、症状、治疗方法等方面的知识；在患儿出院前进行出院指导，告知家长如何预防疾病复发、如何进行家庭护理等；还会定期组织健康教育讲座或活动，邀请专家为家长解答疑问并提供建议。通过这些措施，护理人员不仅提高了家长的健康意识和自我保健能力，也为患儿的健康成长奠定了坚实的基础。

（三）专业化和细分化的护理技能

随着医学的不断发展和进步，儿科护理技术也呈现出专业化和细分化的趋势。护理人员需要掌握更多的专业技能和知识，以应对不同疾病和患儿的个性化需求。例如，在新生儿护理领域，护理人员需要掌握新生儿的生理特点、喂养技巧、皮肤护理等方面的知识；在儿童重症监护领域，护理人员需要具备高级生命支持技能、呼吸机使用技能等；在儿童营养支持领域，护理人员需要了解儿童的营养需求、膳食搭配等方面的知识。

这种专业化和细分化的护理技能不仅提高了护理工作的针对性和有效性，也为患儿的治疗和康复提供了更好的保障。在实际工作中，护理人员会根据患儿的具体情况和需求选择合适的护理技能和知识进行应用。他们会不断学习新知识和技能以适应医学的发展和进步，为患儿提供更加专业、优质的护理服务。

（四）信息化与智能化的护理管理

信息技术和智能化设备的广泛应用为儿科护理带来了新的变革。通过电子病历、智能监护系统、远程医疗等技术手段，护理人员可以更加便捷地获取患儿的信息、监测病情变化、提供及时的护理干预。这不仅提高了护理工作的效率和质量，也为患儿提供了更加安全、便捷的医疗服务。

在实际工作中，护理人员可以利用电子病历系统快速查询患儿的病历信息、用药记录等；通过智能监护系统实时监测患儿的生命体征和病情变化；利用远程医疗技术与专家进行沟通交流，共同制定治疗方案。这些技术手段的应用不仅提高了护理工作的便捷性和准确性，也为患儿的治疗和康复提供了更好的支持。同时，这些技术手段还有助于实现医疗资源的共享和优化配置，提高医疗服务的整体效率和质量。

三、儿科护理技术发展的挑战与机遇

（一）挑战：人力资源紧张与技能要求提高

随着医疗科技的飞速进步和儿科护理领域的不断拓展，对护理人员的专业技能和知识水平提出了越来越高的要求。然而，现实中儿科护理人力资源的紧张状况却成为制约这一领域发展的瓶颈。由于儿科护理工作的特殊性，如患儿年龄小、病情变化快、对护理操作要求高等特点，使得儿科护理人员需要具备更加细致、耐心和专业的素养。但是，目前儿科护理人力资源的供给却远远不能满足这种需求，尤其是在一些偏远地区和基层医疗机构，儿科护理人员的匮乏现象更为突出。

此外，高度专业化的护理技能也需要长时间的培训和实践才能掌握。随着儿科护理技术的不断发展，新的护理理念、操作方法和设备不断涌现，这就要求护理人员必须不断更新自己的知识和技能，以适应新的工作需求。然而，由于人力资源紧张和工作压力大等原因，许多护理人员难以抽出足够的时间和精力进行学习和培训，这也给儿科护理工作带来了很大的挑战。

为了应对这些挑战，我们需要从多个方面入手。首先，政府和社会应加大对儿科护理事业的投入和支持力度，提高儿科护理人员的待遇和地位，吸引更多的人才投身于这一领域。其次，医疗机构应加强内部管理和培训机制建设，为护理人员提供更多的学习和发展机会。同时，护理人员自身也应不断提高自己的专业素养和技能水平，以更好地适应新的工作需求。

（二）机遇：政策支持与科技创新

尽管儿科护理技术发展面临着诸多挑战，但同时也孕育着巨大的机遇。首先，政府对医疗卫生事业的重视和支持为儿科护理技术的发展提供了有力的政策保障。近年来，我国政府不断加大对医疗卫生事业的投入力度，推动医疗卫生体制改革和创新发展。一系列政策措施的出台和实施为儿科护理技术的发展创造了良好的外部环境和条件。例如，政府加大对儿科医疗机构的建设和投入力度，提高儿科医疗服务能力和水平；推动儿科护理教育的改革和发展，培养更多高素质的儿科护理人才等。

其次，科技创新和智能化设备的广泛应用也为儿科护理带来了新的发展机遇。随着科技的不断进步和创新成果的不断涌现，许多先进的医疗设备和技术被广泛应用于儿科护理领域，如智能监护系统、远程医疗、机器人辅助护理等。这些新技术和设备的应用不仅提高了护理工作的便捷性和效率性，还为患儿提供了更加及时、有效的医疗服务。例如，通过智能监护系统可以实时监测患儿的生命体征和病情变化，及时发现并处理异常情况；远程医疗技术则可以让患儿在家就能享受到专业的医疗服务和护理指导等。

四、未来儿科护理技术的发展趋势

（一）个性化与精准化护理

未来儿科护理技术将更加注重个性化和精准化。随着基因检测、大数据分析等技术的不断发展，我们可以更加深入地了解每个患儿的基因特点和疾病状况，为每位患儿制定更加个性化的护理方案和精准的健康管理计划。这将有助于提高患儿的治疗效果和生活质量，实现真正意义上的个体化医疗。

个性化护理方案可以根据患儿的年龄、性别、病情、家庭背景等因素进行量身定制，确保每位患儿都能得到最适合自己的护理服务。同时，精准化健康管理计划则可以通过对患儿生活习惯、饮食结构、运动状况等方面的全面评估和指导，帮助患儿建立健康的生活方式，预防疾病的发生和发展。这种个性化和精准化的护理模式将使得儿科护理工作更加科学、有效和人性化。

（二）智能化与远程化护理

未来儿科护理将实现更高程度的智能化和远程化。随着信息技术和智能化设备的不断发展，我们可以利用智能监护系统、远程医疗等技术手段对患儿进行实时监测和远程护理干预。这将大大提高护理工作的便捷性和效率性，为患儿提供更加及时、有效的医疗服务。

智能监护系统可以通过传感器、摄像头等设备实时监测患儿的生命体征、活动状况等信息，并将数据传输到医护人员的手机或电脑上进行远程查看和分析。这样医护人员就可以随时了解患儿的病情变化和需求，及时进行处理和指导。同时，远程医疗技术则可以让患儿在家就能享受到专业的医疗服务和护理指导。通过视频通话、在线问诊等方式，医护人员可以与患儿及其家长进行实时沟通和交流，提供针对性的治疗建议和护理指导。这种智能化和远程化的护理模式将使得儿科护理工作更加便捷、高效和贴心。

（三）多学科交叉融合

未来儿科护理技术的发展将更加注重多学科交叉融合。儿科护理不仅仅是一个单一的学科领域，而是与临床医学、心理学、营养学等多个学科紧密相关。通过与这些相关学科的紧密合作与交流，我们可以共同推动儿科护理技术的创新与发展。

多学科交叉融合可以为儿科护理工作提供更加全面、系统的理论支持和实践指导。例如，临床医学的研究成果可以为儿科护理提供更加精准、有效的治疗方法和手段；心理学的研究则可以帮助我们更好地了解患儿的心理需求和情绪变化，提供更加人性化的护理服务；营养学的研究则可以指导我们为患儿制定更加科学、合理的饮食计划和营养支持方案等。这种多学科交叉融合的模式将使得儿科护理工作更加科学、全面和高效。

（四）关注患儿全面健康

未来儿科护理技术将更加关注患儿的全面健康。除了关注疾病本身的治疗和护理外，还将更加注重患儿的心理健康、社会适应能力等方面的需求。通过提供全方位的护理服务和支持，帮助患儿实现身心健康的全面发展。

关注患儿全面健康需要从多个方面入手。首先，我们需要加强对患儿心理健康的关注和干预。由于疾病的影响和治疗过程的痛苦，许多患儿会出现焦虑、抑郁等心理问题。因此，我们需要通过心理咨询、心理疏导等方式帮助患儿缓解心理压力和负面情绪。其次，我们还需要注重培养患儿的社会适应能力。通过与同龄人的交流互动、参与集体活动等方式，帮助患儿建立积极的人际关系和社会支持系统。同时，我们也需要关注患儿家庭的需求和状况，为患儿家庭提供必要的支持和帮助。这种全面关注患儿身心健康的护理模式将使得儿科护理工作更加人性化、全面和细致。

第二节　儿科常见护理操作技术详解

一、静脉输液与采血技术的详细解析

（一）静脉输液技术的深入探讨

静脉输液，作为儿科常见的治疗手段，对于给予患儿必要的水分、电解质以及药物治疗具有至关重要的作用。在进行此项操作时，护士的专业素养和操作技能直接关系到患儿的治疗效果和安全。

首先，选择合适的静脉通路是静脉输液的第一步。在儿科中，常用的静脉通路包括头皮静脉、手背静脉等。这些静脉通路的选择应根据患儿的年龄、病情以及静脉状况来综合判断。例如，对于年龄较小、静脉较细的患儿，头皮静脉可能是一个更好的选择，因为其相对较为明显且易于固定。而对于年龄较大、静脉状况较好的患儿，手背静脉则可能更为合适。

在穿刺过程中，护士需确保穿刺准确、固定稳妥。这需要护士具备扎实的理论基础和丰富的实践经验。穿刺时，护士应保持手法轻柔、准确，尽量减少患儿的痛苦。同时，穿刺后还需妥善固定针头，防止其移动或脱落。

输液过程中，密切观察患儿的反应和输液情况是必不可少的。护士应定时检查输液管路是否通畅、滴速是否合适，并注意观察患儿有无过敏反应、输液部位有无肿胀或疼痛等不适。一旦发现异常情况，护士应立即采取措施进行处理，如调整滴速、更换输液部位或停止输液等。

此外，静脉输液还可能引发一些并发症，如静脉炎、渗出等。静脉炎是由于输液过程中对静脉壁的刺激或损伤引起的炎症，表现为局部红肿、疼痛等症状。为预防静脉炎的发生，护士应合理选择输液部位和针头型号，并遵循无菌操作原则。若发生静脉炎，可采取局部热敷、抬高患肢等方法缓解症状。渗出则是由于针头未完全在血管内或血管壁破损导致的药液外渗现象。为避免渗出的发生，护士在穿刺时应确保针头完全进入血管，并妥善固定针头。若发生渗出，应立即停止输液并更换穿刺部位。

最后，在拔针时，护士同样需要掌握正确的方法和注意事项。拔针时应先关闭输液器开关，然后轻轻撕下胶布，用无菌棉签或纱布按压穿刺点上方，迅速拔出针头。拔针后应继续按压穿刺点片刻，防止出血或血肿的形成。

（二）静脉采血技术的详细步骤及注意事项

静脉采血是儿科常用的检验方法之一，用于获取患儿的血液样本进行实验室检查。与静脉输液相似，静脉采血同样需要护士具备专业的操作技能和严谨的工作态度。

在进行静脉采血前，护士需选择合适的采血部位。常用的采血部位包括肘静脉、股静脉等。选择采血部位时，应考虑患儿的年龄、病情以及静脉状况等因素。例如，对于年龄较小、静脉较细的患儿，可选择股静脉进行采血；而对于年龄较大、静脉状况较好的患儿，则可选择肘静脉进行采血。

在穿刺过程中，护士同样需要确保穿刺准确、采血顺畅。这要求护士具备扎实的理论基础和丰富的实践经验。穿刺时，护士应保持手法轻柔、准确，尽量减少患儿的痛苦。同时，穿刺后还需注意观察血液是否顺畅流出，以及有无异常情况发生。

采血过程中，严格遵守无菌原则是至关重要的。护士在采血前应洗手并穿戴无菌手套，确保采血部位的清洁和消毒。采血过程中使用的器械和药品也必须是无菌的，以防止交叉感染和血液污染的发生。

采血后，护士需及时处理穿刺部位。这包括用无菌棉签或纱布按压穿刺点上方，防止出血或血肿的形成。同时，还需观察患儿有无不适反应，并给予适当的安抚和护理。对于需要长时间留置针头的患儿，还需定期更换针头并妥善固定管路，以防止感染和其他并发症的发生。

（三）静脉输液与采血技术的共同注意事项

无论是静脉输液还是静脉采血，在操作前都需要对患儿进行充分的评估和准备。这包括了解患儿的病情、过敏史、用药情况等，以便制定个性化的操作方案。同时，还需准备所需的器械、药品等，确保操作的顺利进行。

在操作过程中，护士需保持手法轻柔、准确，尽量减少患儿的痛苦和不适。对于特殊情况的患儿，如危重病人、新生儿等，需要更加谨慎和细致地进行操作。必要时，可请专业医生协助完成操作以确保患儿的安全。

操作后，护士需及时处理废弃物和污染物，保持环境整洁和卫生。这有助于降低交叉感染的风险，保障患儿和其他人员的健康。

二、雾化吸入与气道管理技术的详细解析

（一）雾化吸入技术的操作要点及注意事项

雾化吸入是一种将药物以气溶胶的形式输送到患儿呼吸道和肺部的治疗方法。这种方法常用于哮喘、支气管炎等呼吸道疾病的治疗，具有直接作用于病灶、起效快、副作用小等优点。

在进行雾化吸入前，护士需选择合适的雾化器和药物。雾化器的选择应根据患儿的年龄、病情以及吸入能力来综合判断。例如，对于年龄较小、吸入能力较差的患儿，可选择面罩式雾化器进行吸入；而对于年龄较大、吸入能力较好的患儿，则可选择口含式雾化器进行吸入。药物的选择则应根据患儿的病情和医生的处方来确定。

在指导患儿进行雾化吸入时，护士需确保患儿正确掌握吸入方法。对于年龄较小的患儿，可由家长协助进行吸入；而对于年龄较大的患儿，则应鼓励其自行吸入。吸入过程中，护士需密切观察患儿的反应和雾化效果，及时调整雾化参数和处理可能出现的并发症。例如，若患儿出现窒息症状，应立即停止吸入并给予相应的急救措施；若患儿出现过敏反应，则应立即停止使用该药物并通知医生进行处理。

（二）气道管理技术的操作方法及并发症预防

气道管理是指通过一系列护理措施来保持患儿呼吸道通畅和有效通气的方法。这对于呼吸道疾病的患儿来说至关重要，因为呼吸道的通畅与否直接关系到患儿的生命安全。

常用的气道管理方法包括吸痰、拍背排痰、体位引流等。吸痰是通过负压吸引的方式将呼吸道内的分泌物吸出，以保持呼吸道的通畅。拍背排痰则是通过拍打患儿背部的方式使痰液松动并排出体外。体位引流则是通过改变患儿的体位来利用重力作用使痰液流出体外。这些方法的选择应根据患儿的病情和需要来确定。

在进行气道管理时，护士需严格遵守操作规范并确保安全。例如，在进行吸痰时，需选择合适的吸痰管并控制好负压的大小，以防止对患儿呼吸道造成损伤。在拍背排痰时，需掌握正确的拍打方法和频率，以达到最佳的排痰效果。在体位引流时，则需注意患儿的体位变化和引流效果，及时调整方案以防止并发症的发生。

为预防并发症的发生，护士在进行气道管理时需密切观察患儿的反应和呼吸情况。一旦发现异常情况，如呼吸困难、发绀等，应立即采取措施进行处理。同时，还需定期评估患儿的气道状况并根据需要调整治疗方案以确保治疗效果和患儿的安全。

（三）雾化吸入与气道管理技术的共同注意事项

与静脉输液与采血技术相似，雾化吸入与气道管理技术在操作前同样需要对患儿进行充分的评估和准备。这包括了解患儿的呼吸道情况、用药情况等，以便制定个性化的操作方案。同时，还需准备所需的器械、药品等以确保操作的顺利进行。

在操作过程中，护士同样需要保持手法轻柔、准确，避免对患儿造成不必要的损伤和痛苦。对于特殊情况的患儿，如危重病人、新生儿等，则需要更加谨慎和细致地进行操作以确保患儿的安全。必要时可请专业医生协助完成操作以降低风险。

此外，在操作后护士还需及时处理废弃物和污染物以保持环境整洁和卫生。这有助于降低交叉感染的风险并保障患儿和其他人员的健康。同时对于使用过的器械和药品也需进行妥善处理和记录以便于后续的管理和追溯。

三、儿童疼痛评估与镇痛技术

（一）儿童疼痛评估

儿童疼痛评估是医疗护理中不可或缺的一环，它涉及到对患儿疼痛程度和性质的全面、细致的了解。由于儿童在认知、表达和情感反应等方面与成人存在显著差异，因此，儿童疼痛评估需要采用特定的方法和工具，以确保评估结果的客观性和准确性。

面部表情评估法是儿童疼痛评估中常用的一种方法。通过观察患儿的面部表情变化，如眉头紧锁、嘴角下撇等，可以初步判断其疼痛程度。这种方法简单易行，适用于年龄较小或无法用言语准确表达疼痛的患儿。但需要注意的是，面部表情评估法受到患儿个体差异和情绪状态的影响，因此在使用时需要结合其他评估方法进行综合判断。

行为评估法则是通过观察患儿的行为表现来评估其疼痛程度。例如，患儿可能会因为疼痛而表现出哭闹、烦躁不安、拒绝活动等行为。这些行为变化可以作为评估疼痛的参考依据。但同样地，行为评估法也受到多种因素的影响，如患儿的性格、情绪状态以及环境因素等，因此在使用时需要谨慎分析。

生理指标评估法是通过监测患儿的生理指标变化来评估其疼痛程度。例如，心率、呼吸频率、血压等生理指标在疼痛刺激下可能会发生变化。这种方法相对客观，但需要专业的监测设备和操作技能，且受到患儿个体差异和疾病状态的影响。

在进行儿童疼痛评估时，护士需要根据患儿的年龄和认知能力选择合适的方法和工具。对于年龄较小或认知能力有限的患儿，可以采用多种评估方法相结合的方式进行综合判断；对于年龄较大或认知能力较强的患儿，则可以通过询问、观察其行为表现等方式进行更为详细的评估。同时，护士还需要密切关注患儿的疼痛变化和反应，及时采取措施缓解疼痛，以提高患儿的生活质量和治疗效果。

（二）镇痛技术

镇痛技术是医疗护理中用于减轻或消除患儿疼痛的一系列方法和手段。根据患儿的病情和需要，镇痛技术可以分为药物治疗、物理治疗和心理治疗等多种类型。

药物治疗是镇痛技术中最为常用的一种方法。通过给予患儿适当的镇痛药物，可以有效地减轻或消除疼痛。但需要注意的是，药物治疗需要遵循规范用药原则，确保用药的安全性和有效性。同时，不同患儿对药物的反应可能存在差异，因此在使用时需要密切观察患儿的反应和镇痛效果，及时调整用药方案。

物理治疗则是通过物理手段来减轻患儿的疼痛。例如，冷敷、热敷、按摩等物理治疗方法可以促进局部血液循环、缓解肌肉紧张等，从而减轻疼痛。这些方法相对安全、无副作用，但需要在专业人员的指导下进行操作，以确保治疗的有效性和安全性。

心理治疗在镇痛技术中也占有重要地位。通过给予患儿心理支持、情绪安抚等心理治疗措施，可以帮助患儿缓解紧张、焦虑等不良情绪，从而减轻疼痛感受。心理治疗需要针对患儿的具体情况制定个性化的治疗方案，并在专业人员的指导下进行实施。

在进行镇痛治疗时，护士需要根据患儿的病情和需要选择合适的方法和药物。同时，要密切观察患儿的反应和镇痛效果，及时调整治疗方案和处理可能出现的并发症。此外，护士还需要与医生、家长等保持密切沟通，共同为患儿提供全面、有效的镇痛治疗。

（三）注意事项

在进行儿童疼痛评估与镇痛操作前，护士需要对患儿进行充分的评估和准备。这包括了解患儿的病情、疼痛情况、用药史以及过敏史等，以便为后续的评估和治疗提供准确的依据。同时，护士还需要准备所需的器械、药品等，确保操作的顺利进行。

在操作过程中，护士要保持手法轻柔、准确，尽量减少患儿的痛苦和不适。对于年龄较小或无法配合的患儿，可以采取适当的固定措施以确保操作的顺利进行。同时，护士还需要密切关注患儿的反应和变化，及时调整操作方法和处理可能出现的并发症。

对于特殊情况的患儿，如危重病人、新生儿等，需要更加谨慎和细致地进行操作。这些患儿可能存在特殊的生理和病理特点，因此需要制定个性化的评估和治疗方案。在必要时，可以请专业医生协助完成操作，以确保患儿的安全和治疗效果。

四、伤口护理与换药技术

（一）伤口护理技术

伤口护理是医疗护理中的重要环节，它对于促进伤口愈合、预防感染以及提高患者的生活质量具有重要意义。在进行伤口护理时，护士需要遵循一系列操作规范和原则，以确保伤口的清洁、干燥和无菌状态。

首先，护士需要保持手部的清洁和消毒。在接触患儿伤口前后，必须严格进行手部清洁和消毒操作，以避免交叉感染的发生。同时，还需要选择合适的敷料和清洁方法。根据伤口的类型、大小和位置等因素，选择合适的敷料和清洁方法对于促进伤口愈合至关重要。例如，对于渗出较多的伤口，可以选择吸收性强的敷料；对于感染风险较高的伤口，则需要选择具有抗菌作用的敷料。

在清洁伤口时，护士需要采用无菌技术进行操作。这包括使用无菌棉签、纱布等器械进行伤口周围的清洁和消毒工作。同时，还需要密切观察伤口的变化和反应。如果发现伤口出现红肿、疼痛加重等异常情况时，应及时报告医生并采取相应的处理措施。

除了清洁和更换敷料外，伤口护理还包括观察伤口情况、记录伤口变化以及提供必要的健康教育和心理支持等工作。通过观察伤口情况，可以及时了解伤口愈合的进程和可能存在的问题；通过记录伤口变化，可以为医生提供准确的诊断和治疗依据；通过提供健康教育和心理支持，可以帮助患儿和家长更好地应对伤口带来的不适和焦虑情绪。

（二）换药技术

换药是伤口护理中的重要环节之一，它涉及到敷料的更换、伤口的观察以及处理可能出现的并发症等工作。在进行换药时，护士需要遵循一系列操作规范和原则，以确保换药的顺利进行和患儿的安全。

首先，护士需要根据患儿的伤口情况和需要选择合适的敷料和更换频率。这包括了解伤口的类型、大小、位置以及渗出情况等因素，以便为患儿选择最合适的敷料和更换方案。同时，还需要根据医生的建议和患儿的实际情况确定换药的频率和时间安排。

在更换敷料时，护士需要采用无菌技术进行操作。这包括使用无菌棉签、纱布等器械进行伤口周围的清洁和消毒工作，以及使用无菌镊子或手套等器械进行敷料的更换。在操作过程中，要保持手法轻柔、准确，避免对患儿造成不必要的损伤和痛苦。同时，还需要密切观察患儿的反应和换药效果，及时调整治疗方案和处理可能出现的并发症。

除了更换敷料外，换药还包括观察伤口情况、记录换药过程以及提供必要的健康教育和心理支持等工作。通过观察伤口情况，可以及时了解伤口愈合的进程和可能存在的问题；通过记录换药过程，可以为医生提供准确的诊断和治疗依据；通过提供健康教育和心理支持，可以帮助患儿和家长更好地应对换药带来的不适和焦虑情绪。

（三）注意事项

在进行伤口护理与换药操作前，护士需要对患儿进行充分的评估和准备。这包括了解患儿的伤口情况、用药情况以及过敏史等，以便为后续的护理和换药提供准确的依据。同时，还需要准备所需的器械、药品以及敷料等物品，确保操作的顺利进行。

在操作过程中，要保持环境清洁、安静和舒适。避免在嘈杂或污染的环境中进行操作，以减少交叉感染的风险和患儿的不适感。同时，还需要保持与患儿的沟通与交流，了解其需求和感受，并给予适当的安慰和鼓励。

对于特殊情况的患儿，如危重病人、新生儿等，在进行伤口护理与换药时需要更加谨慎和细致。这些患儿可能存在特殊的生理和病理特点，因此需要制定个性化的护理和换药方案。在必要时，可以请专业医生协助完成操作以确保患儿的安全和治疗效果。同时还需要密切关注患儿的反应和变化，及时处理可能出现的并发症和风险。

五、儿童营养支持与喂养技术

（一）儿童营养支持

儿童营养支持是儿科护理中的一项关键内容，它关系到患儿的正常生长发育以及疾病的康复过程。儿童，特别是婴幼儿，正处于生长迅速的关键时期，对各种营养素的需求相对较高。疾病状态下，儿童可能出现食欲减退、消化吸收障碍或代谢异常等问题，从而加剧营养缺乏的风险。因此，合理有效的营养支持对于儿童来说至关重要。

1.肠内营养与肠外营养

肠内营养（Enteral Nutrition, EN）是指通过胃肠道给予患儿营养物质，通常适用于胃肠道功能基本正常或部分受损的情况。这种方式更接近生理状态，有助于维护肠道功能和结构完整性。常见的肠内营养途径包括口服、鼻胃管、鼻肠管等。在进行肠内营养时，护士需要仔细评估患儿的胃肠道功能，选择合适的营养液和输注方式，并定期监测患儿的营养状况和耐受性。

肠外营养（Parenteral Nutrition, PN）则是指通过静脉途径给予患儿营养物质，适用于胃肠道功能严重受损或不能耐受肠内营养的情况。肠外营养可以提供全面均衡的营养素，但长期使用可能增加感染、代谢紊乱等并发症的风险。因此，在进行肠外营养时，护士需要严格遵守无菌操作原则，选择合适的营养配方和输注速度，并密切监测患儿的生命体征和生化指标。

2.个性化营养计划

儿童营养支持的关键在于制定个性化的营养计划。由于不同年龄、体重和病情的患儿对营养素的需求存在较大差异，因此护士需要充分评估患儿的营养状况、饮食习惯以及疾病对营养的影响，从而制定出既符合患儿生长发育需要又能促进其疾病康复的个性化营养计划。

在执行营养计划过程中，护士还需密切关注患儿的营养摄入情况、生长发育状况以及生化指标变化等，及时调整营养方案以满足患儿的实际需求。例如，对于生长发育迟缓的患儿，可以适当增加蛋白质和能量的摄入量；对于消化功能受损的患儿，可以选择易于消化吸收的食物和营养素补充剂。

3.并发症的预防与处理

儿童营养支持过程中可能出现多种并发症，如喂养不耐受、过敏反应、代谢紊乱等。为预防和处理这些并发症，护士需要密切观察患儿的临床表现和相关检查结果，及时发现并处理问题。

例如，当患儿出现喂养不耐受时，护士可以通过调整喂养量、改变喂养方式或添加消化酶等措施来缓解症状；当患儿出现过敏反应时，应立即停止给予可疑过敏原并采取相应的抗过敏治疗措施；当患儿出现代谢紊乱时，如高血糖、低钙血症等，需及时调整营养液配方和输注速度以纠正异常情况。

（二）喂养技术

喂养技术是实现儿童营养支持的重要手段之一。对于不能自主进食或进食不足的患儿来说，喂养技术的运用尤为重要。喂养技术的选择和实施需根据患儿的年龄、病情以及胃肠道功能状况来决定。

1.喂养方式的选择

对于能够自主进食的患儿来说，鼓励其自主进食是最佳选择。护士可以为患儿提供合适的食物和餐具，并指导其正确的进食姿势和技巧。然而，对于不能自主进食或进食不足的患儿来说，则需要借助喂养工具进行喂养。常见的喂养工具包括奶瓶、勺子、喂食管等。护士需根据患儿的实际情况选择合适的喂养工具并确保其清洁卫生。

对于危重病人或吞咽功能受损的患儿来说，可能需要采用更高级的喂养技术，如鼻胃管喂养、胃造瘘等。这些技术需要在专业医生的指导下进行，并严格遵循无菌操作原则以确保患儿的安全。

2.喂养量与频率的控制

喂养量与频率的控制是实现儿童营养支持的又一关键环节。过少或过量的喂养都可能导致患儿营养摄入不足或过量，进而影响其生长发育和疾病康复。因此，护士需要根据患儿的体重、年龄和病情计算出合适的喂养量和频率，并在实际喂养过程中进行灵活调整。例如，对于生长发育迟缓的患儿，可以适当增加喂养量和频率；对于消化功能受损的患儿，则需要适当减少喂养量和频率并给予易消化的食物。

3.吞咽与消化功能的观察与处理

吞咽与消化功能是判断患儿是否适合某种喂养方式以及确定合适喂养量和频率的重要依据。护士在喂养过程中需要密切观察患儿的吞咽和消化情况，及时发现并处理可能出现的喂养困难和风险。例如，当患儿出现吞咽困难时，可以采取改变食物质地、调整进食姿势或给予吞咽训练等措施来改善症状；当患儿出现消化不良时，可以通过调整饮食结构、给予助消化药物或采取少量多餐的喂养方式等措施来缓解不适。

（三）注意事项

儿童营养支持与喂养操作的注意事项不容忽视，因为它们直接关系到患儿的安全和健康。以下是几点关键注意事项：

1.充分评估和准备

在进行儿童营养支持与喂养操作前，护士需要对患儿进行全面的评估，包括了解患儿的年龄、体重、饮食习惯、过敏史等信息，以便为其制定个性化的营养支持和喂养计划。同时，还需准备所需的食品、器具等物品，并确保其清洁卫生和适合患儿的使用。

2.轻柔准确的操作手法

在进行儿童营养支持与喂养操作时，护士需要保持轻柔准确的手法，以避免对患儿造成不必要的伤害或不适。特别是对于新生儿或危重病人等特殊群体来说，更需要注重操作手法的细腻和精准性。此外，护士还需熟练掌握各种喂养工具的使用方法并严格遵循相关操作规程。

3.特殊情况的谨慎处理

对于特殊情况下的患儿来说，如危重病人、新生儿以及存在吞咽或消化功能异常的患儿来说，护士需要更加谨慎和细致地进行操作。在这些情况下，可能需要采取特殊的喂养方式或给予额外的营养支持以满足患儿的需求。同时，护士还需密切观察患儿的临床表现和生化指标变化等情况，并随时与医生沟通以便及时调整治疗方案和护理措施。在必要时，应请专业医生协助完成相关操作以确保患儿的安全和健康。

4.与家长的沟通合作

儿童营养支持与喂养操作的实施离不开与家长的紧密合作。护士需要与家长充分沟通并共同确定适合患儿的营养支持和喂养计划。同时，还需向家长传授相关知识和技能以便他们在日常生活中能够更好地照顾患儿的饮食起居和健康状况。通过与家长的紧密合作和共同努力，可以促进患儿的康复和成长过程。

第三节　儿科护理技术在临床实践中的应用案例

一、新生儿护理技术的应用案例

（一）新生儿黄疸的光疗护理技术

新生儿黄疸作为新生儿期的常见病症，对患儿的健康产生重要影响。而光疗作为一种有效的治疗手段，被广泛应用于新生儿黄疸的治疗中。在光疗过程中，护理工作的质量直接关系到治疗的安全性和有效性。因此，新生儿科护士需具备专业的光疗护理技术，以确保患儿能够顺利接受治疗并早日康复。

在光疗过程中，护士首先需对患儿的眼睛和会阴部进行保护，防止光线对这些敏感部位造成伤害。同时，要密切监测患儿的体温变化，确保其处于适宜的温度范围内。此外，为了避免患儿长时间处于同一姿势而导致不适或并发症，护士还需定时为患儿翻身，调整其体位。这些细致的护理工作都是光疗过程中不可或缺的重要环节。

某医院新生儿科为了提高光疗的治疗效果和患儿家长的满意度，采用了光疗联合精细化护理的模式。通过加强对患儿的观察和护理，及时发现并处理潜在的问题和并发症，有效降低了新生儿黄疸指数，缩短了治疗时间。同时，通过与家长的良好沟通和健康教育，提高了家长对疾病的认知度和护理能力，进一步促进了患儿的康复进程。这种光疗联合精细化护理的模式不仅提高了治疗效果，还为患儿提供了更加全面、优质的护理服务。

（二）新生儿静脉留置针穿刺技术

新生儿的静脉细且脆弱，穿刺难度大，这给临床护理工作带来了很大的挑战。而静脉留置针穿刺技术作为一种新型的静脉穿刺方法，具有操作简单、穿刺成功率高、留置时间长等优点，被广泛应用于新生儿临床护理中。通过采用静脉留置针穿刺技术，不仅可以减轻患儿的痛苦，还可以提高护士的工作效率和质量。

在穿刺过程中，护士需熟练掌握穿刺方法和技巧，合理选择穿刺部位和血管。同时，要注重消毒和无菌操作，避免引起感染和其他并发症。为了提高护士的静脉留置针穿刺技能水平，某医院新生儿科组织了系统的培训和实践活动。通过理论讲解、示范演示和实际操作相结合的方式，使护士们掌握了正确的穿刺方法和技巧。同时，还加强了对穿刺失败案例的分析和总结，找出了失败的原因和改进措施。经过培训和实践的锻炼，护士们的静脉留置针穿刺技能水平得到了显著提高，有效减少了穿刺失败率和并发症发生率。这不仅提高了患儿的治疗效果和生活质量，也赢得了患儿家长的信任和满意。

（三）新生儿窒息复苏技术

新生儿窒息是围产期严重并发症之一，也是导致新生儿伤残和死亡的重要原因之一。因此，及时有效的复苏是挽救患儿生命的关键。而护士在复苏过程中发挥着至关重要的作用。他们需要熟练掌握复苏技术，并能够迅速准确地判断患儿的病情并采取相应的处理措施。

某医院产科与新生儿科紧密合作，共同致力于提高新生儿窒息复苏技能水平。他们定期组织护士参加专业培训和模拟演练活动，使护士们熟练掌握了初步复苏、正压通气、胸外按压等关键步骤。同时，他们还加强了对复苏设备和药品的管理和维护工作，确保在紧急情况下能够迅速投入使用。通过这种紧密的合作和持续的培训措施，该医院成功抢救了多名窒息新生儿，为他们的生命安全提供了有力保障。

二、儿童急危重症抢救中的护理配合

（一）小儿高热惊厥的急救与护理

小儿高热惊厥是儿科常见的急症之一，表现为突然发生的全身或局部肌群强直性或阵挛性抽搐。这一症状往往让家长惊慌失措，对患儿的生命健康构成严重威胁。因此，及时有效的急救与护理至关重要。

在急救过程中，护士需迅速建立静脉通道，确保药物能够及时、准确地输入到患儿体内。同时，给予止惊药物以控制惊厥症状，减轻患儿的痛苦。此外，吸氧也是必不可少的处理措施之一，有助于改善患儿的缺氧状态。在整个急救过程中，护士还需密切观察患儿的病情变化，及时发现并处理异常情况。

除了急救措施外，安全防护和心理护理也是小儿高热惊厥护理工作中的重要环节。由于患儿在惊厥时可能会咬伤舌头或唇部等部位，因此需采取必要的安全防护措施以防止意外伤害的发生。同时，患儿和家长往往会因为惊厥症状而产生恐惧、焦虑等不良情绪反应。因此，护士还需给予他们及时的心理疏导和安慰支持，帮助他们度过这一艰难时刻。

某医院儿科曾经成功救治了一例高热惊厥患儿。通过迅速有效的急救措施以及精心细致的护理措施，该患儿的病情得到了迅速控制并逐渐康复出院。这一成功案例充分展示了急救与护理工作在小儿高热惊厥治疗中的重要性。

（二）小儿心力衰竭的抢救与护理

小儿心力衰竭是一种严重的心脏泵血功能减退导致组织器官灌注不足的临床综合征。这种病症发病迅速、病情危重，对患儿的生命安全构成极大威胁。因此，在抢救过程中需要争分夺秒、全力以赴。

在抢救过程中，护士需紧密配合医生进行强心、利尿、扩血管等药物治疗以迅速改善患儿的心功能状态。同时，还需密切监测患儿的生命体征变化如心率、呼吸、血压等指标以便及时调整治疗方案。在整个抢救过程中保持患儿呼吸道通畅防止窒息和吸入性肺炎等并发症的发生也是至关重要的。

除了抢救措施外患儿的心理护理和家长的健康教育工作也不容忽视。由于心力衰竭病情危重加之医院环境陌生和紧张的氛围等因素都可能导致患儿出现恐惧、焦虑等不良情绪反应。因此护士还需给予他们及时的安抚和支持帮助他们树立战胜疾病的信心。同时向家长详细解释疾病的病因、治疗过程及预后情况等相关知识以提高他们对疾病的认知度和配合度共同为患儿的康复努力。

某医院心内科曾经成功救治了一例小儿心力衰竭患者。通过精心的抢救措施和全面细致的护理工作该患儿的心功能逐渐恢复并顺利出院。这一成功案例不仅展示了医护人员高超的专业技能和团队协作精神也为其他类似病例的救治提供了宝贵的经验借鉴。

（三）儿童意外伤害的急救处理与护理

儿童意外伤害是儿童期常见的健康问题之一，这些意外伤害往往突如其来，让人措手不及。因此，对于这类事件的急救处理和护理工作显得尤为重要。只有迅速、准确地采取措施，才能最大限度地减少伤害、挽救生命。

在急救处理过程中，护士的首要任务是迅速评估患儿的伤情。这需要护士具备丰富的专业知识和敏锐的观察力。通过观察患儿的神志、呼吸、脉搏等指标，以及检查伤口、出血等情况，护士可以初步判断患儿的伤势严重程度，并立即采取相应的急救措施。如对于心肺复苏的操作，护士必须熟练掌握其步骤和要点，确保在关键时刻能够迅速、准确地实施。而对于止血包扎等基本技能，更是要求护士在日常工作中不断练习、提高熟练度。

除了急救措施外，心理护理在意外伤害患儿的救治过程中也占据着重要地位。面对突如其来的伤害和疼痛，患儿往往会感到恐惧、无助甚至惊慌失措。这时，护士需要用温柔的话语、轻柔的动作来安抚他们，给予他们安全感和信任感。同时，还需要向家长详细解释伤情和处理方案，消除他们的焦虑和担忧，共同为患儿的康复创造有利的环境。

此外，健康教育也是意外伤害患儿护理工作中不可或缺的一部分。通过向家长和患儿普及安全知识、讲解预防措施等方法，可以提高他们的安全意识和自我保护能力，减少类似事件的发生。这对于降低儿童意外伤害的发生率、保障儿童健康成长具有重要意义。

某医院急诊科在多次儿童意外伤害救治中积累了丰富的经验。他们不仅拥有专业的急救团队和先进的急救设备，还注重急救知识的普及和培训工作。这使得他们在面对各类意外伤害时能够迅速做出反应、有效处理问题。同时，他们还注重与家长和患儿的沟通交流工作，让每一位患儿都能在这里得到最好的救治和关怀。这些成功的救治案例不仅展示了医院急诊科的专业水平和工作效率也为其他医院提供了宝贵的借鉴经验。

三、儿科慢性病管理中的护理技术应用

（一）小儿糖尿病的胰岛素注射技术与血糖监测的深入实践

小儿糖尿病，作为儿童期常见的慢性代谢性疾病，对患儿的长期健康和生活质量构成了严重威胁。胰岛素注射作为治疗小儿糖尿病的基石，其准确性和有效性直接关系到患儿的血糖控制效果。因此，护士在胰岛素注射技术上的专业素养和操作水平显得尤为重要。

在进行胰岛素注射时，护士首先需掌握正确的注射方法和技巧。这包括选择合适的注射部位、调整胰岛素剂量、确保注射深度适中以及注射后正确按压等。同时，护士还需根据患儿的个体差异和病情变化，灵活调整注射方案，以确保药物能准确、高效地进入患儿体内。

除了胰岛素注射外，血糖监测同样是小儿糖尿病管理中的重要环节。通过定期监测患儿的血糖水平，护士可以及时了解患儿的血糖控制情况，为医生调整治疗方案提供有力依据。因此，护士需熟练掌握血糖监测技术，并确保监测结果的准确性和可靠性。

在某医院内分泌科的实践中，他们采用了胰岛素泵联合精细化护理的管理模式。通过胰岛素泵的持续输注，实现了对患儿血糖的平稳控制；而精细化护理则注重从患儿的饮食、运动、心理等多方面进行全方位照护。这种综合管理模式不仅有效提高了患儿的血糖控制效果，还显著提升了家长对治疗的满意度和信任度。

（二）儿童哮喘的长期管理与雾化吸入技术的结合应用

儿童哮喘是另一种常见的慢性呼吸道疾病，其反复发作的特点给患儿及其家庭带来了沉重的负担。雾化吸入作为治疗儿童哮喘的有效手段之一，其在长期管理中的应用价值日益凸显。

在雾化吸入过程中，护士的指导作用至关重要。他们需向患儿和家长详细解释雾化吸入的原理、方法和注意事项，确保患儿能正确掌握吸入技巧。同时，护士还需密切观察患儿在吸入过程中的反应和效果，及时调整吸入参数和药物剂量，以达到最佳治疗效果。

除了直接的医疗照护外，护士在健康教育方面也发挥着重要作用。他们需向患儿和家长传授哮喘的相关知识，如诱发因素、预防措施等，帮助他们建立正确的健康观念和生活方式。通过定期随访和健康教育，护士可以及时了解患儿的病情变化和治疗效果，为医生调整治疗方案提供有力支持。

某医院呼吸科在实践中采用了雾化吸入联合健康教育的管理模式。通过定期的雾化吸入治疗，有效控制了患儿的哮喘症状；而健康教育则提高了患儿和家长对疾病的认识和自我管理能力。这种综合管理模式不仅减少了哮喘的发作次数，还显著提升了患儿的生活质量和对治疗的依从性。

（三）儿童肾病综合征的饮食调整与护理的综合策略

儿童肾病综合征是一组复杂的临床综合征，其饮食调整和护理对于患儿的康复至关重要。在饮食调整方面，护士需根据患儿的病情和营养需求制定合理的饮食计划。这包括控制蛋白质、盐分和水分的摄入量，以及增加维生素和矿物质的摄入等。通过个性化的饮食调整，可以满足患儿的营养需求，同时减轻肾脏的负担。

除了饮食调整外，护士还需做好患儿的皮肤护理和预防感染工作。由于肾病综合征患儿常伴有水肿和低蛋白血症等问题，他们的皮肤容易受到损伤和感染。因此，护士需定期为患儿进行皮肤清洁和消毒处理，保持皮肤的干燥和清洁状态。同时，还需加强病房的通风和消毒工作，减少感染源的传播机会。

某医院肾内科在实践中采用了个体化饮食调整联合综合护理措施的管理模式。通过为每位患儿制定个性化的饮食计划和护理方案，有效改善了他们的营养状况和生活质量。同时，综合护理措施还包括心理支持、康复训练等多个方面，为患儿的全面康复提供了有力保障。

第七章 危重患儿抢救治疗的组织管理

第一节 危重患儿抢救治疗的团队协作模式

一、抢救团队的组成与角色分配

（一）抢救团队的核心成员

危重患儿的抢救治疗是一项复杂而艰巨的任务，需要多学科、多专业的医护人员紧密合作，共同应对。在这个过程中，抢救团队的核心成员发挥着至关重要的作用。他们通常包括儿科医生、护士、呼吸治疗师、药剂师等，每个成员都拥有各自的专业知识和技能，共同为患儿的抢救治疗贡献力量。

儿科医生是抢救团队中的领导者，他们负责全面评估患儿的病情，制定抢救方案，并指导团队成员进行具体操作。在抢救过程中，儿科医生需要凭借丰富的临床经验和专业知识，迅速做出决策，采取有效的治疗措施，以最大限度地挽救患儿的生命。

护士是抢救团队中不可或缺的一员，他们负责具体的护理操作和患儿的生命体征监测。在抢救过程中，护士需要熟练掌握各种抢救技能和设备操作，如心肺复苏、除颤、吸痰等，同时密切观察患儿的病情变化，及时汇报给医生，为医生制定和调整抢救方案提供重要依据。

呼吸治疗师在危重患儿的抢救过程中扮演着重要角色。他们专注于患儿的呼吸支持，负责呼吸道管理和机械通气等操作。呼吸治疗师需要熟练掌握各种呼吸治疗技术和设备使用，确保患儿的呼吸功能得到有效维持，为患儿的康复创造有利条件。

药剂师是抢救团队中的药品专家，他们负责提供药品信息和用药建议，确保抢救过程中用药的安全性和有效性。药剂师需要了解各种药品的药理作用、适应症、用法用量以及不良反应等，为医生制定合理用药方案提供有力支持。同时，他们还需要密切关注药品市场动态和最新研究成果，及时更新药品信息库，为抢救团队提供最新的用药依据。

（二）角色分配与职责明确

在危重患儿的抢救过程中，每个团队成员都扮演着特定的角色，承担着明确的职责。这种角色分配和职责明确是确保抢救工作有序进行的关键。

医生作为团队的领导者，需要对整个抢救过程进行全面把控。他们不仅要负责评估患儿病情、制定抢救方案，还要指导团队成员进行具体操作，确保各项治疗措施得到有效实施。同时，医生还需要与患儿家属进行充分沟通，解释病情和治疗方案，征求家属的意见和建议，共同为患儿的康复努力。

护士在抢救过程中发挥着执行者和观察者的双重角色。他们需要熟练掌握各种护理技能和设备操作，如静脉穿刺、采血、吸痰等，确保患儿得到及时有效的护理。同时，护士还需要密切观察患儿的病情变化，如意识状态、呼吸频率、心率血压等指标的变化情况，及时汇报给医生，为调整治疗方案提供依据。

呼吸治疗师则专注于患儿的呼吸支持工作。他们需要熟练掌握各种呼吸治疗技术和设备使用，如氧气吸入、雾化吸入、机械通气等，确保患儿的呼吸功能得到有效维持。同时，呼吸治疗师还需要根据患儿的病情变化和医生的指示，及时调整呼吸治疗方案，为患儿的康复创造有利条件。

药剂师则负责提供全面的药品信息和用药建议。他们需要了解各种药品的药理作用、适应症、用法用量以及不良反应等详细信息，为医生制定合理用药方案提供有力支持。同时，药剂师还需要对药品进行严格的质量把控和安全管理，确保患儿用药的安全性和有效性。

（三）团队协作的重要性

在危重患儿的抢救过程中，团队协作至关重要。每个团队成员都需要充分发挥自己的专业优势和技术特长，紧密配合，共同应对抢救过程中的各种挑战和困难。通过团队协作的方式，可以更有效地评估患儿病情、制定更合理的抢救方案、提高抢救成功率并降低并发症发生率。

团队协作可以确保信息的及时传递和共享。在抢救过程中，每个团队成员都需要了解患儿的病情变化和抢救进展情况。通过团队协作的方式，可以建立有效的信息沟通渠道和共享机制，确保团队成员之间能够及时传递和共享重要信息，为制定和调整抢救方案提供有力支持。

团队协作可以提高工作效率和质量。在危重患儿的抢救过程中，时间就是生命。通过团队协作的方式，可以合理分工、明确职责、优化流程，提高工作效率和质量。同时，团队成员之间还可以相互学习、相互借鉴、相互支持，共同提高专业技能和综合素质，为患儿的抢救治疗提供更好的保障。

二、团队协作的沟通与决策机制

（一）建立有效的沟通渠道

在危重患儿的抢救过程中，建立有效的沟通渠道是确保团队协作顺畅进行的关键。团队成员之间需要保持实时沟通，及时分享患儿病情信息、抢救进展情况以及遇到的问题。为了实现这一目标，可以采取多种措施来建立有效的沟通渠道。

首先，可以设立专门的抢救沟通群或平台，如微信群、钉钉群等，方便团队成员之间随时进行交流和讨论。通过这些平台，团队成员可以及时发布患儿的病情信息、抢救进展情况以及需要协助的事项，确保信息能够快速传递和共享。

其次，可以建立定期的抢救团队会议制度，如晨会、交接班会议等，为团队成员提供一个面对面的交流平台。在这些会议上，团队成员可以汇报工作进展、分享经验教训、讨论疑难问题，共同为患儿的抢救治疗出谋划策。

此外，还可以采用一些现代化的沟通工具和技术手段来辅助团队协作，如实时语音通话、视频会议系统、在线协作平台等。这些工具和技术手段可以打破时间和空间的限制，让团队成员无论身处何地都能够保持紧密的联系和协作。

（二）制定快速决策流程

在危重患儿的抢救过程中，时间就是生命。因此，抢救团队需要制定快速决策流程，确保在关键时刻能够迅速做出决策，采取有效措施挽救患儿生命。快速决策流程需要明确决策依据、决策人员和决策时间等要素，确保决策的及时性和准确性。

首先，要明确决策依据。在制定快速决策流程时，需要充分考虑患儿的病情特点、抢救原则和治疗目标等因素，结合临床经验和专业知识，制定出科学合理的决策依据。这些依据可以包括患儿的生命体征指标、病情严重程度评估结果、抢救设备的可用性等。

其次，要指定决策人员。在快速决策流程中，需要明确指定具有丰富临床经验和专业知识的医生或专家作为决策人员。他们负责根据决策依据对患儿的病情进行全面评估和分析，并在短时间内做出正确的决策。为了确保决策的准确性和可靠性，可以采取多人协商、专家会诊等方式来辅助决策过程。

最后，要限定决策时间。在危重患儿的抢救过程中，时间紧迫且瞬息万变。因此，在制定快速决策流程时，需要严格限定决策时间，确保团队成员能够在最短时间内做出决策并采取有效措施。同时，还需要根据实际情况对决策流程进行不断优化和调整，以适应不同病情和抢救场景的需求。

（三）应对冲突与分歧的策略

在团队协作过程中，难免会出现冲突和分歧。为了确保抢救工作的顺利进行，团队成员需要学会妥善处理这些冲突和分歧。可以采取主动沟通、寻求共识、请教专家等方式来化解冲突和分歧，确保团队协作的顺利进行。

首先，要采取主动沟通的方式来解决冲突和分歧。当团队成员之间出现意见不一致或矛盾冲突时，双方应该保持冷静和理智，主动进行沟通和交流。通过坦诚地表达自己的观点和想法，倾听对方的意见和建议，寻找共同点和解决方案来化解冲突和分歧。

其次，可以寻求共识来解决问题。在团队协作过程中，每个成员都有自己的专业知识和经验背景，可能会对同一问题产生不同的看法和解决方案。在这种情况下，可以采取开放讨论、集思广益的方式寻求共识，确保团队成员能够达成一致意见并采取统一行动。

最后，可以请教专家来解决问题。当团队成员之间出现无法解决的冲突和分歧时，可以请教相关领域的专家或权威人士来提供指导和建议。他们具有丰富的专业知识和实践经验，能够为团队成员提供科学合理的解决方案和决策依据。

（四）持续改进与团队反思

团队协作需要不断持续改进和反思。在每次抢救结束后，团队成员需要对抢救过程进行回顾和总结，分析成功经验和不足之处，提出改进措施和建议。通过持续改进和团队反思，可以不断提高团队协作的效率和水平，为危重患儿的抢救治疗提供更好的保障。

首先，要进行全面的回顾和总结。在抢救结束后，团队成员需要对整个抢救过程进行全面的回顾和总结，包括患儿的病情评估、抢救方案的制定和实施、团队成员的协作和沟通等方面。通过回顾和总结，可以发现抢救过程中存在的问题和不足之处，为后续的改进提供依据。

其次，要分析成功经验和不足之处。在回顾和总结的基础上，团队成员需要对抢救过程中的成功经验和不足之处进行深入的分析和讨论。成功经验可以加以总结和提炼，形成标准化的操作流程和规范；不足之处则需要深入分析原因和影响因素，提出针对性的改进措施和建议。

最后，要制定改进措施并实施跟踪评估。在分析成功经验和不足之处的基础上，团队成员需要制定具体的改进措施并明确实施责任人和时间节点。同时还需要建立跟踪评估机制对改进措施的实施效果进行定期评估和反馈确保改进措施能够得到有效落实并取得预期效果。通过持续改进和团队反思可以不断提高团队协作的效率和水平为危重患儿的抢救治疗提供更好的保障。

三、抢救过程中的团队协作技巧

在危重患儿的抢救过程中，团队协作是至关重要的。一个高效、默契的团队能够在关键时刻迅速作出反应，有效地挽救患儿的生命。以下是一些团队协作的技巧，对于提高抢救效率和成功率具有重要意义。

（一）保持冷静与专注

面对危重患儿的抢救，团队成员首先要保持冷静和专注。紧急情况和复杂病情往往会给团队成员带来巨大的心理压力，但冷静和专注是应对这些压力的关键。团队成员需要迅速调整心态，保持清晰的思维和敏捷的反应能力。同时，要专注于自己的工作任务，不受外界干扰和影响。在抢救过程中，每个成员都要明确自己的职责和角色，专注于完成自己的任务，确保抢救工作的顺利进行。

为了保持冷静和专注，团队成员可以进行深呼吸、积极自我暗示等心理调适方法。此外，团队领导或资深成员可以在关键时刻给予指导和支持，帮助团队成员保持冷静和自信。

（二）相互支持与信任

在抢救过程中，团队成员之间需要相互支持和信任。每个成员都可能面临巨大的压力和挑战，而相互支持和信任可以增强团队的凝聚力和自信心。团队成员要彼此关心、鼓励和支持，共同应对各种困难和挑战。同时，要相互信任，相信每个成员都能够胜任自己的任务。在抢救过程中，信任是至关重要的。团队成员要相信彼此的专业能力和判断力，敢于承担责任和风险。通过相互支持和信任，团队成员可以更加紧密地协作在一起，共同为抢救患儿的生命而努力。

为了建立相互支持和信任的团队氛围，团队成员可以在平时加强交流和沟通，增进彼此的了解和信任。同时，在抢救过程中要及时分享信息和经验，共同解决问题和应对挑战。

（三）明确分工与协作

在抢救过程中，团队成员需要明确分工和协作。每个成员都有自己的专业优势和特长，要充分发挥自己的优势为抢救工作贡献力量。同时要与其他成员紧密协作共同完成任务。通过明确分工和协作可以避免工作重复和浪费资源提高抢救工作的效率和质量。在分工方面，可以根据团队成员的专业背景和技能进行合理分配。例如医生负责制定抢救方案和实施治疗措施护士负责患儿的护理和生命体征监测其他专业人员则提供必要的支持和协助。在协作方面团队成员要密切配合相互衔接确保抢救工作的顺利进行。

为了明确分工和协作团队成员可以在抢救前进行简短的讨论和交流明确各自的任务和职责。在抢救过程中要保持及时有效的沟通确保信息的准确传递和问题的及时解决。

（四）灵活应变与创新思维

在危重患儿的抢救过程中情况往往瞬息万变。团队成员需要具备灵活应变和创新思维的能力。当遇到突发情况或新的问题时要能够迅速调整抢救方案采取创新性的措施解决问题。这需要团队成员具备丰富的临床经验和敏锐的观察力能够及时发现和处理问题。同时还需要不断学习和掌握新的知识和技能提高自己的专业素养和综合能力以便更好地应对各种复杂情况。

为了培养灵活应变和创新思维的能力团队成员可以在平时加强学习和实践积累丰富的临床经验和知识。在抢救过程中要保持开放的心态敢于尝试新的方法和措施。同时团队领导或资深成员可以给予指导和支持鼓励团队成员勇于创新和实践。

四、团队协作的培训与演练

为了提高团队协作的效率和水平，定期的培训和演练是必不可少的。以下是一些关于团队协作培训和演练的建议：

（一）定期培训与知识更新

医学领域的技术和知识在不断更新和发展，因此团队成员需要定期接受培训和知识更新。这些培训可以包括最新的抢救技术、设备操作、药物使用等方面的知识和技能。通过培训和学习，团队成员可以不断提高自己的专业素养和综合能力，为危重患儿的抢救治疗提供更好的保障。同时，也可以邀请专家或资深医生进行讲座或示范操作，分享他们的经验和技巧，帮助团队成员提升抢救能力和团队协作能力。

（二）模拟演练与实战训练

模拟演练是提高团队协作能力的有效手段之一。通过模拟真实的抢救场景，让团队成员在相对安全的环境中进行实践操作和协作训练。这可以帮助团队成员熟悉抢救流程和操作规范，提高应对紧急情况的能力。同时，模拟演练还可以暴露团队协作中存在的问题和不足，为后续的改进提供依据。除了模拟演练外，实战训练也是非常重要的。团队成员可以参与真实的抢救案例，与其他医疗机构或专业团队进行交流和切磋。通过实战训练，团队成员可以更加深入地了解抢救工作的实际需求和挑战，提高自己的应变能力和团队协作能力。

在模拟演练和实战训练中，要注重对团队成员的反馈和指导。及时指出操作中的不规范之处和协作中的不足，并给予正确的示范和建议。同时，也要鼓励团队成员积极参与讨论和交流，分享彼此的经验和看法，共同提高抢救水平和团队协作能力。

（三）团队建设与文化培育

除了专业技能的培训外，团队建设和文化培育也是提高团队协作能力的重要方面。团队成员需要共同树立正确的价值观和理念，增强团队凝聚力和向心力。可以通过定期的团队建设活动、座谈会等方式来加强团队成员之间的沟通和交流，增进彼此的了解和信任。同时，也要注重团队文化的培育和传播。营造良好的工作氛围和合作环境，让团队成员在工作中感受到归属感和成就感。通过团队建设和文化培育可以激发团队成员的积极性和创造力提高团队协作的效率和水平。

在团队建设和文化培育中，要注重对团队成员的激励和认可。及时发现和表彰在抢救工作中表现突出的成员，给予他们适当的奖励和晋升机会。同时，也要关注团队成员的个人发展和职业规划，为他们提供更多的学习和发展机会。通过激励和认可，可以增强团队成员的自信心和归属感，提高他们的工作积极性和团队协作能力。

（四）评估反馈与持续改进

团队协作需要不断评估反馈和持续改进。在每次抢救结束后团队成员要对抢救过程和团队协作情况进行评估反馈总结成功经验和不足之处。可以通过填写评估表格、进行小组讨论等方式来收集反馈意见。同时要根据评估结果制定改进措施和建议持续改进团队协作的流程和机制。例如可以针对团队协作中存在的问题和不足进行针对性的培训或演练提高团队协作的效率和水平。通过评估反馈和持续改进可以不断完善团队协作的流程和机制提高抢救工作的质量和效率为危重患儿的抢救治疗提供更好的保障。同时，也可以将评估结果和改进措施与团队成员进行分享和交流，共同促进团队协作能力的提升和抢救工作的改进。

第二节 危重患儿抢救治疗的流程优化与质量控制

一、抢救流程的标准化与规范化

（一）建立标准化抢救流程

为确保危重患儿的生命安全，提高抢救成功率，医院必须建立标准化的抢救流程。这一流程的制定并非凭空而来，而是基于丰富的临床经验、国际国内的医疗标准以及患儿的实际需求。通过明确抢救的各个环节、步骤和操作要求，我们能够确保每一位参与抢救的医护人员都能够在第一时间明确自己的职责,迅速而准确地投入到抢救工作中去。

标准化抢救流程不仅详细规定了从患儿入院到抢救结束的每一个环节,还明确了各个环节的时间要求和操作规范。例如,在患儿入院后,应立即进行初步评估和分类,根据病情严重程度合理安排抢救顺序。在抢救过程中,医护人员需按照既定的操作规范进行气道管理、心肺复苏、药物使用和设备操作等,确保每一个步骤都符合医学标准和伦理要求。

此外,标准化抢救流程的制定还有助于提高抢救工作的可预测性和可控性。通过对流程的反复演练和模拟,医护人员可以更加熟悉和掌握抢救过程中的关键点和难点,从而在实际操作中更加得心应手。同时,医院还可以根据流程的执行情况对抢救工作进行定期评估和总结,及时发现和纠正存在的问题,不断完善和优化抢救流程。

(二)规范化抢救操作

在危重患儿的抢救过程中,任何一个小小的失误都可能导致无法挽回的后果。因此,规范化抢救操作至关重要。医院必须制定详细的抢救操作规范,明确各项操作的具体步骤、要求和注意事项。这些规范应涵盖气道管理、心肺复苏、药物使用、设备操作等各个方面,确保医护人员在抢救过程中能够做到有章可循、有据可依。

为了确保这些规范得到有效执行,医院还应加强对医护人员的培训和考核。通过定期举办培训班、模拟演练和技能竞赛等活动,提高医护人员对抢救操作规范的掌握程度和应用能力。同时,医院还应建立严格的考核机制,对医护人员的抢救操作进行定期评估和反馈,确保他们在实际操作中能够严格按照规范执行。

(三)统一抢救设备与药品配置

在危重患儿的抢救过程中,设备和药品是不可或缺的重要资源。然而,如果设备和药品的配置不统一、管理不规范,很容易导致在关键时刻出现短缺或故障,从而影响抢救效果。因此,医院必须统一配置抢救设备和药品,确保这些资源在数量、性能和质量上都能够满足抢救工作的需要。

具体来说,医院应根据危重患儿的常见病种和抢救需求,合理配置各种抢救设备和药品。这些设备和药品应符合国家标准和行业规范,具有良好的性能和稳定性。同时,医院还应建立严格的设备和药品管理制度,明确采购、验收、存储、使用和维护等各个环节的要求和责任。通过定期检查、维护和更新等措施,确保这些设备和药品在关键时刻能够迅速投入使用并保持最佳状态。

(四)强化抢救团队协作与沟通

危重患儿的抢救工作往往涉及多个学科和部门,需要多个团队之间的紧密协作和有效沟通。然而，在实际操作中，由于团队之间职责不清、沟通不畅等原因，很容易导致抢救工作的延误或失误。因此，医院必须强化抢救团队协作与沟通的能力建设。

首先，医院应建立跨学科、跨部门的抢救协作机制。通过明确各个团队和部门的职责和协作方式，构建起一个高效、有序的抢救工作体系。在这个体系中，各个团队和部门应相互支持、密切配合，共同为患儿的抢救工作贡献力量。

其次，医院还应加强团队成员之间的沟通与信息交流。通过建立有效的沟通渠道和信息平台，确保各个团队和部门之间能够及时传递患儿病情、抢救进展和所需资源等信息。同时，医院还应鼓励团队成员之间的积极互动和协作精神的培养，共同为患儿的抢救工作创造更加良好的氛围和条件。

二、抢救流程的优化策略与方法

（一）优化抢救流程布局

针对危重患儿抢救工作的特点，医院应对现有的抢救流程布局进行优化。通过合理设置抢救室、手术室、ICU 等关键区域的位置和布局，缩短转运距离和时间，提高抢救效率。例如，可以将抢救室设置在急诊科附近或病房楼层中间位置，方便医护人员迅速将患儿转运至抢救室进行紧急处理。同时，还可以优化各种设备和药品的摆放位置，使其更加符合人体工学和使用习惯，方便医护人员迅速取用。

此外，在优化布局的过程中，医院还应充分考虑患儿的安全和舒适度。例如，在抢救室内设置专门的儿童抢救床、呼吸机等设备，确保患儿在抢救过程中能够得到更加专业、舒适的护理和治疗。同时，医院还应关注患儿家属的需求和感受，为他们提供必要的陪伴和支持空间。

（二）引入先进抢救技术

随着医学科技的不断发展，越来越多的先进抢救技术被应用于临床。这些技术不仅可以提高抢救成功率和患儿预后，还可以减轻医护人员的工作负担和压力。因此，医院应积极引入这些先进技术，如床旁超声、血液净化等，并将其融入到现有的抢救流程中去。

为了确保这些先进技术能够得到有效应用和推广，医院还应加强对医护人员的培训和考核。通过举办培训班、邀请专家授课、组织技能竞赛等方式，提高医护人员对先进技术的掌握程度和应用能力。同时，医院还应建立相应的激励机制和考核机制，鼓励医护人员积极学习和应用新技术，为危重患儿的抢救工作贡献更多的智慧和力量。

（三）建立快速响应机制

危重患儿的抢救工作往往分秒必争，因此建立快速响应机制至关重要。医院应建立24小时值班制度，确保随时有专业医护人员待命，能够在第一时间对危重患儿进行抢救。同时，还应建立紧急情况下的快速反应流程，如启动应急预案、开通绿色通道等，以最大限度地缩短抢救时间。这些快速反应流程应明确各个环节的职责和要求，确保在紧急情况下能够迅速启动并有效执行。

此外，医院还应加强与相关科室和部门的协作与沟通。通过建立紧急联系机制和定期召开联席会议等方式，确保在危重患儿抢救工作中能够及时获取其他科室和部门的支持和帮助。同时，医院还应加强与外部救援机构的合作与联系，以便在必要时能够迅速获得外部资源和支持。

（四）持续改进抢救流程

危重患儿的抢救工作是一个持续不断的过程，医院应定期对抢救流程进行回顾和总结，发现问题并及时改进。具体来说，可以通过收集和分析不良事件、开展质量改进项目等方式对现有的抢救流程进行全面评估和分析。针对评估结果中存在的问题和不足之处，制定相应的改进措施和优化方案。这些改进措施和优化方案应明确具体的目标、措施和时间表，并指定专人负责实施和跟进。

同时，医院还应建立抢救流程的持续优化机制。通过定期召开抢救流程优化会议、邀请专家进行指导和培训等方式，不断推动抢救流程的改进和创新。在这个过程中，医院应鼓励医护人员积极参与并提出宝贵的意见和建议，共同为危重患儿的抢救工作贡献智慧和力量。

三、抢救过程中的质量控制与评估

（一）制定质量控制标准

为确保危重患儿抢救工作的质量，医院必须首先制定一套详细且实用的质量控制标准。这些标准不仅应涵盖抢救流程的各个环节，还应具体到设备准备、药品使用、操作规范以及团队协作等细节方面。设备准备方面，应确保所有抢救设备齐全、性能良好且随时可用；药品使用方面，要求药品种类齐全、数量充足、质量可靠，且医护人员熟悉各种药品的适应症、用法用量和注意事项；操作规范方面，应制定详细的抢救操作流程和应急预案，确保医护人员在紧急情况下能够迅速、准确地采取抢救措施；团队协作方面，强调医护人员之间的有效沟通和密切配合，确保抢救工作有序进行。

同时，医院还应建立定期评估机制，对抢救工作的质量进行全面、客观的评价。评估内容应包括抢救流程的合理性、设备药品的管理情况、医护人员的操作技能以及团队协作的效率等方面。通过定期评估，可以及时发现抢救工作中存在的问题和不足，为后续的改进提供依据。

（二）加强过程监控与反馈

在抢救过程中，过程监控和及时反馈是确保抢救工作质量的关键环节。医院应加强对各个环节的监控，包括设备准备、药品使用、操作规范以及团队协作等方面。通过设置监控摄像头、实时记录抢救过程等方式，可以确保医护人员能够严格按照规范进行操作，避免出现违规或失误的情况。同时，监控还可以为后续的评估和改进提供真实的依据。

除了监控外，医院还应建立及时反馈机制。在抢救过程中，一旦出现问题或异常情况，应立即进行反馈并采取相应的纠正措施。医护人员之间应保持密切沟通，及时传递患儿病情变化和抢救进展等信息，以便及时调整抢救方案并确保抢救工作的顺利进行。同时，医院还应鼓励医护人员主动报告抢救过程中遇到的问题和困难，以便及时寻求帮助和支持。

（三）开展质量改进活动

针对抢救过程中存在的质量问题，医院应积极开展质量改进活动。这些活动可以包括成立质量改进小组、开展品管圈活动、组织专题讨论会等形式。质量改进小组可以由医护人员、管理人员和专家组成，共同分析抢救过程中存在的问题和原因，并提出相应的改进措施和建议。品管圈活动则可以鼓励医护人员积极参与质量管理，通过团队合作和持续改进的方式提高抢救工作的质量。专题讨论会则可以围绕某个特定的质量问题进行深入探讨和交流，寻求最佳的解决方案。

在开展质量改进活动时，医院应注重集思广益、群策群力，鼓励医护人员积极发表意见和建议。同时，还应加强对改进成果的总结和宣传，让更多的人了解和认可改进成果，从而推动抢救工作质量的持续提升。此外，医院还应将质量改进活动与医护人员的绩效考核挂钩，激励他们积极参与抢救工作质量的提升。

（四）强化结果评估与持续改进

在抢救工作结束后，医院应对抢救结果进行全面评估。评估内容应包括患儿预后、不良事件发生率、抢救成功率等方面。通过评估结果，可以发现抢救过程中存在的问题和不足，为后续的持续改进提供有力依据。例如，如果发现不良事件发生率较高，医院可以深入分析原因并采取相应的改进措施；如果抢救成功率较低，则可以针对具体原因进行针对性的培训和教育。

同时，医院还应将评估结果与医护人员的绩效考核挂钩。通过设立相应的奖励和惩罚机制，可以激励医护人员更加积极地参与抢救工作并努力提高自己的操作技能和专业素养。此外，医院还应鼓励医护人员之间进行经验分享和案例讨论，共同学习进步。通过这些措施的实施，可以进一步提升医院危重患儿抢救工作的质量与安全水平。

四、不良事件的分析与持续改进

（一）建立不良事件报告制度

为确保危重患儿抢救工作的安全进行，医院必须高度重视不良事件的报告和处理工作。因此，建立一套完善的不良事件报告制度是至关重要的。这一制度应鼓励医护人员主动报告抢救过程中发生的不良事件，包括但不限于操作失误、设备故障、药品不良反应等。通过及时报告这些事件，医院可以迅速采取措施进行纠正和改进，从而避免类似事件的再次发生。

同时，为了消除医护人员的顾虑和担忧，医院还应建立保密和免责机制。对于主动报告不良事件的医护人员，医院应保证他们的个人信息和报告内容不被泄露，并明确规定在何种情况下可以免除他们的责任。这样可以让医护人员更加放心地报告不良事件，为医院的质量管理和安全改进提供有力的支持。

（二）开展不良事件原因分析

针对报告的不良事件，医院应组织专业人员进行深入、全面的原因分析。这一过程应包括查找直接原因和间接原因、分析根本原因等环节。直接原因通常指导致不良事件发生的直接因素，如操作失误、设备故障等；间接原因则可能涉及到医院的管理、培训、环境等方面；根本原因则是导致不良事件发生的深层次原因，如制度缺陷、人为因素等。

通过深入分析这些原因，医院可以找出导致不良事件发生的症结所在，并制定相应的改进措施和预防措施。这些措施可以包括加强医护人员的培训和教育、优化抢救流程和设备管理、改善医院环境等。通过这些措施的实施，可以有效地防止类似不良事件的再次发生，提高危重患儿抢救工作的安全性和质量。

（三）加强不良事件信息共享与交流

为了加强不良事件信息的共享与交流，医院应建立相应的机制和平台。通过定期召开质量分析会、发布不良事件通报等方式，可以让医护人员全面了解医院内不良事件的发生情况和原因。这些会议和通报应详细记录不良事件的经过、处理结果以及改进措施等内容，为医护人员提供宝贵的学习和交流机会。

同时，医院还应鼓励医护人员之间开展经验分享和案例讨论。在这些活动中，医护人员可以分享自己在抢救过程中遇到的困难和挑战，以及成功应对这些困难的经验和做法。通过相互学习和借鉴，可以共同提高抢救工作的安全意识和风险防范能力。此外，医院还可以邀请专家进行讲座或培训，为医护人员提供专业的指导和建议。

（四）持续改进抢救工作质量与安全

通过对不良事件的分析与持续改进，医院可以不断完善和优化危重患儿抢救工作的流程与规范。这些改进可以涉及抢救流程的简化、设备管理的优化、团队协作的加强等方面。同时，医院还应加强对医护人员的培训和教育，提高他们的专业素养和操作技能。这些培训可以包括急救技能培训、模拟演练、团队协作训练等。

通过这些措施的实施，医院可以进一步提升抢救工作的质量与安全水平。这不仅有助于提高危重患儿的抢救成功率和生活质量，还可以为医院树立良好的形象和口碑。同时，持续改进还可以增强医护人员的职业自豪感和归属感，激发他们的工作热情和创新能力。最终，这将为危重患儿提供更加优质、高效的医疗服务奠定坚实的基础。

五、抢救治疗的质量管理体系建设

（一）建立质量管理体系框架

为确保危重患儿抢救治疗工作的质量可控、持续提升，医院必须建立一套完善且高效的质量管理体系框架。这一框架不仅为抢救治疗工作提供了明确的指导和方向，还确保了各个环节的协调和一致性，从而最大程度地提高了工作效率和患儿的安全。

首先，质量方针是质量管理体系的核心，它阐述了医院在抢救治疗方面的质量追求和价值观。质量方针应该简洁明了，能够激励全体员工为实现高质量的抢救治疗而努力。同时，质量方针还需要与医院的整体战略目标保持一致，以确保医院在抢救治疗领域的领先地位。

其次，质量目标是质量方针的具体化，它为各个部门和人员设定了明确的工作目标和绩效指标。这些目标应该既具有挑战性又可实现，以确保员工在追求高质量的过程中不断取得进步。同时，质量目标还需要定期进行评估和调整，以适应不断变化的医疗环境和患儿需求。

在质量策划方面，医院需要制定详细的抢救治疗流程、操作规范、设备使用指南等，以确保医护人员在执行抢救治疗时能够有章可循、有据可查。这些策划文件不仅需要涵盖抢救治疗的各个环节，还需要考虑到各种可能出现的紧急情况，以确保医护人员在面对复杂多变的病情时能够迅速做出正确的判断和处理。

质量控制是确保抢救治疗工作质量的重要手段。医院需要建立严格的质量控制机制，对抢救治疗过程中的各个环节进行实时监控和评估。这包括定期对设备进行维护保养、对药品进行质量检查、对医护人员的操作进行抽查等。通过这些措施，可以及时发现并纠正存在的问题和隐患，从而确保抢救治疗工作的质量和安全。

质量保证是医院对患儿及其家属的承诺。医院需要通过各种方式向患儿及其家属展示其抢救治疗工作的专业性和可靠性，以增强他们的信任和满意度。这包括提供优质的医疗服务、及时有效的沟通交流、合理的收费标准等。通过这些措施，可以让患儿及其家属感受到医院的关心和关爱，从而建立起良好的医患关系。

最后，质量改进是质量管理体系持续发展的重要保障。医院需要定期对抢救治疗工作进行回顾和总结，发现问题并及时采取改进措施。同时，医院还需要积极引入新的技术和管理理念，不断优化和完善抢救治疗流程和管理制度，以提高工作效率和患儿满意度。

（二）明确质量管理职责与分工

在建立质量管理体系框架的基础上，医院需要进一步明确各个部门和人员的质量管理职责与分工。这不仅可以确保质量管理工作有人负责、有人落实，还可以提高整个体系的运行效率和协同性。

首先，医院可以设立质量管理委员会作为质量管理工作的最高决策机构。该委员会由医院领导和相关部门的负责人组成，负责制定质量方针、审批质量目标、监督质量控制活动以及处理重大质量问题等。通过设立质量管理委员会，可以确保医院在抢救治疗工作质量管理方面的决策具有科学性和权威性。

其次，医院需要指定专门的质量管理员来负责具体的质量管理工作。这些质量管理员应该具备相应的专业知识和实践经验，能够熟练掌握各种质量管理工具和方法。他们的主要职责包括收集和分析抢救治疗过程中的质量数据、制定改进措施并监督实施、组织质量培训和交流活动等。通过设立质量管理员，可以确保质量管理工作得到专业、系统和持续的支持。

此外，医院还需要明确各个部门和人员在抢救治疗工作中的质量管理职责与分工。医生、护士、呼吸治疗师、药剂师等核心成员不仅需要承担各自的抢救治疗任务，还需要积极参与质量管理工作。例如，医生可以负责评估患儿病情并制定抢救方案；护士可以负责具体的护理操作和患儿生命体征监测；呼吸治疗师可以负责患儿的呼吸道管理和机械通气支持；药剂师可以负责药品的供应和质量检查等。通过明确职责与分工，可以确保各个环节都有人负责、有人把关，从而最大程度地提高抢救治疗工作的质量和安全。

最后，医院还需要建立相应的考核机制来对质量管理工作进行定期评估和奖惩。这些考核机制应该包括客观的评价指标和明确的奖惩标准，以确保评估结果的公正性和有效性。通过定期评估，可以发现质量管理工作中存在的问题和不足之处，并针对这些问题采取相应的改进措施和优化策略。同时，对于在质量管理工作中表现突出的部门和人员给予相应的奖励和表彰，以激励全体员工更加积极地参与质量管理工作。

（三）制定质量管理标准与规范

为确保抢救治疗工作的质量符合行业要求和医院实际，医院应制定详尽且切实可行的质量管理标准与规范。这些标准和规范应全面覆盖抢救治疗的各个环节，为医护人员提供明确的工作指导和行为准则。

在设备管理方面，医院应制定严格的设备采购、验收、使用、维护和报废标准。确保采购的设备符合国家标准和行业规范，具备良好的性能和安全性；定期对设备进行维护保养和校准，确保其处于良好的工作状态；对报废的设备进行规范处理，防止对环境和患儿造成危害。

在药品管理方面，医院应建立严格的药品采购、验收、储存、调配和使用规范。确保采购的药品来源合法、质量可靠；对药品进行严格的验收和入库管理，防止不合格药品进入临床使用；对药品的储存环境进行严格控制，确保其质量和有效性；对药品的调配和使用进行规范操作，防止发生用药错误和不良反应。

在操作规范方面，医院应制定详细的抢救治疗操作流程和规范，包括患儿的评估、抢救方案的制定、具体操作步骤、并发症的预防和处理等。要求医护人员严格按照操作规范执行工作，确保抢救治疗的质量和安全；对医护人员进行定期的操作培训和考核，提高其专业技能和操作水平。

在感染控制方面，医院应建立严格的感染控制制度和规范，包括手卫生、消毒隔离、医疗废物处理等。要求医护人员严格遵守感染控制规范，防止发生医院感染和交叉感染；对医院环境进行定期清洁和消毒处理，保持良好的卫生环境；对医疗废物进行规范处理和处置，防止对环境和患儿造成危害。

（四）加强质量监测与数据分析

为持续改进抢救治疗工作的质量水平并确保其符合行业要求与医院实际，加强质量监测与数据分析是至关重要的一环。医院应建立健全的数据收集、处理和分析机制，以全面、客观、准确地反映抢救治疗工作的实际状况。

首先，医院需要完善数据收集系统，确保能够实时、准确地记录抢救治疗过程中的各项关键数据。这些数据包括但不限于患儿病情信息、抢救操作细节、设备使用情况、药品消耗记录等。通过全面收集这些数据，医院能够建立起一个完整、可追溯的抢救治疗数据库，为后续的质量监测和数据分析提供坚实基础。

其次，医院应运用先进的数据处理和分析技术，对收集到的数据进行深入挖掘和有效利用。例如，可以利用统计分析方法对抢救成功率、不良事件发生率等关键指标进行定期评估，以识别抢救治疗过程中存在的潜在问题和改进空间。同时，还可以借助数据挖掘和机器学习等技术，发现数据之间的关联性和趋势性，为医院制定更加精准、有效的质量管理策略提供有力支持。

此外，医院还应重视对质量监测和数据分析结果的应用与反馈。一方面，这些结果应作为医院持续改进质量管理体系的重要依据，为制定针对性的改进措施和优化策略提供有力支撑。另一方面，医院还应将部分关键数据和分析结果向患儿及其家属进行适当披露和沟通，以增强他们对医院抢救治疗工作的信任感和满意度。

（五）持续改进质量管理体系

质量管理体系的建设并非一蹴而就，而是一个需要持续不断改进和完善的过程。医院应定期对质量管理体系进行回顾和总结，及时发现并解决存在的问题和不足之处，以确保其始终与医院的发展战略和目标保持一致。

首先，医院需要定期对质量管理体系进行全面的审查和评估。这包括对质量方针、质量目标、质量策划、质量控制、质量保证和质量改进等各个要素的实施效果进行评价，以判断其是否满足医院当前的实际需求和发展要求。在审查过程中，医院应邀请相关部门和人员积极参与，充分听取他们的意见和建议，以确保评估结果的客观性和公正性。

其次，根据审查结果，医院需要制定具体的改进措施和优化策略。这些措施和策略应针对发现的问题和不足之处进行量身定制，既要考虑到问题的紧迫性和重要性，也要考虑到医院的实际情况和资源条件。改进措施可能包括修订质量方针和目标、优化抢救治疗流程、更新设备和技术、加强人员培训和管理等。在实施改进措施时，医院应明确责任人和时间节点，确保各项措施得到有效落实。

此外，医院还应积极引入先进的质量管理理念和方法来不断完善和优化质量管理体系的结构和功能。例如可以借鉴六西格玛管理、精益管理等先进理念和方法来提高医院抢救治疗工作的流程效率和质量水平；同时还可以关注国内外同行业的最新发展动态和趋势以及时调整自身的发展战略和目标。

最后但同样重要的是医院需要营造一个持续改进的文化氛围使全体员工都意识到质量管理工作的重要性和紧迫性并积极参与到持续改进的过程中来。通过举办质量知识竞赛、开展质量改进项目、分享质量管理经验等方式可以增强员工的质量意识和团队协作精神从而为医院的抢救治疗工作提供更加坚实的质量保障。

第八章　早产儿与高危儿的随访与喂养指导

第一节　早产儿与高危儿的定义及风险评估

一、早产儿与高危儿的定义及分类

（一）早产儿的定义与分类详解

早产儿，顾名思义，是指在胎龄未满 37 周时便急匆匆地来到这个世界的小生命。他们的出生，往往伴随着一系列的健康风险和挑战。为了更好地理解和关注这一特殊群体，医学界对早产儿进行了进一步的细分。

极早早产儿，指的是那些在胎龄不足 28 周时便出生的婴儿。由于他们的发育尚未完全成熟，因此面临的生存挑战也最为严峻。这些小小的生命体，需要医护人员的精心照料和家人的无尽关爱，才能度过生命中的第一个难关。

早期早产儿，则是胎龄在 28 周至不足 32 周之间出生的婴儿。虽然他们的发育情况相对于极早早产儿要好一些，但仍然存在着许多潜在的健康风险。在这个阶段出生的婴儿，需要密切的医学观察和专业的护理，以确保他们能够健康成长。

中期早产儿，是指胎龄在 32 周至不足 34 周之间出生的婴儿。与极早早产儿和早期早产儿相比，他们的生存机会和健康状况已经有了显著的提升。然而，由于他们的免疫系统和其他身体机能尚未完全发育成熟，因此仍然需要特别的关注和照顾。

晚期早产儿，则是胎龄在 34 周至不足 37 周之间出生的婴儿。虽然他们离足月只差一步之遥，但早产所带来的影响仍然不可忽视。这些婴儿在出生后的一段时间内，可能仍然需要额外的医疗护理和营养支持，以确保他们能够迎头赶上同龄的足月儿。

（二）高危儿的定义与分类详解

高危儿，这是一个让人闻之色变的名词。它指的是那些存在某种或多种危险因素，可能导致生长发育迟缓、残疾或死亡的新生儿。这些危险因素可能源自母体孕期并发症、胎儿宫内发育异常、分娩过程中的并发症以及新生儿自身的疾病等。为了更好地理解和关注这一特殊群体，医学界对高危儿进行了进一步的分类。

轻度高危儿，通常是指在存在某种轻微危险因素的情况下出生的新生儿。这些婴儿可能只需要加强监护和观察，便可顺利度过危险期。医护人员和家人需要密切关注他们的生长发育情况，及时发现并处理任何潜在的问题。

中度高危儿，则是指在存在较为严重的危险因素时出生的婴儿。这些婴儿可能需要接受更为积极的治疗和干预措施，以降低潜在的健康风险。在这个过程中，医护人员的专业指导和家人的悉心照料显得尤为重要。

重度高危儿，无疑是最让人揪心的一个群体。他们面临的危险因素可能极为严重，甚至直接威胁到生命。对于这些婴儿来说，每分每秒的抢救和治疗都至关重要。医护人员需要全力以赴，家人也需要给予最大的支持和关爱，共同为这些小生命争取生的希望。

（三）早产儿与高危儿的关系阐述

早产儿和高危儿之间存在一定的重叠关系。事实上，许多早产儿由于胎龄不足和发育不成熟，本身就属于高危儿范畴。他们的身体机能和免疫力相对较低，容易受到各种感染和疾病的侵袭。同时，一些足月儿也可能因为存在某种严重的危险因素而被归类为高危儿。这些危险因素可能源于母体孕期并发症、分娩过程中的并发症以及新生儿自身的疾病等。

在临床实践中，医生需要根据新生儿的实际情况进行综合评估，以确定其是否属于早产儿、高危儿或两者兼而有之。对于早产儿和高危儿来说，及时的诊断和治疗至关重要。医护人员需要密切关注他们的生命体征和健康状况，及时发现并处理任何潜在的问题。同时，家人也需要给予最大的关爱和支持，共同为这些小生命创造一个安全、温暖的成长环境。

二、早产儿与高危儿的风险因素深入分析

（一）早产儿的风险因素详细剖析

早产儿面临着诸多风险因素，这些风险因素可能导致他们出生后的健康状况不佳，甚至危及生命。以下是对早产儿风险因素的详细剖析：

母体因素：母亲的年龄、健康状况和孕期并发症等都可能对胎儿的发育产生影响。例如，高龄产妇和患有慢性疾病的产妇更容易出现早产的情况。同时，孕期并发症如妊娠期高血压疾病、糖尿病等也可能导致早产的发生。

胎儿因素：多胎妊娠和胎儿宫内发育迟缓是常见的胎儿因素。多胎妊娠由于子宫过度膨胀，容易导致早产。而胎儿宫内发育迟缓则可能是由于母体营养供应不足或胎盘功能异常等原因造成的，这种情况下胎儿也更容易早产。

环境因素：感染、药物暴露和社会经济状况等环境因素也可能对早产的发生产生影响。例如，孕妇在孕期感染某些病毒或细菌，如流感、风疹等，可能增加早产的风险。同时，孕妇在孕期暴露于某些药物、化学物质或有害环境中，也可能对胎儿造成损害，导致早产。此外，社会经济状况不佳也可能增加早产的风险，这可能与孕妇的营养状况、医疗保健水平和生活环境等因素有关。

（二）高危儿的风险因素详细剖析

高危儿的风险因素相较于早产儿更为复杂和多样化，这主要体现在以下几个方面：

分娩过程中的并发症：分娩过程中的并发症如难产、产程过长、胎盘早剥等都可能对胎儿造成损害，导致其成为高危儿。这些并发症可能导致胎儿缺氧、窒息或受到机械性损伤等严重后果。

新生儿窒息：新生儿窒息是高危儿面临的又一重要风险因素。这可能是由于分娩过程中的并发症、母体疾病或新生儿自身疾病等原因造成的。新生儿窒息可能导致大脑缺氧、神经系统受损等严重后果，对新生儿的生存质量和预后产生深远影响。

先天性畸形：先天性畸形也是导致新生儿成为高危儿的重要因素之一。这些畸形可能涉及多个器官系统，如心脏、肺部、消化系统等。先天性畸形的存在可能导致新生儿的生理功能异常、代谢紊乱等问题，从而增加其患病和死亡的风险。

除了以上提到的风险因素外，高危儿还可能受到其他多种因素的影响，如遗传因素、环境因素和医疗保健水平等。这些因素可能单独或共同作用，对高危儿的生存和健康产生不良影响。

（三）早产儿与高危儿的共同风险因素探讨

早产儿和高危儿在许多风险因素上存在共同之处。这些共同的风险因素不仅增加了这两类新生儿的健康风险，也给医疗保健工作带来了更大的挑战。以下是对早产儿与高危儿共同风险因素的探讨：

首先，母体孕期并发症是早产儿和高危儿共同的常见风险因素之一。这些并发症如妊娠期高血压疾病、糖尿病等不仅可能影响母体的健康状况，还可能对胎儿的发育和生存产生不良影响。因此，在孕期加强母体的健康管理，及时发现并处理这些并发症，对于降低早产儿和高危儿的风险具有重要意义。

其次，环境因素也对早产儿和高危儿的健康产生着重要影响。例如，孕期感染某些病毒或细菌可能增加胎儿发育异常和早产的风险；而孕期暴露于有害物质或不良环境中也可能对胎儿的健康产生长期影响。因此，加强孕期环境保护，避免有害物质的暴露，对于保护胎儿的健康至关重要。

最后，社会经济状况也是影响早产儿和高危儿健康的重要因素之一。社会经济状况不佳可能导致孕妇的营养状况不良、医疗保健水平低下和生活环境恶劣等问题，从而增加早产儿和高危儿的风险。因此，改善社会经济状况，提高孕妇的生活质量和医疗保健水平，对于降低早产儿和高危儿的风险具有积极意义。

三、风险评估的方法与流程

（一）临床评估

临床评估，作为早产儿和高危儿风险评估的基石，是医生对新生儿健康状况进行初步判断的关键环节。在这一过程中，医生会通过详细询问病史、进行全面的体格检查以及必要的实验室检查，来全面了解新生儿的健康状况和潜在的危险因素。

病史询问是临床评估的起点。医生会详细了解新生儿的胎龄、出生体重、生产过程等信息，以及母孕期的情况和家族遗传史。这些信息对于医生判断新生儿的生长发育情况和潜在风险具有重要意义。

体格检查是临床评估的重要组成部分。医生会观察新生儿的生命体征，如心率、呼吸、体温等，以评估其生命状态是否稳定。同时，医生还会检查新生儿的外观发育，观察其皮肤颜色、头颅形状、五官比例等，以发现可能存在的外观异常。此外，神经反射的检查也是体格检查的重要内容之一，通过检查新生儿的吸吮反射、握持反射等原始反射，医生可以初步判断其神经系统的发育情况。

实验室检查是临床评估的辅助手段。医生会根据新生儿的实际情况，选择性地进行血常规、生化指标、遗传代谢筛查等实验室检查，以进一步了解新生儿的健康状况和潜在风险。

通过临床评估，医生可以对新生儿的健康状况和风险程度进行初步判断。对于存在高危因素的新生儿，医生会进行更加深入的评估和干预，以降低潜在的健康风险。同时，临床评估的结果也为后续的治疗和护理提供了重要依据。

（二）量表评估

量表评估是一种科学、客观且广泛应用于早产儿和高危儿风险评估的工具。通过使用一系列经过验证和标准化的量表，医生能够量化评估新生儿的发育状况和风险程度，从而为他们提供更为精准和个性化的照护。

在众多量表中，Apgar 评分和新生儿神经行为测定（NBNA）是最为常用的两种。Apgar 评分是在新生儿出生后立即进行的，通过对新生儿的皮肤颜色、心率、对刺激的反应、肌张力和呼吸等五个方面进行评分，来快速判断新生儿是否需要立即进行医疗干预。而 NBNA 则更侧重于评估新生儿的神经行为发育情况，包括新生儿的运动能力、反应能力、自主神经稳定性等方面。这些评估结果能够为医生提供关于新生儿神经发育状况的详细信息，有助于及早发现可能存在的发育问题。

量表评估的结果具有客观性和可比性强的特点。不同医生或评估者在使用同一量表进行评估时，可以得出相对一致的结果。这使得量表评估成为了一种非常有用的工具，尤其是在需要对比不同时间段或不同治疗方法下新生儿发育状况时。

除了为医生提供决策依据外，量表评估还有助于家长更好地理解自己孩子的健康状况。医生可以根据评估结果向家长详细解释新生儿的发育状况和风险程度，从而增强家长对孩子健康状况的认识和了解。同时，家长也可以根据这些信息积极配合医生的治疗和干预措施，共同促进新生儿的健康成长。

（三）影像学检查

在早产儿和高危儿的风险评估中，影像学检查占据着举足轻重的位置。这些高科技手段能够直观、清晰地展示出新生儿身体内部的结构和情况，为医生提供宝贵的诊断依据。

超声检查是最常用的一种影像学检查方法。它利用超声波在人体内的反射和传播来形成图像，具有无创、无辐射、实时动态观察等优点。在早产儿和高危儿的评估中，超声检查可以应用于多个方面，如脑部结构的观察、心脏功能的评估、腹部脏器的检查等。通过超声检查，医生可以及时发现并诊断出如颅内出血、先天性心脏病、消化道畸形等疾病，从而能够迅速制定相应的治疗方案。

计算机断层扫描（CT）和磁共振成像（MRI）则是更为精确的影像学检查手段。它们能够提供更高分辨率的图像，对于细微病变的检出率更高。尤其是 MRI，其对软组织的分辨率极高，可以清晰地显示出新生儿脑部白质和灰质的发育情况，对于诊断早产儿脑白质损伤等疾病具有重要价值。然而，由于 CT 和 MRI 检查需要使用射线或磁场，对于新生儿来说具有一定的风险性，因此需要在严格掌握适应症的前提下进行。

影像学检查在早产儿和高危儿风险评估中的作用不容忽视。它能够为医生提供直观、客观的诊断依据，帮助医生更加准确地判断新生儿的健康状况和风险程度。同时，随着影像技术的不断发展，未来的影像学检查将会更加精准、安全、便捷，为早产儿和高危儿的健康成长提供更有力的保障。

（四）综合评估与动态监测

在早产儿和高危儿的护理与治疗中，综合评估与动态监测是两个至关重要的环节。它们相辅相成，确保了医生能够全面、系统地了解新生儿的健康状况，并根据实际情况调整治疗方案和干预措施。

综合评估是将多种评估手段有机地结合在一起，共同揭示新生儿的健康状况和风险程度。这包括临床评估的基础信息收集、量表评估的量化指标分析以及影像学检查的直观结构观察。通过这三者的结合，医生能够获得一个全面而深入的新生儿健康画像，从而为其制定精准的治疗和干预计划。

然而，新生儿的健康状况并非一成不变。尤其是在早产儿和高危儿这一高风险群体中，他们的生理状态可能每天都在发生变化。因此，动态监测就显得尤为重要。通过对新生儿生长发育情况、神经功能恢复情况以及并发症发生情况等进行定期或不定期的跟踪监测，医生能够及时发现并解决潜在的健康问题。

动态监测的实施方式多种多样，可以包括定期的体格检查、量表重评、影像学复查等。这些监测手段能够根据新生儿的实际情况灵活调整，确保医生始终掌握最新、最准确的健康信息。同时，通过与家长的紧密沟通与合作，医生还能了解到新生儿在家庭环境中的表现和变化，这对于制定个性化的干预措施同样具有重要意义。

（五）多学科合作与家庭参与

在早产儿和高危儿的风险评估与治疗过程中，多学科合作与家庭参与是两个不可或缺的因素。它们不仅影响着治疗效果的优劣，还直接关系到新生儿未来的成长与发展。

多学科合作是指儿科、产科、新生儿科、神经科等多个学科的医生共同参与到早产儿和高危儿的评估与治疗中。每个学科都有其独特的专业优势和技术手段，通过多学科的合作与交流，医生们能够充分利用这些优势，为新生儿提供全面、系统的诊疗服务。例如，儿科医生擅长儿童常见病的诊断与治疗，产科医生则对母婴健康有着深入的研究，新生儿科医生专注于新生儿的生理与病理特点，而神经科医生则对新生儿的神经发育与损伤有着精湛的诊断技术。这些医生共同合作，能够为新生儿提供更加精准、个性化的治疗方案。

同时，家庭参与也是早产儿和高危儿风险评估与治疗中的重要一环。家长作为新生儿的主要照顾者，对新生儿的健康状况有着最为直接和深入的了解。他们提供的关于新生儿的日常表现、行为变化等信息，对于医生判断新生儿的健康状况和风险程度具有重要的参考价值。因此，医生在与家长沟通交流时，应充分尊重家长的意见和需求，共同为新生儿的健康成长出谋划策。

此外，家长还可以在医生的指导下积极参与到新生儿的护理和康复工作中来。通过家长的参与，不仅能够增强新生儿的安全感和归属感，还能促进新生儿的身心健康发展。同时，家长也能在这一过程中学习到更多的育儿知识和技能，为新生儿的未来成长打下坚实的基础。

第二节　早产儿与高危儿的随访计划与实施

一、随访的目的与重要性

（一）随访的目的

随访在早产儿与高危儿的医疗护理中占据着举足轻重的地位。这一环节的核心目的在于对这些特殊儿童的生长发育情况进行细致入微的监测和评估。通过这一过程，医疗团队能够及时发现并妥善处理潜在的健康问题，从而确保这些儿童能够在最佳的生长和发育环境中茁壮成长。

具体而言，随访的目标包括系统地收集儿童的生长数据，如身高、体重、头围等，以评估他们的生长曲线是否正常。同时，还需要收集儿童的健康状况信息，如食欲、睡眠、排泄等，以了解他们的生理功能是否良好。此外，随访还关注家庭和社会环境对儿童成长的影响，包括家庭经济状况、父母的教育观念、亲子关系等，以期为儿童创造更加有利的成长条件。

通过定期的随访，医疗团队可以全面掌握儿童的生长和发育情况，及时发现异常或偏离正常轨迹的迹象。一旦发现问题，医疗团队可以迅速采取干预措施，如调整喂养方案、提供康复训练等，以最大限度地减少潜在健康风险对儿童的不良影响。

（二）随访的重要性

对于早产儿和高危儿而言，他们的生理机能和免疫系统往往相对脆弱。这意味着他们更容易受到各种疾病和不良环境因素的侵袭。因此，通过随访可以及早地发现和处理这些潜在的健康风险。这不仅有助于避免病情恶化或产生不可逆的损害，还能为儿童的长期健康发展奠定坚实的基础。

此外，随访在建立医疗团队与家庭之间的信任关系方面也发挥着重要作用。在随访过程中，医疗团队可以与家长进行深入的沟通和交流，了解他们的疑虑和困惑，并提供专业的指导和建议。这种互动不仅有助于增强家长对儿童健康问题的认知和处理能力，还能让他们感受到医疗团队的关心和支持，从而更加积极地参与到儿童的康复和成长过程中来。

同时，随访还有助于促进儿童的全面健康发展。通过定期的评估和干预，医疗团队可以针对儿童的具体情况制定个性化的康复计划和干预措施。这些计划和措施不仅关注儿童的身体健康，还注重培养他们的心理、社会适应能力和学习能力等多方面的素质。这样一来，儿童就能够在更加全面和均衡的发展环境中茁壮成长。

二、随访计划的制定

（一）确定随访对象和时间

在制定随访计划时，首先需要明确随访的对象和时间安排。一般而言，随访对象应包括所有早产儿和高危儿，特别是那些存在严重并发症或发育迟缓的儿童。这是因为这些儿童往往面临着更高的健康风险和发展挑战，需要更加密切和专业的关注和干预。

随访时间的安排则应根据儿童的实际情况和医疗需求进行个性化设置。通常建议在儿童出生后不久即开始随访工作，以便及早发现问题并采取干预措施。对于存在严重并发症或发育迟缓的儿童，可能需要增加随访的频率和持续时间，以确保他们的健康状况得到有效监控和管理。同时，随访时间也应考虑到家庭的需求和便利性，以便家长能够更好地配合和参与随访工作。

（二）制定随访流程和规范

为确保随访工作的顺利进行和结果的准确性，需要制定详细的随访流程和规范。这包括明确随访的具体项目、检查方法、评估标准以及数据记录和分析方法等。通过制定标准化的操作流程和评估标准，可以确保医疗团队在随访过程中能够保持一致性和准确性，从而提高随访工作的质量和效率。

同时，还需要建立随访工作的质量控制机制。这包括对随访过程进行定期审查和评估，以确保各项操作符合医疗规范和伦理要求。对于发现的问题和不足，应及时进行整改和改进，以不断提升随访工作的水平和质量。此外，还需要对随访数据进行妥善保存和管理，以便为后续的研究和分析提供可靠的数据支持。

（三）考虑家庭和社会因素

在制定随访计划时，还需要充分考虑家庭和社会因素对儿童生长发育的影响。这些因素包括家庭经济状况、父母的教育水平和工作状况、居住环境以及社会支持系统等。这些因素都可能对儿童的健康和发展产生重要影响，因此在随访过程中需要给予足够的关注。

具体而言，需要了解家庭的经济状况和父母的教育水平，以便评估他们是否能够为儿童提供充足的营养和教育支持。同时，还需要关注父母的工作状况和居住环境，以判断他们是否能够为儿童创造一个安全、稳定和有利于成长的环境。此外，还需要了解家庭所在社区的资源和社会支持系统，以便为家庭提供相应的帮助和支持。

在随访过程中，医疗团队需要与家庭保持密切的沟通和合作。通过深入了解家庭的需求和困难，医疗团队可以为家庭提供更加个性化和有针对性的指导和帮助。同时，通过向家庭传递科学的育儿知识和方法，医疗团队还可以提高家长对儿童健康问题的认知和处理能力，从而共同促进儿童的全面健康发展。

三、随访内容的安排

（一）生长发育评估

生长发育评估是早产儿和高危儿随访工作中的核心内容之一。它涵盖了多个方面的评估，以确保能够全面了解儿童的生长发育状况。首先，对儿童身高、体重、头围等生长指标的定期测量是必不可少的。这些基本指标能够直接反映儿童的体格发育情况，帮助医生和家长判断儿童是否按照正常轨迹进行生长。此外，对于运动、语言、认知等方面发展水平的评估也是关键。运动评估可以观察儿童的肌肉力量、协调性和平衡能力；语言评估则关注儿童的语言理解、表达和交流能力；认知评估着重于儿童的思维、学习和记忆能力。这些细致的评估能够帮助发现可能存在的问题，如发育迟缓或残疾等，从而能够及时采取措施进行干预和治疗。

在进行生长发育评估时，需要使用科学的方法和标准化的工具。医生和康复师等专业人员应通过观察和互动，系统地记录儿童在各个领域的表现，并与正常发育标准进行比较。对于发现的任何偏差或问题，都应进行深入分析，以确定其可能的原因和影响。这种全面的评估不仅为医疗团队提供了宝贵的信息，还帮助家长更好地了解孩子的发展状况，并制定出更加有针对性的康复计划和干预措施。

（二）健康状况监测

除了关注儿童的生长发育，随访工作还需密切关注儿童的整体健康状况。心肺功能是健康状况监测的重要组成部分，可以通过听诊、心电图、肺功能测试等方法进行检查。这些检查有助于发现先天性心脏病、呼吸道感染、哮喘等常见疾病，确保儿童的心肺功能得到良好的维护和治疗。

同时，消化系统的健康也是随访工作中不可忽视的方面。儿童可能因为各种原因出现喂养困难、消化不良、腹泻等问题。通过对喂养方式、饮食习惯、排泄情况等的细致观察和记录，可以及时发现潜在的消化系统问题，并提供相应的调整和治疗建议。

泌尿系统的健康状况同样重要，特别是对于早产儿和高危儿这一高风险群体。随访中应包括对儿童排尿习惯、尿液性状、泌尿器官发育等的检查，以及时筛查和预防尿路感染、尿路畸形等疾病。

在随访过程中，还应注重对常见疾病和并发症的筛查和预防。例如，定期进行听力筛查、视力检查、口腔健康评估等，可以及时发现并处理听力障碍、视力问题、龋齿等常见健康问题。通过这些全面的健康状况监测，医疗团队可以及时发现潜在的健康问题，迅速采取措施进行处理，避免病情恶化或对儿童造成不可逆的损害。

（三）家庭环境和社会支持评估

家庭环境和社会支持对儿童的健康和发展具有深远的影响。因此，在随访工作中，对儿童所处的家庭环境和社会支持进行评估是不可或缺的环节。评估家庭的经济状况、居住环境以及父母的教育水平和工作状况等，有助于了解家庭资源和生活条件对儿童成长的支持程度。这些因素直接影响着儿童的生活质量和发展机会。

同时，评估家庭对儿童健康和发展的关注程度和支持能力也是至关重要的。了解家长是否积极参与儿童的教育和康复活动，以及他们在面对儿童发展问题时所采取的态度和措施，可以为医疗团队提供有针对性的指导和帮助。当家庭在儿童成长过程中遇到困难时，及时的援助和支持能够帮助他们克服障碍，为儿童创造更加良好的成长环境。

在进行家庭环境和社会支持评估时，应保持敏感和尊重的态度。理解每个家庭都有其独特的价值观和生活方式，尊重家长的意见和选择。通过与家长的深入沟通和交流，建立相互信任和合作的关系，共同为儿童的健康发展努力。

四、随访结果的记录与分析

（一）数据记录与整理

随访工作产生大量关于儿童生长发育、健康状况及家庭环境等方面的数据。为确保数据的准确性和完整性，应建立规范的数据记录与整理流程。首先，需要设计专门的随访记录表，以清晰、系统地记录儿童的各项指标和相关信息。表格应包含必要的生长指标、健康状况、评估结果以及家庭和社会环境等方面的内容，并留有足够的空间供医疗团队进行详细记录。

其次，数据记录应及时、准确，避免遗漏或误记。医疗团队应在随访过程中详细观察并记录儿童的表现和相关数据，确保真实反映儿童的实际情况。同时，家长也应被鼓励积极参与数据记录，提供儿童在家庭环境中的表现和需求等信息。

最后，定期整理归档随访数据是至关重要的。通过对数据进行分类、汇总和分析，可以发现儿童的生长发育趋势、健康问题以及潜在的风险因素。同时，应建立严格的数据保密机制，确保儿童的个人隐私得到充分保护，避免信息泄露或滥用。

（二）数据分析与解读

收集到的随访数据需要通过科学的数据分析方法进行解读和处理。首先，应运用统计学方法对数据进行描述性分析，包括计算均值、标准差等统计量，以了解儿童的生长发育和健康状况的整体水平。同时，进行相关性分析可以帮助识别不同指标之间的关系和趋势，为进一步探讨影响因素提供线索。

其次，借助专业知识和临床经验对数据进行深入分析至关重要。医疗团队应结合儿童的实际情况和医学背景，对数据进行综合判断和解读。这包括评估生长发育曲线的趋势、健康状况的动态变化以及与同龄儿童的比较等，以更全面地了解儿童的状况和需求。

此外，在数据解读过程中，还需关注异常值和偏差的识别与处理。对于超出正常范围的数值或明显偏离预期的发育趋势，应进行深入探讨和分析。这可能提示潜在的疾病风险、营养不良或环境因素等问题，需要进一步检查和干预。

最后，将随访数据与已有的研究成果和数据进行比对和关联分析也是很有价值的。通过与其他研究的数据集进行比较和参照，可以更好地理解儿童的生长发育状况和健康状况在行业内的水平和位置。这有助于更准确地评估儿童的发育进程，并提供更具针对性的指导和建议。

（三）结果反馈与指导

随访结果的及时反馈是确保随访工作有效性的关键环节。家长和医疗团队都需要及时了解儿童的生长发育和健康状况，以便做出相应的决策和调整。反馈内容应包括儿童的生长曲线、健康状况评估结果、存在的问题和风险因素等信息。这些信息应以易于理解的方式呈现给家长，帮助他们全面了解孩子的状况。

同时，根据随访结果制定相应的干预措施和康复计划是至关重要的。针对儿童的具体问题和需求，医疗团队应提供专业的指导和建议，包括调整喂养方式、增加康复训练、改善家庭环境等方面的措施。这些干预措施旨在帮助儿童改善生长发育和健康状况，促进其全面发展。

在与家长沟通反馈和指导时，医疗团队应保持耐心和同理心，尊重家长的意见和需求。通过详细的解释和指导，帮助家长建立信心和能力，让他们能够更好地照顾和教育孩子。这种密切的合作关系不仅有助于儿童的健康成长，还增强了家长对医疗团队的信任和支持。

（四）持续改进与优化

随访工作是一个持续不断的过程，需要定期进行评估和调整以确保其质量和效率。通过定期对随访流程、规范和数据记录分析方法进行评估，可以发现存在的问题和不足之处，进而采取相应的改进措施进行优化。这包括优化随访计划的时间安排、完善数据收集和整理的工具和方法、提升医疗团队的专业知识和技能等方面。

同时，积极关注新的医疗技术和研究成果对于推动随访工作的改进也是至关重要的。随着医学科技的不断进步和创新，新的随访工具和方法不断涌现。通过及时了解和掌握最新的理念和技术手段，可以将其应用于随访实践中，提高评估的准确性和效率性。这有助于更好地服务于早产儿和高危儿的健康成长需求。

除此之外，还应重视随访工作的质量控制和标准化建设。制定统一的随访标准和规范操作流程可以确保数据的一致性和可比性。通过建立质量监测指标和评估体系来持续监控随访工作的质量和效果，以便及时发现问题并采取相应措施进行改进。这将有助于提高随访工作的整体水平并促进儿童的健康发展。

第三节　早产儿与高危儿的喂养策略与营养支持

一、喂养前的评估与准备

（一）早产儿与高危儿的生理特点评估的深入解析

在准备喂养早产儿与高危儿之前，对其生理特点进行详尽的评估是至关重要的第一步。这些特殊的小生命，由于种种原因，可能在生命的起跑线上就已经稍显落后，因此他们的每一分成长都需要我们精心的呵护和科学的养育。

评估早产儿与高危儿的生理特点，首先要关注的是他们的胎龄和体重。胎龄决定了他们的身体各系统，尤其是消化系统、呼吸系统和免疫系统的成熟度。体重则是反映他们营养状况和生长发育情况的重要指标。一般来说，早产儿的体重较轻，身体各器官系统发育尚未完全成熟，这就决定了他们在喂养过程中可能需要更多的耐心和细心。而高危儿，则可能因为种种原因，如母体孕期并发症、胎儿宫内发育异常等，面临更多的健康挑战。

除了胎龄和体重，早产儿与高危儿的出生时的健康状况也是需要重点关注的。是否有窒息、感染、先天畸形等并发症？这些并发症不仅会影响他们的喂养耐受性，还可能对他们的长期健康产生不良影响。因此，在喂养前对这些状况进行全面了解，有助于我们制定更为合理、个性化的喂养策略。

（二）营养需求的初步估算的具体方法

对于早产儿和高危儿来说，他们的营养需求与足月儿存在显著的差异。因此，在喂养前对他们的营养需求进行初步估算，是确保他们获得充足、合理营养的关键。

蛋白质、脂肪、碳水化合物是构成人体组织、提供能量的三大营养素，对于早产儿和高危儿的生长发育至关重要。蛋白质是构成细胞和组织的基本物质，也是体内酶、激素等生物活性物质的合成原料。脂肪则是提供能量、维持体温的重要物质，同时也是构成细胞膜、神经髓鞘等结构的重要成分。碳水化合物则是人体最主要的能量来源，对于维持生命活动具有重要意义。

除了这三大营养素外，维生素和矿物质等微量营养素也是早产儿和高危儿生长发育过程中不可或缺的。这些微量营养素虽然需求量不大，但却对维持人体正常生理功能、促进生长发育具有重要作用。例如，维生素 D 有助于钙的吸收和骨骼的发育；铁则是合成血红蛋白的重要原料，对于预防贫血具有重要作用。

在估算早产儿和高危儿的营养需求时，医护人员需要根据他们的胎龄、体重、健康状况等因素进行综合考量。一般来说，早产儿由于生长发育迅速和追赶性生长的需求，他们的蛋白质、能量和其他营养素的需求往往比足月儿更高。而对于高危儿来说，他们可能存在特殊的营养需求或限制，需要根据具体情况进行调整。

在估算营养需求的基础上，医护人员还需要定期监测早产儿和高危儿的生长发育情况和营养状况，及时发现并纠正任何可能的营养偏差或不足。通过科学合理的喂养策略和精心的护理照顾，我们相信这些小生命一定能够茁壮成长。

（三）选择合适的喂养方式与工具的实际操作建议

针对早产儿和高危儿的特殊生理需求，选择合适的喂养方式与工具至关重要。这不仅关乎他们的营养摄入，更与他们的生长发育和健康状况紧密相连。在实际操作中，医护人员和家长应根据患儿的具体情况，审慎选择最适合的喂养方式与工具。

对于能够经口喂养的早产儿或高危儿，母乳无疑是首选的喂养方式。母乳中的营养成分和免疫物质对患儿的健康有着诸多益处。然而，在母乳喂养过程中，医护人员和家长需要密切关注患儿的吸吮能力和吞咽协调能力，以确保他们能够有效地摄取母乳中的营养。同时，定期评估患儿的生长发育情况和营养状况也是必不可少的环节，以便及时调整喂养策略。

当患儿无法经口喂养时，鼻胃管或胃造瘘等肠内营养方式便成为必要的选择。在这些情况下，医护人员需要确保喂养工具的清洁和无菌，以严格防止感染的发生。此外，他们还需要根据患儿的实际情况选择合适的喂养工具和喂养方式，以确保营养能够安全、有效地输送到患儿的体内。

在选择喂养方式与工具的过程中,医护人员和家长还需要充分考虑患儿的年龄和健康状况。对于年龄较小或健康状况较差的患儿,可能需要更加谨慎地选择喂养方式和工具,以确保他们的安全和健康。同时,医护人员和家长之间的密切沟通与协作也是确保喂养过程顺利进行的关键因素之一。

二、喂养策略的选择与实施的具体步骤

(一)初乳喂养与逐渐加量的实践操作

对于早产儿和高危儿来说,初乳的重要性不言而喻。初乳不仅富含营养物质,如蛋白质、脂肪、维生素和矿物质,还含有丰富的免疫活性成分,如免疫球蛋白、乳铁蛋白等,有助于提升患儿的免疫力,降低感染风险。因此,在喂养策略中,我们强调初乳喂养与逐渐加量的原则。

在初乳喂养阶段,医护人员应鼓励并指导母亲尽早开奶,以确保患儿能够及时获得初乳的滋养。对于无法直接吸吮母乳的患儿,可以采用吸奶器将初乳吸出后,通过鼻胃管或口饲的方式进行喂养。在喂养过程中,医护人员需要密切观察患儿的反应和耐受情况,及时调整喂养量和频率。

随着患儿的生长发育和胃肠功能的完善,逐渐加量成为喂养策略的关键。医护人员应根据患儿的体重增长、排便情况、消化能力等因素,逐步增加每次喂养的奶量和喂养次数。加量的过程中要注意循序渐进,避免过快过多的增加给患儿的消化系统带来负担。同时,医护人员还需定期评估患儿的营养状况,确保他们的生长发育和营养需求得到满足。

(二)母乳与配方奶的合理搭配的科学依据

在早产儿和高危儿的喂养过程中,母乳与配方奶的合理搭配至关重要。这种搭配不仅能为患儿提供充足的营养,还能促进他们的生长发育和免疫力提升。

首先,我们要明确母乳对于早产儿和高危儿的无可替代的优势。母乳中的营养成分和免疫物质有助于患儿的生长发育和免疫力提升。然而,在某些情况下,母乳可能无法满足患儿的全部营养需求,这时就需要合理搭配使用配方奶。

选择配方奶时,医护人员需要根据患儿的实际情况进行综合评估。一方面要考虑患儿的营养需求和喂养耐受性,另一方面也要注意配方奶的成分和来源。优质的配方奶应该含有与母乳相似的营养成分,如蛋白质、脂肪、碳水化合物、维生素和矿物质等。此外,对于一些特殊需求的患儿,如需要额外补充铁、钙等微量元素的患儿,医护人员还

需要选择相应的特殊配方奶。

在搭配母乳和配方奶进行喂养时，医护人员需要遵循一定的比例和喂养量。一般来说，可以先尝试以母乳为主，辅以少量配方奶的方式进行喂养。根据患儿的反应和生长发育情况，逐渐调整母乳和配方奶的比例和喂养量。在这个过程中，医护人员需要密切关注患儿的反应和生长发育情况，以确保他们能够获得充足的营养和良好的生长发育。

（三）微量元素的补充与监测的具体措施

针对早产儿和高危儿容易缺乏铁、钙、维生素 D 等微量元素的问题，我们制定了具体的补充与监测措施。这些措施旨在确保患儿获得充足的微量元素，以促进他们的健康生长和发育。

首先，对于微量元素的补充，医护人员会根据患儿的血液检测结果和临床表现来判断是否需要补充，并确定合适的补充剂量和方式。在补充过程中，医护人员会优先选择口服补充方式，以确保患儿能够安全、有效地摄取微量元素。同时，他们还会密切关注患儿的反应和耐受情况，及时调整补充策略。

其次，微量元素的监测也是确保患儿健康的重要环节。医护人员会定期为患儿进行血液检测，以了解他们体内的微量元素水平。这些检测不仅包括铁、钙、维生素 D 等主要微量元素的含量测定，还可能涉及其他相关指标的检测，以全面评估患儿的营养状况和健康状况。根据检测结果，医护人员会及时调整微量元素的补充策略，以确保患儿的健康需求得到满足。

此外，在微量元素的补充与监测过程中，医护人员还会特别注意与其他治疗措施的协调配合。例如，在使用药物治疗某些疾病时，可能会影响患儿对微量元素的吸收和利用。因此，在制定补充策略时，医护人员会充分考虑这些因素，以确保患儿的整体健康得到最大程度的保障。

（四）个性化喂养计划的制定与实施的详细步骤

个性化喂养计划的制定与实施，是确保早产儿和高危儿获得充足营养、促进其健康成长的关键环节。这一过程需要医护人员根据患儿的具体情况，综合考虑多种因素，制定出切实可行的喂养方案。

首先，医护人员需要对患儿的生理特点、营养需求、喂养方式以及潜在的健康问题进行全面评估。通过收集患儿的体重、身高、胎龄等数据，了解他们的生长发育情况；通过询问家长或观察患儿的反应，了解他们的喂养耐受性和饮食习惯；通过查阅病历和与相关科室沟通，了解患儿是否存在潜在的疾病或并发症。这些信息将为个性化喂养计划的制定提供重要依据。

其次，根据评估结果，医护人员需要制定出个性化的喂养计划。这个计划应明确患儿的每天喂养次数、每次喂养的量、喂养间隔时间以及特殊营养素的补充等具体内容。在制定计划时，医护人员需要充分考虑患儿的生长发育需求和营养需求，确保他们能够获得充足的能量和各种营养素。同时，还需要根据患儿的喂养耐受性和饮食习惯，调整喂养方式和食物质地，以提高喂养的接受度和效果。

最后，医护人员需要将喂养计划付诸实施，并密切关注患儿的反应和生长情况。在实施过程中，医护人员需要定期监测患儿的体重、身高、营养指标等数据，评估喂养计划的效果；同时还需要观察患儿的反应和排便情况，了解他们是否适应当前的喂养方式。如果发现任何问题或需要调整的地方，医护人员应及时与家长沟通，共同商讨解决方案，确保喂养计划能够顺利实施并取得预期效果。

三、营养支持的方案与调整

（一）肠外营养支持的适应症与禁忌症

肠外营养支持在早产儿或高危儿的护理中占据着至关重要的地位。当这些新生儿无法通过胃肠道正常摄取营养时，肠外营养便成为了维持他们生命活动所必需的支持手段。通过静脉途径为患儿输送必需的营养物质，肠外营养能够在关键时刻为患儿提供生命之源。

然而，肠外营养并非万能之策，更不应滥用。医护人员在决定采用肠外营养支持前，必须对患儿进行全面的评估，确保其适应症与肠外营养相匹配，并排除任何可能的禁忌症。一般来说，适应症主要包括胃肠道功能障碍、严重营养不良等情况。在这些情况下，患儿的胃肠道无法正常消化和吸收食物中的营养成分，必须通过肠外途径进行补充。

另一方面，禁忌症则是肠外营养支持的"红线"。若患儿存在严重感染、心功能衰竭等情况，则必须谨慎考虑是否采用肠外营养。因为在这些情况下，肠外营养可能会加重患儿的病情，甚至威胁其生命。医护人员必须时刻保持警惕，确保肠外营养支持的安全性和有效性。

（二）肠外营养液的配制与输注

肠外营养液的配制是一项要求极高的工作。医护人员必须严格遵循无菌原则和营养物质的均衡原则，确保每一滴营养液都能为患儿带来生命的希望。在配制过程中，医护人员需要根据患儿的营养需求和耐受性来精心选择营养物质，并按照科学的比例和顺序进行混合。每一个环节都不能有丝毫马虎，因为这直接关系到患儿的生命安全。

在输注过程中，医护人员更是需要时刻保持警惕。他们必须密切观察患儿的生命体征和输注反应，确保输注速度和剂量的准确性。过快或过慢的输注速度、过大或过小的剂量都可能对患儿造成不可逆转的伤害。此外，医护人员还需要定期监测患儿的营养状况和生化指标，以评估肠外营养支持的效果。这些监测数据能够为医护人员提供宝贵的反馈信息，帮助他们及时调整治疗方案，确保患儿能够得到最佳的营养支持。

（三）肠内营养与肠外营养的过渡与转换

当早产儿或高危儿的胃肠道功能逐渐恢复时，医护人员便需要考虑将肠外营养过渡为肠内营养。这一过程需要循序渐进，不能操之过急。医护人员需要密切关注患儿的胃肠道耐受性和营养摄入情况，根据实际情况逐渐调整肠内营养的比例和剂量。若过渡过快或剂量过大，可能会导致患儿的胃肠道再次受损；而过慢或剂量过小，则可能无法满足患儿的营养需求。

在过渡与转换过程中，医护人员还需要对患儿进行定期的评估和调整。这些评估包括生长发育情况、生化指标、喂养反应等多个方面。通过这些评估，医护人员能够及时了解患儿的营养状况和健康状况，为下一步的治疗和护理提供有力依据。同时，医护人员还需要注意患儿的喂养方式和喂养工具的调整。对于那些长期依赖肠外营养的患儿来说，突然改变喂养方式可能会带来一定的不适应。医护人员需要耐心引导和帮助患儿适应新的喂养方式，确保他们能够顺利过渡到肠内营养。

（四）营养支持过程中的并发症预防与处理

在营养支持过程中，可能会出现各种并发症，如感染、代谢紊乱、肝胆并发症等。这些并发症不仅会影响营养支持的效果，还可能对患儿的生命安全构成威胁。因此，医护人员必须密切监测患儿的生命体征和生化指标，及时发现并处理并发症。

预防感染是营养支持过程中的首要任务。医护人员需要加强患儿的护理和清洁工作，定期更换床单、衣物和尿布等物品，保持患儿皮肤的清洁和干燥。同时，医护人员还需要严格执行手卫生和消毒隔离制度，减少医院内感染的风险。对于已经发生的感染，医护人员需要立即采取相应的治疗措施，如使用抗生素等。

此外，代谢紊乱也是营养支持过程中常见的并发症之一。医护人员需要定期监测患儿的血糖、电解质等生化指标，及时发现并处理高血糖、低血糖、电解质紊乱等问题。对于已经出现的代谢紊乱，医护人员需要根据实际情况调整营养物质的摄入量和比例，以维持患儿的内环境稳定。

肝胆并发症则是肠外营养支持过程中需要特别关注的并发症之一。长时间接受肠外营养的患儿容易出现肝功能损害和胆汁淤积等问题。医护人员需要定期监测患儿的肝功能指标和胆红素水平，及时发现并处理这些问题。对于已经出现的肝胆并发症，医护人员需要采取相应的治疗措施，如调整营养物质的配方、使用保肝药物等。

四、喂养过程中的监测与记录

（一）生长曲线的绘制与分析

生长曲线是评估早产儿和高危儿生长发育情况的重要工具。通过定期测量患儿的体重、身长和头围等生长指标，并绘制成生长曲线图，医护人员可以直观地了解患儿的生长发育趋势和喂养效果。生长曲线的变化能够反映出患儿的营养状况和健康状况，为医护人员提供有价值的参考信息。

在分析生长曲线时，医护人员需要关注曲线的走势和变化。若曲线呈现平稳上升的趋势，则说明患儿的生长发育情况良好；若曲线出现波动或下降趋势，则可能提示存在营养不良、喂养不当或疾病等问题。医护人员需要根据生长曲线的变化及时调整喂养方案和治疗措施，以确保患儿能够得到最佳的营养支持和护理。

（二）喂养耐受性的评估与记录

喂养耐受性是指患儿对喂养的适应能力和耐受程度。由于早产儿和高危儿的胃肠道功能尚未发育成熟，他们对喂养的耐受性往往较差。因此，医护人员需要密切观察患儿的喂养反应和排便情况，评估喂养耐受性。在喂养过程中，医护人员需要注意观察患儿是否有呕吐、腹胀、腹泻等不耐受的表现，并及时记录。这些记录能够为医护人员提供宝贵的反馈信息，帮助他们了解患儿的喂养情况，为下一步的治疗和护理提供依据。

对于喂养不耐受的情况，医护人员需要及时采取相应的处理措施。首先，医护人员需要调整喂养方式和喂养量，以适应患儿的胃肠道功能。其次，医护人员可以使用一些促进胃肠道蠕动的药物或益生菌等辅助治疗措施来改善患儿的喂养耐受性。最后，对于严重不耐受的情况，医护人员可能需要暂时停止喂养并给予肠外营养支持。

（三）营养摄入与排泄的监测与记录

营养摄入与排泄的监测对于评估喂养效果和调整喂养策略至关重要。医护人员需要准确记录患儿的喂养量和排泄量，包括尿量、大便次数和性状等。通过这些数据的监测和分析，医护人员可以了解患儿的营养摄入情况和消化吸收功能。若患儿的营养摄入量不足或排泄量异常，则可能提示存在营养不良、消化不良或疾病等问题。医护人员需要根据监测结果及时调整喂养方案和治疗措施，以确保患儿能够得到充足的营养支持并保持良好的健康状况。

在记录营养摄入与排泄数据时，医护人员需要保持准确性和连续性。他们可以使用专门的记录表格或电子系统来记录数据，并定期整理和分析。这些数据不仅能够为医护人员提供实时的反馈信息，还能够作为患儿的治疗和护理档案，为未来的治疗提供参考依据。

五、喂养问题的预防与处理

（一）喂养不耐受的处理策略

喂养不耐受是早产儿和高危儿在喂养过程中经常遇到的问题，它可能表现为喂食后呕吐、腹胀、腹泻等症状。对于这种情况，医护人员需要采取一系列处理策略，以确保患儿能够获得充足的营养，同时减轻他们的不适。

首先，医护人员需要对喂养不耐受的原因进行评估。这可能涉及到对患儿的消化系统、代谢系统以及整体健康状况的全面了解。通过详细的病史询问、体格检查和必要的实验室检查，医护人员可以初步判断喂养不耐受的病因，如是否由食物过敏、消化酶不足或肠道感染等引起。

在评估病因的同时，医护人员还需要对喂养不耐受的严重程度进行判断。轻度的喂养不耐受可能只需要调整喂养方式或食物种类，而重度的喂养不耐受则可能需要药物治疗或特殊营养支持。

针对不同程度的喂养不耐受，医护人员会采取相应的处理策略。对于轻度的喂养不耐受，可以尝试调整喂养方式，如将连续喂养改为间断喂养，或增加喂养次数但减少每次的喂养量。此外，还可以考虑更换食物种类，选择更易消化、低过敏性的食物。

对于重度的喂养不耐受，医护人员可能会使用促消化药物来帮助患儿改善消化功能。这些药物可能包括消化酶制剂、胃肠动力药等。在使用药物治疗的同时，医护人员还需要密切关注患儿的反应和变化，及时调整治疗方案。

除了药物治疗外，医护人员还可以通过其他非药物治疗方式来缓解喂养不耐受的症状。例如，对于腹胀明显的患儿，可以采取腹部按摩或热敷的方法来促进肠道蠕动和排气。对于呕吐频繁的患儿，可以尝试采取头高脚低的体位来减少呕吐的发生。

在处理喂养不耐受的过程中，医护人员的耐心和细心至关重要。他们需要密切关注患儿的反应和变化，及时调整处理策略。同时，他们还需要与患儿家属保持密切的沟通和合作，共同为患儿的健康成长努力。

（二）喂养困难的识别与应对

喂养困难是早产儿和高危儿在喂养过程中常见的挑战之一。这些困难可能表现为吸吮无力、吞咽困难、拒绝喂养等行为，对患儿的生长发育和营养摄入产生不良影响。因此，医护人员需要准确识别喂养困难的原因，并采取相应的应对措施来帮助患儿克服这些困难。

首先，医护人员需要对喂养困难进行准确的识别。这包括观察患儿的吸吮和吞咽动作是否协调、有力，注意是否有咳嗽或窒息等异常情况发生。同时，还需要了解患儿的喂养量和喂养频率是否正常，以及是否有拒绝喂养或哭闹等行为表现。通过这些观察和分析，医护人员可以初步判断喂养困难的原因和类型。

在识别喂养困难的基础上，医护人员需要采取相应的应对措施。对于吸吮无力或吞咽困难的患儿，可以尝试改变喂养方式，如使用奶瓶喂养代替母乳喂养，或使用特殊设计的奶嘴来减少吞咽时的阻力。此外，还可以进行口腔运动训练来增强患儿的吸吮和吞咽能力。

对于拒绝喂养的患儿，医护人员需要深入了解其原因并采取相应措施。如果是因为口腔疼痛或不适导致的拒绝喂养，可以使用口腔涂抹剂或止痛药来缓解症状。如果是因为心理原因导致的拒绝喂养，可以采取心理干预措施来帮助患儿建立积极的喂养态度。

在处理喂养困难时，医护人员还需要注意与患儿家属的沟通和合作。他们需要向家属解释喂养困难的原因和处理方法，并指导家属在日常生活中如何协助患儿克服这些困难。通过家属的参与和支持，可以更好地满足患儿的营养需求并促进其健康成长。

（三）营养不良的预防与干预

营养不良是早产儿和高危儿面临的重要健康问题之一，它不仅影响患儿的生长发育和免疫功能，还可能导致长期的不良后果。因此，医护人员需要采取积极的预防和干预措施来降低营养不良的发生率并改善患儿的营养状况。

预防营养不良的关键在于提供充足的营养物质和合理的喂养策略。医护人员需要定期评估患儿的营养状况，包括体重、身高、头围等生长指标的监测以及血液生化指标的检测。通过这些评估，可以及时发现营养不良的风险并采取相应的预防措施。

为了预防营养不良的发生，医护人员需要为患儿提供全面均衡的营养物质。这包括蛋白质、脂肪、碳水化合物等宏量营养素以及维生素、矿物质等微量营养素的合理搭配。同时，还需要根据患儿的实际情况制定个性化的喂养方案，包括喂养量、喂养频率和喂养方式的调整等。

对于已经出现营养不良的患儿，医护人员需要采取相应的干预措施来改善其营养状况。这包括增加营养物质的摄入量、调整喂养方式以及使用特殊营养支持等。例如，对于严重营养不良的患儿，可能需要通过静脉营养支持来提供充足的营养物质。

在干预营养不良的过程中，医护人员还需要密切关注患儿的反应和变化，及时调整干预方案。同时，他们还需要与患儿家属保持密切的沟通和合作，共同为患儿的生长发育和健康努力。通过家属的参与和支持，可以更好地满足患儿的营养需求并促进其健康成长。

（四）家属的喂养指导与教育

家属在早产儿和高危儿的喂养过程中扮演着至关重要的角色。他们的喂养知识和技巧直接影响到患儿的营养摄入和生长发育。因此，医护人员需要对家属进行专业的喂养指导和教育，帮助他们掌握正确的喂养方式、注意事项和可能遇到的问题。

首先，医护人员需要向家属介绍早产儿和高危儿的特殊生理需求和喂养原则。这包括少量多餐、按需喂养、注意食物卫生等基本原则。同时，还需要根据患儿的具体情况提供个性化的喂养建议，如选择合适的母乳或配方奶、调整喂养量和频率等。

其次，医护人员需要指导家属掌握正确的喂养技巧和方法。这包括正确的抱姿、喂奶姿势、奶嘴选择和使用等。通过示范和讲解，医护人员可以帮助家属熟悉并掌握这些技巧和方法，从而提高喂养的效率和舒适度。

此外，医护人员还需要向家属介绍可能遇到的喂养问题和解决方法。例如，对于喂养不耐受或喂养困难的情况，医护人员可以建议家属尝试调整喂养方式或更换食物种类来缓解症状。对于营养不良的风险，医护人员可以指导家属增加营养物质的摄入量或调整喂养方案来预防营养不良的发生。

最后，医护人员需要强调家属在喂养过程中的重要性和责任。他们需要鼓励家属积极参与患儿的喂养过程，并注意观察患儿的反应和变化。同时，医护人员还需要与家属保持良好的沟通和合作，共同为患儿的生长发育和健康努力。通过家属的参与和支持，可以更好地满足患儿的营养需求并促进其健康成长。

第九章 儿科康复护理的理论与实践

第一节 儿科康复护理的基本概念与原则

一、儿科康复护理的定义与目标

（一）儿科康复护理的定义

儿科康复护理，作为康复医学与护理学在儿童领域的交叉应用，是指在儿童生长发育过程中，对于因疾病、伤残或其他健康问题导致的功能障碍，通过一系列专业化的护理措施和方法，帮助儿童恢复或改善其生理功能、心理功能和社会适应能力的过程。它不仅仅关注儿童的疾病治疗，更强调儿童的整体发展和生活质量的提升。在这个过程中，康复护理人员需要运用专业的知识和技能，与医疗团队、家庭和社会紧密合作，为儿童提供全面、系统的康复护理服务。

儿科康复护理的对象主要是存在各种功能障碍的儿童，这些功能障碍可能由先天性或后天性疾病、意外伤害、发育迟缓等多种原因引起。康复护理的目标是通过科学、系统的干预措施，帮助这些儿童最大限度地恢复或改善其功能，提高他们的生活质量。

（二）儿科康复护理的目标

儿科康复护理的目标具有多维性和综合性，旨在促进儿童的全面发展，提高其生活质量。具体来说，儿科康复护理的主要目标包括以下几个方面：

1.促进儿童生长发育

生长发育是儿童时期的重要特征，也是儿科康复护理关注的重点。康复护理人员需要通过科学的护理干预，如营养支持、运动疗法、心理干预等，促进儿童的体格生长、神经心理发育和认知能力的提升。这包括确保儿童获得充足的营养和适当的运动，以促进其骨骼、肌肉和神经系统的正常发育；同时，通过心理干预和认知训练，帮助儿童建立积极的心态和良好的认知能力，为其未来的学习和生活打下坚实的基础。

2.恢复或改善功能

针对儿童因疾病或伤残导致的功能障碍，儿科康复护理的目标是采取有效的康复护理措施，帮助其恢复或改善生理功能、心理功能和社会适应能力。这包括通过物理治疗、

146

作业治疗、语言治疗等专业化手段，改善儿童的肌肉力量、关节活动度、平衡协调能力等生理功能；同时，通过心理咨询、行为疗法等方法，帮助儿童克服心理障碍，建立积极的心态和情绪状态；此外，还需要通过社交技能训练、日常生活能力训练等措施，提高儿童的社会适应能力和生活自理能力。

3.预防并发症和继发性残疾

在康复过程中，儿童可能会出现各种并发症和继发性残疾，如肌肉萎缩、关节僵硬、压疮等。这些并发症不仅会影响康复效果，还可能给儿童带来额外的痛苦和负担。因此，儿科康复护理的目标之一是通过及时的康复护理干预，预防这些并发症和继发性残疾的发生。这要求康复护理人员具备丰富的专业知识和敏锐的观察能力，能够及时发现并处理潜在的风险因素。

4.提高生活质量

提高生活质量是儿科康复护理的最终目标。通过全面的康复护理服务，帮助儿童提高自我照护能力，增强其自信心和社交能力，从而提升其生活质量。这包括为儿童提供舒适、安全的康复环境，满足其基本的生活需求；同时，通过教育和培训，提高儿童及其家庭对康复护理的认识和理解，使他们能够更好地配合和支持康复工作；此外，还需要关注儿童的心理健康和情感需求，为其提供必要的心理支持和情感关怀。

二、儿科康复护理的基本原则

儿科康复护理作为一门专业化的护理学科，在实践中应遵循一些基本原则，以确保康复护理服务的质量和安全。以下是对这些基本原则的详细阐述：

（一）以儿童为中心

儿科康复护理的首要原则是以儿童为中心。这意味着在康复护理过程中，应充分尊重儿童的权益和需求，将其置于护理服务的核心位置。在制定康复护理计划时，应充分考虑儿童的年龄、生长发育阶段、文化背景和家庭环境等因素，确保康复护理措施符合儿童的身心特点和实际需求。同时，康复护理人员应与儿童建立良好的护患关系，关注其情感需求和心理变化，为其提供温暖、关怀和支持。

以儿童为中心的原则还要求康复护理团队具备高度的专业素养和责任心。他们应不断学习和更新儿科康复护理的知识和技能，以提供最新、最有效的护理服务。同时，他们还应与家长保持密切沟通，共同关注儿童的康复进展和需求变化，及时调整护理计划，确保康复效果的最大化。

（二）综合性原则

儿科康复护理应采用综合性的原则，将医疗、护理、康复、教育等多学科的知识和技能进行整合，为儿童提供全面、系统的康复护理服务。综合性原则强调跨学科的合作与协调，要求康复护理团队具备多元化的专业背景和技能。在实践中，这意味着康复护理人员需要与医生、物理治疗师、作业治疗师、心理咨询师等多个专业领域的专家紧密合作，共同制定个性化的康复护理方案。

综合性原则还要求关注儿童的全面发展。除了生理功能的恢复外，还应关注儿童的心理健康、社会适应能力以及教育需求等方面。这需要康复护理人员具备全面的评估能力，能够及时发现并处理儿童在康复过程中可能出现的各种问题。同时，他们还应为儿童提供丰富的康复资源和教育机会，促进其全面发展。

（三）早期干预原则

早期干预是儿科康复护理的重要原则之一。对于存在功能障碍的儿童来说，早期干预能够最大限度地发挥其生长发育潜力，预防或减轻残疾程度。因此，一旦发现儿童存在功能障碍或发育迟缓等问题，应立即进行康复护理干预。早期干预的内容包括定期的评估、及时的治疗和康复训练以及家庭教育和指导等。通过早期干预，可以帮助儿童建立正确的姿势和运动模式，预防肌肉萎缩和关节僵硬等并发症的发生；同时，还可以促进儿童的大脑发育和认知能力的提升，为其未来的学习和生活打下良好的基础。

在实践中，早期干预原则要求康复护理人员具备敏锐的观察能力和丰富的临床经验。他们应能够及时发现儿童的异常表现和发展趋势，并制定相应的干预措施。同时，他们还应与家长保持密切沟通，指导家长在日常生活中如何进行早期干预和康复训练，确保儿童在家庭环境中也能得到持续、有效的康复支持。

（四）家庭参与原则

家庭是儿童成长的重要环境，也是儿科康复护理中不可或缺的参与者。在康复护理过程中，应鼓励家庭成员积极参与其中，与医疗团队共同制定康复护理计划并学习相关的康复护理知识和技能。家庭参与不仅能够增强家庭成员对儿童的关爱和支持力度，还能够提高康复护理的效果和质量。通过家庭参与，家长可以更好地了解儿童的康复需求和进展情况并及时向医疗团队反馈儿童在家的表现和问题；同时家长还可以在日常生活中为儿童提供必要的康复训练和心理支持促进其早日恢复健康。

为了实现家庭参与原则在儿科康复护理中的有效应用需要建立良好的家庭与医疗团队沟通机制。医疗团队应定期与家长进行交流了解家庭环境、家长对康复护理的认知和态度以及儿童在家的康复情况等；同时还应为家长提供必要的康复护理培训和教育使其具备基本的康复护理知识和技能；此外还应鼓励家长积极参与康复护理计划的制定和实施过程确保其能够充分理解和配合医疗团队的工作。

三、儿科康复护理与成人康复护理的差异

（一）服务对象的不同

儿科康复护理与成人康复护理最显著的区别在于它们的服务对象。儿科康复护理的服务对象是儿童，这是一个在生理、心理和社会适应能力等方面都与成年人存在显著差异的群体。儿童的生长发育特点决定了他们在康复过程中需要更多的关注和照顾。儿科康复护理不仅要关注儿童的身体健康，还要关注他们的心理需求和社会适应能力的培养。

相比之下，成人康复护理的服务对象是成年人。成年人的生理功能和生活自理能力相对较强，但他们在面对疾病或伤残时，也需要专业的康复护理来帮助他们恢复或改善生理功能。与儿童相比，成年人在康复过程中的心理需求和社会适应能力可能更加复杂，但他们的自我意识和自我管理能力也更强。

（二）护理内容的差异

由于服务对象的不同，儿科康复护理与成人康复护理在护理内容上也存在明显的差异。儿科康复护理的内容更加注重促进儿童的生长发育和功能恢复。这包括运动训练、感知觉训练、语言训练、认知训练等方面的内容。运动训练可以帮助儿童提高肌肉力量和协调性，促进骨骼发育；感知觉训练可以提升儿童的感知能力，帮助他们更好地认识和理解周围的世界；语言训练则有助于儿童的语言表达和理解能力的发展；认知训练则旨在提升儿童的注意力、记忆力和思维能力。

而成人康复护理的内容则更加注重恢复或改善成年人的生理功能和生活自理能力。例如，对于偏瘫患者，肢体功能训练是帮助他们恢复生活自理能力的关键；对于失语患者，语言康复训练则是他们重新获得交流能力的希望。此外，成人康复护理还可能包括疼痛管理、心理康复等方面的内容，以帮助患者全面恢复身心健康。

（三）护理方法的区别

儿科康复护理与成人康复护理在护理方法上也有所不同。由于儿童的生理和心理特点，儿科康复护理需要更加注重游戏的趣味性，以激发儿童的兴趣和积极性。例如，在运动训练中，可以通过设计各种有趣的游戏和活动，让儿童在玩耍中达到训练的效果。此外，儿科康复护理还需要更加注重与家长的沟通和合作，以共同为儿童提供良好的心理支持。家长是儿童最重要的陪伴者和教育者，他们的参与和支持对于儿童的康复过程至关重要。

相比之下，成人康复护理则更加注重训练的针对性和实效性。成年人的自我意识和自我管理能力较强，他们能够更好地理解和配合康复护理人员的工作。因此，在成人康复护理中，可以根据患者的具体情况制定个性化的训练计划，以达到最佳的康复效果。同时，成人康复护理也需要关注患者的心理需求，帮助他们建立积极的心态面对疾病和康复过程。

（四）康复环境的差异

儿科康复护理与成人康复护理在康复环境方面也存在明显的差异。儿科康复护理的环境通常需要更加温馨、舒适和童趣化，以符合儿童的身心特点。这包括康复室的布置、康复器械的选择和使用等方面。例如，康复室可以采用明亮的色彩和可爱的装饰物来营造轻松愉快的氛围；康复器械则可以设计成各种有趣的形状和图案，以吸引儿童的兴趣和注意力。此外，儿童康复护理还需要关注与学校教育、社会福利等机构的衔接和合作，以为儿童提供更加全面的康复支持。这些机构可以为儿童提供教育、心理、社会适应等方面的帮助和支持，促进他们全面康复和发展。

相比之下，成人康复护理的环境则更加注重实用性和安全性。成年人的康复环境需要满足他们的生活需求和康复需求，如提供舒适的休息区域、方便的卫生间设施等。同时，成人康复环境还需要考虑到患者的安全问题，如设置防滑地板、扶手等安全设施，以防止患者在康复过程中发生意外。此外，成人康复护理还需要关注患者的隐私保护问题，为他们提供一个安全、私密的空间进行康复训练和治疗。

第二节 儿科康复护理的常用技术与方法

一、物理疗法在儿科康复护理中的应用

物理疗法，常被简称为理疗，是一种采用物理因子，如光、电、热、磁等，对人体进行治疗的方法。在儿科康复护理领域，物理疗法以其非侵入性、安全性及有效性等特点，受到了广泛的关注和应用。

（一）光疗法

光疗法是物理疗法中的一种重要手段，主要通过特定波长的光线照射人体，利用光线的辐射能来达到治疗疾病的目的。在儿科康复护理中，光疗法常用于治疗新生儿黄疸、皮肤炎症等疾病。

紫外线疗法是光疗法的一种，主要通过紫外线照射皮肤，促进皮肤中的胆红素分解和排泄，从而减轻新生儿黄疸的症状。这种方法操作简便，对患儿无创伤，疗效确切，是新生儿黄疸治疗的常用手段之一。

红外线疗法则是利用红外线的热效应，促进局部血液循环，加速新陈代谢，从而达到缓解肌肉疼痛、消炎消肿的目的。对于儿科患儿来说，红外线疗法常用于治疗肌肉拉伤、关节炎等疾病，能有效减轻患儿的疼痛感，促进炎症消退。

（二）电疗法

电疗法是利用电流刺激神经肌肉，以达到治疗目的的一种方法。在儿科康复护理中，电疗法常用于治疗肌肉无力、肌肉萎缩等疾病。

神经肌肉电刺激是一种常用的电疗法，通过给予肌肉适当的电刺激，引起肌肉收缩，从而达到增强肌肉力量、改善运动功能的目的。这种方法对于儿科患儿来说，尤其适用于因疾病或创伤导致的肌肉无力、萎缩等情况。通过神经肌肉电刺激治疗，患儿的肌肉力量可以得到显著提升，运动功能也能得到有效恢复。

功能性电刺激则是另一种重要的电疗法，它主要通过模拟正常的神经肌肉活动，对患儿进行有针对性的电刺激治疗。这种方法可以帮助患儿恢复正常的运动模式，提高运动协调性，对于改善患儿的步态异常、手足徐动等症状具有显著效果。

（三）水疗法

水疗法是利用水的物理特性，如浮力、阻力、温度等，对人体进行治疗的一种方法。在儿科康复护理中，水疗法尤其适用于肌张力异常的患儿。

通过水的浮力作用，患儿在水中的体重得到减轻，从而减轻了对关节的冲击和压力。这使得患儿在水中能够更自由地活动关节和肌肉，有助于改善肌张力异常导致的运动障碍。同时，水的阻力作用还可以增加患儿肌肉的力量和耐力，进一步提高运动功能。

此外，水疗法还可以通过调节水温来刺激患儿的皮肤感受器，促进血液循环和新陈代谢。这对于改善患儿的血液循环障碍、促进炎症消退等方面也具有积极作用。

二、作业疗法与儿科患儿的日常生活能力训练

作业疗法是一种通过有目的的作业活动来促进患儿身体和精神康复的方法。在儿科康复护理中，作业疗法对于提高患儿的日常生活能力具有重要意义。通过模拟日常生活场景进行针对性训练，可以帮助患儿更好地适应社会生活，提高其生活质量。

（一）日常生活技能训练

日常生活技能训练是作业疗法中的基础内容，主要包括穿衣、进食、洗漱等基本技

能训练。对于儿科患儿来说，这些基本技能的训练尤为重要，因为它们直接关系到患儿的生活自理能力。

在穿衣训练方面，医护人员可以根据患儿的实际情况选择合适的衣物和穿衣方式，通过反复示范和指导帮助患儿掌握正确的穿衣技巧。进食训练则需要关注患儿的咀嚼和吞咽功能恢复情况，选择适合的食物和餐具进行训练。洗漱训练则需要教会患儿正确的洗手、洗脸、刷牙等方法，培养其良好的卫生习惯。

通过日常生活技能训练，患儿的生活自理能力可以得到显著提升。这不仅有助于减轻家庭和社会的负担，更重要的是能够让患儿感受到自己的成长和进步，从而增强康复的信心和动力。

（二）精细动作训练

精细动作训练主要针对患儿手部功能障碍进行设计，包括抓握、捏取等动作的训练。这些训练对于促进手部功能的恢复和发展具有重要意义。

在精细动作训练中，医护人员可以利用各种玩具、工具等物品作为训练器材，通过游戏化的方式激发患儿的兴趣和参与度。例如，可以让患儿用积木搭建城堡、用彩笔绘画等，这些活动都需要患儿运用手部的精细动作来完成。通过反复练习和逐步提高难度，患儿的手部功能可以得到显著改善。

（三）认知能力训练

认知能力训练是作业疗法中的重要组成部分，主要通过玩具、游戏等媒介对患儿进行注意力、记忆力、思维能力等方面的训练。这些认知能力对于患儿的学习、生活和社会适应都具有重要意义。

在认知能力训练中，医护人员可以根据患儿的年龄和认知水平选择合适的玩具和游戏进行训练。例如，对于年龄较小的患儿，可以选择颜色鲜艳、形状各异的积木进行堆叠游戏，以培养其注意力和空间感知能力；对于年龄较大的患儿，则可以选择拼图游戏、记忆卡片等更具挑战性的活动进行训练。通过这些游戏化的训练方式，患儿的认知能力可以得到有效提升。

（四）社交技能训练

社交技能训练是帮助患儿学习与他人沟通、合作等社交技能的重要方法。在儿科康复护理中，组织小组活动或角色扮演游戏是进行社交技能训练的有效途径。

通过小组活动，患儿可以与同龄伙伴一起参与各种互动游戏和任务完成过程，从而学习如何与他人建立友谊、分享合作等社交技能。角色扮演游戏则可以让患儿在模拟的真实场景中扮演不同的角色进行互动和交流，这有助于培养其同理心和解决冲突的能力。

通过这些社交技能训练，患儿的社会适应能力可以得到显著提升。

三、语言疗法与沟通训练

语言疗法是针对语言障碍患儿进行的一种重要的康复治疗方法。在儿科康复护理中，语言疗法占据着举足轻重的地位，它对于促进患儿的语言发展和沟通能力具有至关重要的作用。通过专业的语言疗法师对患儿进行评估和治疗，可以有效地改善或纠正患儿的语言障碍，提高其语言表达和理解能力，进而促进患儿的社交能力和整体发展。

（一）口语表达训练

口语表达训练是语言疗法中的核心内容之一。对于语言障碍的患儿来说，口语表达能力的欠缺往往会严重影响他们的日常交流和社交能力。因此，通过专业的口语表达训练，可以帮助患儿提高发音清晰度、增加词汇量、改善语法结构，进而提升他们的口语表达能力。

在口语表达训练中，模仿和跟读是两种常用的方法。模仿训练要求患儿跟随治疗师或家长的发音进行模仿，通过反复的练习来熟悉和掌握正确的发音方式。跟读训练则是让患儿跟随治疗师或家长的阅读进行跟读，通过模仿和记忆来逐渐提高自己的阅读和口语表达能力。这两种方法都需要治疗师或家长耐心引导，鼓励患儿积极参与，并及时给予正面的反馈和奖励。

（二）听力理解训练

听力理解是语言发展的基础，对于语言障碍的患儿来说同样重要。通过听力理解训练，可以帮助患儿提高听懂他人说话的能力，进而促进他们的语言理解和交流能力。

在听力理解训练中，可以利用各种听力材料，如故事、指令等，对患儿进行训练。治疗师或家长可以根据患儿的实际情况选择合适的听力材料，并通过讲解、提问等方式引导患儿进行听力理解练习。例如，可以让患儿听故事并回答相关问题，或者按照指令完成相应的动作等。通过这些训练，可以逐渐提高患儿的听力理解能力，为他们的语言发展打下坚实的基础。

（三）阅读理解训练

阅读理解是语言能力的另一个重要组成部分。对于语言障碍的患儿来说，阅读理解能力的欠缺往往会限制他们的知识获取和学习能力。因此，通过阅读理解训练，可以帮助患儿提高阅读兴趣和阅读能力，进而促进他们的整体发展。

在阅读理解训练中，可以利用图画书、文字材料等媒介对患儿进行训练。治疗师或家长可以根据患儿的实际情况选择合适的阅读材料，并通过讲解、讨论等方式引导患儿进行阅读理解练习。例如，可以让患儿看图画书并讲述故事情节，或者阅读短文并回答相关问题等。通过这些训练，可以逐渐提高患儿的阅读理解能力，培养他们的阅读兴趣和习惯。

（四）沟通技能训练

沟通技能是语言能力的综合体现，它包括口语表达、听力理解、阅读理解以及非语言沟通方式等多个方面。对于语言障碍的患儿来说，沟通技能的欠缺往往会严重影响他们的社交能力和生活质量。因此，通过沟通技能训练，可以帮助患儿提高整体沟通能力，更好地融入社会和生活。

在沟通技能训练中，除了口语表达、听力理解和阅读理解训练外，还需要教授患儿使用手势、表情等非语言沟通方式。这些非语言沟通方式在日常交流中同样重要，它们可以帮助患儿更好地表达自己的情感和需求，增强与他人的互动和交流。此外，还需要教授患儿如何发起对话、维持话题等沟通技能。这些技能在社交场合中非常实用，可以帮助患儿更好地与他人建立联系和友谊。

四、心理康复与行为疗法

心理康复和行为疗法在儿科康复护理中同样具有重要意义。这些方法主要针对患儿的心理问题和行为异常进行干预和治疗，旨在帮助患儿建立健康的心理状态和良好的行为习惯，促进他们的全面康复和发展。

（一）心理咨询与支持

心理咨询与支持是心理康复的重要组成部分。在儿科康复护理中，患儿及其家庭常常面临着巨大的心理压力和困难。这些压力可能来源于疾病本身、治疗过程、康复效果的不确定性以及社会环境的适应等。因此，为患儿及其家庭提供心理咨询和支持服务至关重要。

心理咨询可以帮助患儿及其家庭了解和处理康复过程中的心理问题，如焦虑、抑郁、恐惧等。通过专业的心理咨询师的引导，患儿及其家庭可以学会如何应对这些情绪问题，建立积极的应对策略和心理防御机制。同时，心理咨询师还可以为患儿提供个性化的心理支持，帮助他们建立自信、增强自我认知和自我价值感。

（二）行为疗法

行为疗法是针对患儿的行为问题进行干预和治疗的一种方法。它采用行为分析、正性强化等技术，对患儿的不良行为进行干预和纠正，培养其良好的行为习惯。在儿科康复护理中，行为疗法广泛应用于各种行为问题的治疗，如注意力缺陷多动障碍、自闭症谱系障碍等。

通过行为分析技术，治疗师可以对患儿的行为进行细致的观察和记录，找出不良行为的根源和触发因素。然后，根据行为分析的结果，制定个性化的行为干预计划。这些计划通常包括正性强化、惩罚、模仿学习等多种技术，旨在通过改变环境刺激和行为后果来纠正患儿的不良行为。

（三）认知疗法

认知疗法是一种针对患儿的思维方式和认知模式进行干预和治疗的方法。它通过改变患儿的思维方式和认知模式，帮助其建立积极的自我概念和应对策略。在儿科康复护理中，认知疗法主要应用于各种情绪障碍和心理问题的治疗。

认知疗法强调思维对情绪和行为的影响。治疗师通过与患儿的交流和引导，帮助他们识别和改变消极的思维模式和认知偏差。例如，对于自卑的患儿，治疗师可以帮助他们认识到自己的优点和价值，建立积极的自我形象；对于焦虑的患儿，治疗师可以教他们学会放松技巧、应对恐惧的方法等。通过这些干预措施，可以帮助患儿建立更加健康、积极的心理状态。

（四）家庭治疗

家庭治疗是将家庭作为一个整体进行治疗干预的一种方法。在儿科康复护理中，家庭治疗具有重要意义，因为家庭是患儿生活的主要环境，对患儿的康复和发展具有深远的影响。通过家庭治疗，可以改善家庭环境和亲子关系，促进患儿的康复和成长。

在家庭治疗中，治疗师会邀请家庭成员一起参与治疗过程。他们通过观察和评估家庭成员之间的互动和交流方式，找出存在的问题和困难。然后，根据评估结果制定个性化的治疗计划，旨在改善家庭环境、增强亲子关系、提高家庭应对能力等。这些计划可能包括沟通技巧培训、情绪管理指导、亲子活动安排等多种措施。通过这些干预措施的实施，可以帮助家庭成员建立更加健康、和谐的关系，为患儿的康复和成长提供良好的支持。

五、中医康复技术在儿科康复护理中的实践

中医康复技术以中医理论为指导，采用针灸、推拿、中药等方法进行治疗和康复。在儿科康复护理中，中医康复技术具有独特优势和良好效果。

（一）针灸疗法

针灸疗法作为中医学的瑰宝，已有数千年的历史。它通过刺激特定的穴位和经络系统，调节人体的气血运行和脏腑功能，以达到治疗疾病的目的。在儿科康复领域，针灸

疗法凭借其独特的优势和显著的效果，被广泛应用于小儿脑瘫、遗尿等多种疾病的治疗中。

针灸疗法的理论基础是经络学说，认为人体内部存在着一个复杂而精密的经络系统，通过刺激这些经络上的特定穴位，可以调整和平衡人体的生理功能。在儿科康复中，针灸师会根据患儿的病情和体质特点，选择合适的穴位和刺激方法，以达到最佳的治疗效果。

对于小儿脑瘫等神经系统疾病，针灸疗法可以刺激患儿的脑部神经，促进神经系统的发育和修复。同时，针灸还可以改善患儿的肌张力异常、运动功能障碍等问题，提高其生活质量和自理能力。对于遗尿等泌尿系统疾病，针灸疗法则可以通过调节患儿的膀胱功能和排尿反射机制，达到减少或消除遗尿的目的。

在实施针灸疗法时，针灸师需要严格遵守操作规范和安全标准，确保患儿的安全和舒适。同时，他们还需要密切关注患儿的反应和病情变化，及时调整治疗方案和刺激强度。通过科学、规范的针灸治疗，可以帮助患儿恢复健康、重拾信心。

（二）推拿疗法

推拿疗法是中医学中的一种传统手法治疗技术，通过手法按摩和穴位刺激，促进气血流通和肌肉松弛，达到缓解疼痛、改善功能的目的。在儿科康复中，推拿疗法以其安全、无副作用的特点和显著的治疗效果，受到了广泛的关注和应用。

推拿疗法的理论基础是中医的脏腑经络学说和气血理论。它认为人体内部存在着一个复杂而有序的气血运行系统，通过手法的按摩和刺激，可以调整和平衡这个系统的运行状态。在儿科康复中，推拿师会根据患儿的病情和体质特点，运用推、拿、揉、捏等手法技巧，在特定的穴位和经络上进行操作，以达到最佳的治疗效果。

对于小儿肌张力异常、运动功能障碍等问题，推拿疗法可以通过手法的按摩和拉伸作用，促进肌肉的松弛和柔韧性的提高。同时，它还可以改善患儿的血液循环和淋巴回流状况，加速代谢产物的排出和营养物质的吸收。这些作用共同促进了患儿运动功能的恢复和提高。

此外，推拿疗法还可以通过刺激患儿的穴位和经络系统，调节其脏腑功能和内分泌系统的平衡。这有助于改善患儿的食欲、睡眠和情绪状况等问题，提高其整体健康水平和生活质量。

在实施推拿疗法时，推拿师需要注重手法的柔和、渗透和持久性，避免对患儿造成不必要的疼痛和损伤。同时，他们还需要密切关注患儿的反应和病情变化，及时调整治疗方案和手法强度。通过科学、规范的推拿治疗，可以帮助患儿缓解疼痛、改善功能、提高生活质量。

（三）中药疗法

中药疗法是中医学中的核心治疗手段之一，它利用中药的药性归经和配伍原则，对患儿进行辨证施治。在儿科康复中，中药疗法常用于治疗小儿脾胃虚弱、营养不良等问题，通过调理脏腑功能、改善气血状况来促进患儿的康复和成长。

中药疗法的理论基础是中医的辨证论治原则。它认为疾病的发生和发展与人体内部的阴阳失衡、脏腑功能失调等因素有关。因此，在治疗疾病时，需要根据患儿的体质、病情和病因等因素进行综合分析，选择合适的中药进行配伍和应用。通过中药的药性作用，可以调整患儿的阴阳平衡、脏腑功能和气血状况，达到治疗疾病的目的。

对于小儿脾胃虚弱等消化系统疾病，中药疗法可以采用健脾开胃、消食化积的中药进行治疗。这些药物可以促进患儿的胃肠蠕动和消化液分泌，改善其食欲和消化功能。同时，中药还可以调节患儿的肠道菌群平衡和免疫功能，预防肠道感染和其他并发症的发生。对于营养不良等营养代谢性疾病，中药疗法则可以通过滋补肝肾、益气养血等方法进行治疗。这些药物可以促进患儿的营养物质吸收和利用，提高其生长发育水平和免疫力。

在实施中药疗法时，医生需要根据患儿的病情和体质特点进行辨证施治，选择合适的中药进行配伍和应用。同时，他们还需要密切关注患儿的反应和病情变化，及时调整治疗方案和药物剂量。通过科学、规范的中药治疗，可以帮助患儿调理脏腑功能、改善气血状况、促进康复和成长。

（四）饮食调养

饮食调养是中医康复护理中的重要组成部分，它根据患儿的体质和病情特点，制定合理的饮食调养方案。通过食疗的方式改善患儿的营养状况和脏腑功能，促进其康复和成长。在儿科康复中，饮食调养具有特别重要的意义，因为儿童的生长发育迅速，对营养物质的需求量大，同时他们的消化系统和免疫系统也相对脆弱，容易受到各种疾病的影响。

饮食调养的原则是因人而异、因病而异。对于不同的患儿和不同的疾病类型，需要制定不同的饮食调养方案。例如对于脾胃虚弱、消化不良的患儿应该采用易于消化、营养丰富的食物如粥类、面食等，并适当添加健脾开胃的中药食材如山楂、麦芽等；对于营养不良、贫血的患儿则应该注重补充优质蛋白质、铁元素等营养物质如瘦肉、猪肝等，并适当搭配益气养血的中药食材如红枣、枸杞等。通过个性化的饮食调养方案，可以满足患儿生长发育所需的营养物质，改善其营养状况，提高免疫力，促进康复。

在实施饮食调养时，还需要注意食物的卫生和安全。避免给患儿食用过期、变质或不卫生的食物，以免引发食物中毒或其他感染性疾病。同时，还需要关注患儿的饮食习惯和口味偏好，尽可能提供多样化的食物选择，以增加其食欲和进食量。通过与家长的合作和沟通，可以共同为患儿制定合理、科学的饮食调养计划，促进其康复和成长。

（五）情志护理

情志护理是中医康复护理中的特色内容之一，它注重情志因素对健康的影响。在儿科康复护理中，情志护理尤为重要，因为儿童正处于生长发育的关键时期，心理和情感的发展也尤为敏感和脆弱。因此，了解患儿的心理需求、情绪变化以及家庭环境等因素，提供针对性的心理支持和干预措施是情志护理的核心任务。

情志护理的目标是通过心理干预和支持帮助患儿建立积极的心态和情绪状态。对于因疾病或伤残导致的功能障碍的患儿来说，他们往往面临着巨大的心理压力和挫败感。因此，情志护理人员需要运用专业的心理知识和技能，对患儿进行心理疏导和安慰，帮助他们正视自己的病情和康复过程，树立战胜疾病的信心和勇气。同时，还需要与患儿的家长进行密切沟通和合作，共同为患儿创造一个温馨、和谐、支持性的康复环境。

在实施情志护理时，情志护理人员需要注重与患儿的沟通交流。通过倾听患儿的心声、关注他们的情绪变化、理解他们的需求和困惑等方式，建立起良好的护患关系。在此基础上，可以运用认知行为疗法、心理暗示法、音乐疗法等多种心理干预手段，对患儿进行个性化的情志护理。这些手段可以帮助患儿缓解焦虑、抑郁等负面情绪，提高他们的情绪调节能力和心理适应能力。

此外，情志护理人员还需要关注患儿的家庭环境和社会支持情况。通过与家长的沟通交流和家庭教育指导等方式，帮助家长正确面对患儿的病情和康复过程，提供情感支持和教育引导。同时，还可以借助社会资源和力量，为患儿提供更多的康复机会和社交平台，促进他们的全面发展和成长。通过科学、规范的情志护理服务，可以帮助患儿建立积极的心态和情绪状态，有利于其康复和成长。

第十章　儿科呼吸系统疾病的预防与护理

第一节　小儿肺炎的预防与日常护理

一、小儿肺炎的预防措施

（一）增强儿童体质，提高抗病能力

预防小儿肺炎的首要任务是增强儿童的体质，提高他们的抗病能力。儿童的免疫系统尚未完全发育成熟，因此他们更容易受到各种病原体的侵袭。为了增强孩子的体质，家长应该注重孩子的饮食营养，确保他们摄入足够的蛋白质、维生素和矿物质。蛋白质是构成免疫细胞的重要成分，维生素和矿物质则有助于免疫系统的正常运作。家长可以通过合理搭配食物，让孩子多吃瘦肉、鱼类、蔬菜、水果等富含营养的食物。

此外，鼓励孩子多参加户外活动，增加体育锻炼也是提高抗病能力的重要途径。户外活动可以让孩子接触到更多的阳光和新鲜空气，有助于促进体内维生素 D 的合成，增强骨骼和肌肉的发育。同时，适当的体育锻炼可以促进血液循环和新陈代谢，提高心肺功能，增强身体的抵抗力。家长可以根据孩子的年龄和兴趣选择合适的运动方式，如跑步、跳绳、游泳等。

（二）注重个人卫生，减少感染机会

个人卫生是预防小儿肺炎的重要环节之一。儿童的抵抗力较弱，容易受到病原体的侵袭，因此家长应该注重孩子的个人卫生习惯的培养。首先，家长要教导孩子养成勤洗手的好习惯。手是传播病原体的重要途径之一，因此保持手部清洁是预防疾病的关键。家长可以在孩子接触公共设施或进食前提醒他们洗手，并使用流动水和肥皂彻底清洁双手。

此外，避免让孩子接触患有呼吸道疾病的人群也是减少感染机会的重要措施。呼吸道疾病主要通过空气飞沫传播，因此让孩子远离患者可以减少病原体的传播机会。如果家庭成员中有人患有呼吸道疾病，应采取隔离措施，如佩戴口罩、分餐制等，以避免与孩子密切接触。

（三）定期接种疫苗，建立免疫屏障

接种疫苗是预防小儿肺炎的有效手段之一。疫苗可以刺激机体产生特异性免疫力，从而预防相应病原体的感染。家长应该按照计划免疫程序定期带孩子接种疫苗，如肺炎球菌疫苗、流感疫苗等。这些疫苗可以帮助孩子建立免疫屏障，降低感染肺炎的风险。在接种疫苗时，家长应该选择正规的医疗机构，并遵循医生的建议和注意事项。

（四）保持室内空气流通，优化生活环境

保持室内空气流通有助于降低病毒和细菌在密闭环境中的传播风险。家长应该定期开窗通风，保持室内空气新鲜。在开窗通风时，要注意避免孩子直接吹风受凉。同时，避免在室内吸烟也是非常重要的。烟草烟雾中含有大量的有害物质，对孩子的呼吸系统造成严重的损害。因此家长应该严格禁止在室内吸烟，为孩子创造一个无烟的环境。

此外，保持室内清洁和卫生也是预防小儿肺炎的重要措施之一。家长应该定期清理孩子的玩具和用品，避免病菌的滋生和传播。在清洁时，可以使用消毒剂或紫外线灯等工具进行彻底消毒。同时还要注意保持室内适宜的湿度和温度，有助于缓解孩子的呼吸道不适症状。

二、小儿肺炎的日常护理要点

（一）密切观察病情变化

在孩子患病期间，家长应该密切观察孩子的病情变化。小儿肺炎的症状包括发热、咳嗽、呼吸困难等，家长应该注意观察孩子的体温、呼吸频率和深度以及咳嗽情况等指标。一旦发现孩子病情加重或出现新的症状，应及时就医以免延误治疗。在观察病情变化时，家长还应该注意记录孩子的症状变化和用药情况，以便为医生提供准确的诊断和治疗依据。

（二）保持呼吸道通畅

保持呼吸道通畅对于小儿肺炎的治疗至关重要。由于孩子的咳嗽反射尚未完全发育成熟，因此他们可能无法有效地咳出痰液。家长应该鼓励孩子多喝水以稀释痰液促进排痰；对于年龄较小的孩子可以通过拍背的方式帮助排痰；同时保持室内空气湿度适宜也有助于缓解孩子的咳嗽和呼吸困难症状。在拍背时家长应该注意力度适中避免对孩子造成伤害；在使用加湿器时也要注意定期清洗避免滋生细菌。

（三）合理安排饮食和休息

在孩子患病期间，家长应该合理安排孩子的饮食和休息。给予孩子清淡易消化的食物如粥、面条等；避免油腻辛辣等刺激性食物以免加重孩子的胃肠道负担；鼓励孩子多摄入新鲜蔬菜和水果以补充维生素和矿物质；同时保证孩子充足的睡眠和休息时间有助于身体的恢复。在安排饮食时家长还应该注意食物的卫生和安全避免食物中毒等问题的发生；在休息时也要注意保持室内安静避免干扰孩子的睡眠。

（四）注意口腔和皮肤护理

口腔和皮肤护理是小儿肺炎日常护理中不可忽视的环节之一。由于孩子患病期间可能会出现食欲不振、口腔干燥等问题，因此家长应该督促孩子养成饭后漱口的好习惯以保持口腔清洁；对于年龄较小的孩子家长可以用棉签蘸取生理盐水轻轻擦拭口腔以去除残留食物和细菌；同时保持孩子皮肤清洁干燥避免汗液和尿液长时间刺激皮肤引起感染等问题；在洗澡时也要注意水温适宜避免孩子受凉加重病情。

（五）遵医嘱用药和定期复诊

家长应该严格按照医嘱给孩子用药不可随意增减剂量或更改用药时间以免影响治疗效果甚至产生不良反应；同时定期带孩子去医院复诊以便医生及时了解孩子的病情恢复情况并根据需要调整治疗方案；在复诊时家长还应该向医生详细描述孩子的症状变化和用药情况以便医生做出准确的诊断和治疗决策；如果孩子出现任何不适或异常情况应及时就医以免延误治疗时机造成严重后果。

三、环境调整与生活方式改善

环境调整与生活方式改善在儿科康复护理中占据着举足轻重的地位。对于正在康复过程中的儿童来说，一个舒适、健康的生活环境以及良好的生活方式，不仅有助于身体的恢复，更能对心理产生积极的影响。

（一）保持室内空气清新

空气是生命之源，对于儿童这一高风险人群尤为重要。儿童的呼吸系统尚未发育完全，对空气中的有害物质更为敏感。因此，保持室内空气清新至关重要。

除了定期开窗通风这一基本措施外，家长还可以考虑使用空气净化器等先进设备来进一步净化室内空气。这些设备可以有效去除空气中的病毒、细菌、花粉、尘螨等有害物质，从而降低儿童感染呼吸道疾病的风险。

此外，家长还应避免在室内放置过多物品，尤其是毛绒玩具、地毯等容易滋生细菌和尘螨的物品。保持室内简洁、整洁，不仅可以减少灰尘和细菌的滋生地，还有助于提高室内空气质量。

（二）调整室内温度和湿度

适宜的温度和湿度对于儿童的呼吸道健康至关重要。过冷或过热、过湿或过干的环境都可能对儿童的呼吸道产生刺激，引发咳嗽、气喘等症状。

家长应根据天气变化和孩子的情况灵活调整室内温度和湿度。在寒冷的冬季，可以使用暖气或空调等设备保持室内温暖；在干燥的秋季，可以使用加湿器增加室内湿度。同时，家长还应注意避免让孩子长时间处于空调直吹或风扇直吹的状态下，以免引发感冒或其他呼吸道疾病。

（三）避免接触过敏原

对于过敏体质的儿童来说，避免接触过敏原是预防呼吸道疾病发作的重要措施。常见的过敏原有花粉、尘螨、动物皮毛等。家长应密切关注孩子的过敏史和过敏症状，尽量避免孩子接触已知的过敏原。

在春季等过敏高发季节，家长应尽量减少孩子外出活动的时间，或采取必要的防护措施，如佩戴口罩、穿长袖衣服等。同时，家长还应注意定期清洁孩子的玩具、衣物和床上用品等物品，去除上面的灰尘和细菌等过敏原。

（四）改善生活方式

良好的生活方式对于提高儿童的免疫力和促进身体康复具有重要意义。家长应引导孩子养成规律作息的习惯，保证充足的睡眠时间和良好的睡眠质量。合理的饮食也是必不可少的，家长应为孩子提供均衡、营养丰富的饮食，多摄入富含蛋白质、维生素和矿物质的食物。

此外，适当的运动也有助于提高孩子的身体素质和免疫力。家长可以根据孩子的年龄和身体状况选择合适的运动方式，如散步、跑步、游泳等。这些运动不仅可以增强孩子的肌肉力量和心肺功能，还可以促进新陈代谢和血液循环，有助于身体的康复和健康。

四、家长的健康教育与心理支持

在儿科康复护理中，家长的健康教育和心理支持同样重要。家长是孩子最亲密的照顾者和陪伴者，他们的知识和态度直接影响着孩子的康复效果和生活质量。

（一）了解小儿肺炎相关知识

首先，家长需要通过各种途径了解小儿肺炎的相关知识，包括病因、症状、治疗及护理等方面的内容。这些知识可以帮助家长更好地识别孩子的病情，及时采取措施进行干预和治疗。同时，了解疾病的发展过程和预后情况也有助于家长做好心理准备，积极应对可能出现的各种情况。

家长可以通过参加医院举办的健康讲座、阅读相关书籍和资料、咨询医生或护士等途径获取小儿肺炎的相关知识。此外，随着互联网的发展，家长还可以利用网络资源进行在线学习和交流，与其他家长分享经验和心得。

（二）积极配合医生治疗

在孩子患病期间，家长需要积极配合医生的治疗方案，按照医嘱给孩子用药和进行护理。同时，保持与医生的沟通也是非常重要的，家长可以及时向医生反映孩子的病情变化，以便医生根据实际情况调整治疗方案。

此外，家长还需要注意观察孩子的病情变化和药物反应情况，如发现异常情况应及时向医生报告。同时，家长还应遵循医生的建议，合理安排孩子的饮食和休息时间，为孩子的康复创造良好的条件。

（三）给予孩子心理支持

孩子患病期间可能会出现焦虑、恐惧等负面情绪，这些情绪不仅会影响孩子的心理健康，还可能对治疗效果产生不良影响。因此，家长需要给予孩子足够的关爱和陪伴，帮助他们建立战胜疾病的信心。

家长可以通过讲故事、玩游戏等方式转移孩子的注意力，缓解他们的紧张情绪。同时，家长还应鼓励孩子表达自己的感受和想法，倾听他们的心声，给予积极的回应和支持。这些做法不仅可以增强孩子的安全感和归属感，还有助于提高他们的自我调节能力和应对压力的能力。

（四）关注自身情绪变化

在孩子患病期间，家长自身的情绪状态也会对孩子产生影响。如果家长过于焦虑或沮丧，可能会传递给孩子负面情绪，加重他们的心理负担。因此，家长需要关注自己的情绪变化，及时调整心态，保持积极乐观的态度。

家长可以通过与亲朋好友交流、参加户外活动等方式释放压力。同时，家长还应学会自我调节情绪的方法，如深呼吸、冥想等。这些方法可以帮助家长缓解紧张情绪，保持平和的心态，从而更好地照顾和陪伴孩子。

（五）建立家庭支持系统

最后，建立家庭支持系统对于孩子康复具有重要意义。家庭是孩子成长的重要环境之一，家庭成员的支持和关爱对孩子的康复起着至关重要的作用。因此，家长需要与其他家庭成员共同建立家庭支持系统，共同照顾和关爱孩子。

家庭成员之间应保持良好的沟通和协作，共同应对孩子患病带来的挑战。同时，家庭成员还可以分工合作，减轻照顾孩子的压力。例如，可以安排专人负责孩子的饮食起居和日常护理，其他人则负责陪伴孩子玩耍和学习等。这样的分工合作不仅可以提高照顾效率和质量，还能让家庭成员更好地应对康复过程中的各种困难和挑战。

第二节 小儿哮喘的发作控制与长期管理

一、哮喘发作的识别与应急处理

（一）哮喘发作的识别

哮喘，作为一种常见的慢性呼吸道疾病，其发作时的症状对于患儿及其家属来说是需要特别关注的。典型的哮喘发作症状包括呼吸急促、胸闷、咳嗽以及喘息声，这些症状可能在夜间或清晨表现得尤为明显。当患儿出现这些症状时，他们可能会表现得烦躁不安，无法平卧休息，甚至在说话时都可能出现不连贯的现象。

对于医护人员和家属而言，密切观察患儿的症状变化是至关重要的。这种观察不仅仅是为了及时识别哮喘的发作，更是为了确保能够迅速而准确地采取应急处理措施，从而减轻患儿的痛苦并防止病情进一步恶化。因此，了解并熟悉哮喘发作的典型症状，是每一位医护人员和患儿家属的必备知识。

（二）应急处理措施

一旦识别出患儿正在经历哮喘发作，应立即启动应急处理流程。首先，要确保患儿处在一个安全的环境中，远离那些可能诱发哮喘发作的因素。这些诱发因素可能包括烟雾、花粉、宠物皮屑等，它们都可能刺激患儿的呼吸道，加重病情。

其次，给予患儿快速缓解药物是应急处理的关键步骤。这类药物通常包括吸入型短效β2受体激动剂，它们能够迅速扩张支气管，缓解哮喘症状。在使用这些药物时，要确保患儿能够正确吸入，以达到最佳的治疗效果。

同时，保持患儿的呼吸道通畅也是非常重要的。可以让患儿采取半卧位或坐位，这样有利于呼吸道的顺畅，减轻呼吸困难的症状。如果患儿无法自行排痰，可以通过拍背等方式帮助他们排出痰液。

（三）观察病情变化

在采取应急处理措施后，医护人员和家属需要密切观察患儿的病情变化。这包括观察症状是否得到缓解，呼吸是否变得顺畅，以及是否有其他异常症状出现。

如果症状得到缓解，说明应急处理措施有效，可以继续观察并避免患儿再次接触诱发因素。然而，如果症状持续加重或出现其他严重症状，如呼吸困难加重、口唇或指甲发绀等，这表明患儿的病情可能正在恶化。在这种情况下，应立即就医，寻求专业医生的帮助。

（四）预防复发

预防哮喘的复发是长期管理的重要目标。为了达到这个目标，需要采取一系列的综合措施。首先，定期随访是必不可少的。通过定期随访，医生可以及时了解患儿的病情变化，调整治疗方案，并给予必要的指导。

其次，规范使用药物也是预防复发的关键。患儿需要按照医生的指导，定时定量地服用药物，以确保药物能够发挥最佳的治疗效果。同时，家属也要监督患儿的药物使用，确保他们不会过量或不足量地使用药物。

此外，避免诱发因素也是预防复发的重要措施。家属需要了解并识别那些可能诱发哮喘发作的因素，并帮助患儿尽量避免接触这些因素。例如，如果患儿对某种花粉过敏，那么在花粉季节就应该尽量减少户外活动，或者采取适当的防护措施。

二、药物治疗与非药物治疗

（一）药物治疗

药物治疗在哮喘管理中扮演着至关重要的角色。根据患儿的病情严重程度、年龄以及个体差异，医生会制定个性化的药物治疗方案。常用的药物包括吸入型糖皮质激素、长效β2 受体激动剂以及白三烯调节剂等。

吸入型糖皮质激素是哮喘治疗的基础药物，它能够减轻气道炎症，降低气道高反应性，从而改善肺功能并减少哮喘发作的频率。长效β2 受体激动剂则能够扩张支气管，缓解哮喘症状，尤其适用于夜间哮喘的控制。而白三烯调节剂则通过调节气道内的白三烯水平，发挥抗炎作用，进一步改善哮喘症状。

在使用这些药物时，需要严格按照医嘱进行，避免过量或不足量使用。过量使用可能会导致药物副作用的增加，而不足量使用则可能无法达到理想的治疗效果。因此，患儿及其家属需要密切配合医生，确保药物的正确使用。

（二）非药物治疗

除了药物治疗外，非药物治疗在哮喘管理中同样具有重要意义。这主要包括避免诱发因素、保持室内空气清新以及进行适当的体育锻炼等措施。

避免诱发因素是预防哮喘发作的重要手段。诱发因素可能因人而异，常见的包括过敏原（如尘螨、花粉等）、空气污染、冷空气刺激等。通过识别和避免这些诱发因素，可以显著减少哮喘发作的频率和严重程度。例如，对尘螨过敏的患儿可以采取除螨措施，如使用防螨床罩、枕套等；对花粉过敏的患儿在花粉季节应尽量减少户外活动，外出时佩戴口罩等。

保持室内空气清新也是预防哮喘发作的有效措施之一。室内空气污染可能来源于烟草烟雾、烹饪油烟、宠物皮屑等。为了保持室内空气清新，可以定期开窗通风、使用空气净化器等方法来降低室内空气中的污染物浓度。此外，避免在室内吸烟也是非常重要的，因为烟草烟雾中的有害物质会刺激患儿的呼吸道，加重病情。

适当的体育锻炼可以增强患儿的体质和免疫力，减少呼吸道感染的机会，从而有助于预防哮喘发作。在选择体育锻炼项目时，应根据患儿的年龄、病情以及兴趣爱好进行选择。一些低强度的有氧运动，如散步、慢跑、游泳等，是比较适合哮喘患儿的运动方式。在进行体育锻炼时，要注意避免在空气污染严重或寒冷的环境中进行，以免诱发哮喘发作。同时，运动前后进行适当的热身和放松活动也是非常重要的。

（三）免疫治疗

对于某些特定类型的哮喘，如过敏性哮喘，免疫治疗可能是一个有效的选择。免疫治疗又称为脱敏治疗或减敏治疗，其原理是通过给予患儿逐渐增加的过敏原提取物（如花粉、尘螨等），使其逐渐适应并减少过敏反应。这种治疗方法需要在专业医生的指导下进行，因为过敏原提取物的剂量和给予方式需要根据患儿的具体情况进行调整。同时，免疫治疗过程中也需要密切监测患儿的反应和病情变化，以确保治疗的安全性和有效性。如果免疫治疗成功，患儿对过敏原的敏感性将显著降低，从而减少哮喘发作的频率和严重程度。但需要注意的是，免疫治疗并非适用于所有哮喘患儿，其疗效也因人而异。因此，在决定是否进行免疫治疗时，需要充分评估患儿的病情和个体差异。

（四）其他辅助治疗

除了上述的药物治疗和非药物治疗外，还有一些其他辅助治疗可以帮助患儿更好地管理哮喘。例如呼吸治疗可以帮助患儿学会正确的呼吸技巧和方法，从而改善肺功能并减少呼吸困难的感觉。心理治疗则可以帮助患儿减轻焦虑和压力等负面情绪，提高他们应对哮喘发作的能力。这些辅助治疗需要根据患儿的具体情况和需求进行选择和实施，以达到最佳的治疗效果。同时，这些辅助治疗也需要与药物治疗和非药物治疗相结合，形成一个综合性的治疗方案。通过全面的治疗和管理，我们可以帮助哮喘患儿更好地控制病情，提高他们的生活质量。

三、定期随访与病情监测

（一）定期随访的重要性及实施方法

定期随访在哮喘的长期管理中占据着举足轻重的地位。对于哮喘患儿而言，定期随访不仅是一个医学观察的过程，更是一个全面、系统地了解病情变化、评估治疗效果以及调整治疗方案的重要环节。通过定期随访，医生能够及时了解患儿的病情发展，发现潜在的问题，并根据实际情况调整治疗方案，从而确保患儿得到最佳的治疗效果。

实施定期随访时，医生应根据患儿的病情和控制情况来确定随访的频率。对于病情较为稳定、控制良好的患儿，每月进行一次随访可能较为合适；而对于病情较为严重或控制不佳的患儿，则可能需要增加随访频率，甚至每周进行一次随访。随访的内容应包括询问患儿的病情变化、症状表现、药物使用情况等，并进行必要的体格检查和实验室检查，以全面评估患儿的病情。

（二）病情监测的内容与意义

病情监测是评估哮喘控制情况的重要手段，它涉及对患儿肺功能、症状评分、急救药物使用情况等指标的定期观察和记录。这些指标能够客观地反映患儿的哮喘控制水平，为医生调整治疗方案提供有力的依据。

肺功能监测是评估哮喘患儿病情的重要指标之一。通过定期监测患儿的肺功能指标，如用力呼气量、肺活量等，可以了解患儿的呼吸功能状况，判断哮喘的严重程度以及治疗效果。症状评分则是根据患儿的症状表现进行量化评估的方法。通过定期记录患儿的症状评分，可以直观地了解患儿的症状变化情况，从而判断哮喘的控制效果。急救药物使用情况也是反映哮喘控制水平的重要指标之一。如果患儿频繁使用急救药物，可能意味着哮喘控制不佳，需要调整治疗方案。

为了确保病情监测的准确性和有效性，医护人员应指导患儿及其家属掌握正确的监测方法和记录方式。这包括正确使用肺功能监测设备、准确记录症状评分以及规范使用急救药物等。同时，医护人员还应定期对患儿的监测结果进行评估和分析，及时发现潜在的问题并采取相应的干预措施。

（三）教育与指导在随访中的作用

在随访过程中，教育与指导对于提高患儿及其家属对哮喘的认识和管理能力具有至关重要的作用。哮喘是一种慢性疾病，需要长期的治疗和管理。而患儿及其家属作为治疗和管理的主要参与者，他们的认知水平和自我管理能力直接影响着哮喘的控制效果。

因此，在随访过程中，医护人员需要对患儿及其家属进行系统的教育和指导。这包括讲解哮喘的基本知识、发病机制、危险因素等；介绍药物的使用方法、注意事项以及可能的不良反应；指导患儿及其家属掌握正确的预防措施和急救方法等。通过教育和指导，患儿及其家属能够更好地理解哮喘的本质和治疗原则，提高自我管理能力，从而更好地控制哮喘发作并减少复发风险。

四、家庭环境与生活习惯的调整

（一）家庭环境对哮喘的影响及改善措施

家庭环境是哮喘患儿生活的主要场所，其空气质量、过敏原和刺激物的存在等因素都可能对患儿的病情产生影响。因此，改善家庭环境对于减少哮喘发作的风险具有重要意义。

首先，保持室内空气清新是改善家庭环境的重要措施之一。家长应定期开窗通风，保持室内空气流通；避免在室内吸烟或使用刺激性气味较强的清洁剂、香水等物品；在花粉、尘螨等过敏原较多的季节，注意关闭门窗或使用空气净化器等设备来过滤空气中的过敏原和微粒。

其次，减少室内过敏原和刺激物的存在也是关键。家长应定期清洁房间，包括清洁地毯、窗帘等容易积聚灰尘的物品；避免饲养宠物或让宠物进入患儿的卧室；定期清洗患儿的玩具和床上用品等。这些措施有助于减少室内过敏原和刺激物的数量，从而降低哮喘发作的风险。

（二）生活习惯的调整与哮喘控制的关系

良好的生活习惯对于减少哮喘发作的风险同样重要。首先，保持规律的作息时间有助于维持患儿的生物钟稳定，提高身体免疫力。家长应督促患儿按时起床、睡觉，避免熬夜和过度疲劳。其次，在饮食方面，均衡营养是关键。家长应为患儿提供多样化的食物选择，确保摄入足够的蛋白质、维生素和矿物质等营养素；同时避免摄入过多的过敏原食物，如海鲜、坚果等。此外，适当的体育锻炼也有助于增强身体素质和免疫力。家长应根据患儿的实际情况选择合适的运动方式和强度，如散步、游泳等有氧运动。

对于学龄期患儿来说，减轻学业压力同样重要。过度的压力和焦虑可能导致免疫力下降和哮喘发作风险增加。家长应与学校老师保持密切沟通，了解患儿的学习情况并给予适当的支持和帮助；同时鼓励患儿参加课外活动或兴趣小组等，以缓解学习压力并培养兴趣爱好。

（三）心理支持与关怀对哮喘患儿的重要性

在长期的治疗和管理过程中，哮喘患儿可能会面临一定的心理压力和困扰。这些压力可能来源于对疾病的恐惧、对治疗的抵触情绪、对社交活动的担忧等方面。因此，给予他们充分的心理支持和关怀至关重要。

医护人员和家属可以通过多种方式来实现心理支持与关怀。首先，与患儿建立信任关系是关键。医护人员应以亲切、和蔼的态度与患儿交流，倾听他们的感受和需求；家属则应给予患儿更多的陪伴和关爱，让他们感受到家庭的温暖和支持。其次，提供必要的心理干预也是重要的手段之一。对于存在明显心理问题的患儿，可以寻求专业心理咨询师的帮助进行心理干预和治疗；同时也可以通过参加心理健康教育活动等方式来提高患儿的心理素质和应对能力。

（四）学校环境对哮喘患儿的影响及应对措施

对于学龄期哮喘患儿来说，学校是他们生活的重要组成部分之一。然而，学校环境中也可能存在一些对哮喘患儿不利的因素，如空气污染、过敏原等。因此，与学校进行密切的沟通与协作至关重要。

医护人员需要向学校提供患儿的健康状况信息、药物使用说明等必要资料；同时向学校宣传哮喘的基本知识和管理方法以提高学校对哮喘的认识和应对能力。学校方面则应积极配合医护人员的工作为患儿提供一个安全健康的学习环境如保持室内空气清新、减少室内过敏原等；在需要时提供必要的支持和帮助如允许患儿携带急救药物、在紧急情况下提供医疗救助等。

（五）社会资源的利用与整合在哮喘管理中的意义

在哮喘的长期管理过程中，利用和整合各种社会资源能够为患儿提供更好的服务。这些社会资源包括专业机构、互助组织、公益活动以及专业人员的帮助和支持等。通过加入哮喘患者互助组织或参加相关的公益活动，患儿和家长可以与其他患儿和家长交流经验、分享信息、互相鼓励和支持；从而增强对哮喘的认识和自我管理能力，提高治疗效果和生活质量。

同时，寻求专业机构的帮助和支持也是重要的途径之一。专业机构，如哮喘专科医院、呼吸治疗中心等，拥有专业的医生和设备，能够为患儿提供全面的诊断和治疗服务；在必要时还可以提供紧急救援和转诊服务，确保患儿得到及时有效的治疗。

此外，利用互联网等现代信息技术手段也可以为患儿提供更多的便利和支持，如在线咨询、远程监测等；这些手段可以突破时间和空间的限制，让患儿在家就能享受到专业的医疗服务。

第三节　小儿支气管炎的综合护理策略

一、小儿支气管炎的护理评估

（一）病情评估

在小儿支气管炎的护理工作中，病情评估是首要且至关重要的一步。这不仅涉及对患儿当前病情的全面了解，还包括对疾病发展趋势的预判，以及对可能出现的并发症或潜在健康问题的警觉。

首先，护理人员需要详细询问患儿的发病史，包括起病时间、主要症状、病情变化等，以获取第一手资料。这些信息有助于护理人员对患儿的病情做出初步判断，并为后续的治疗和护理提供依据。

其次，护理人员需要对患儿的主要症状进行细致观察。小儿支气管炎的常见症状包括咳嗽、咳痰、喘息、发热等。护理人员应注意观察这些症状的出现频率、严重程度以及持续时间，以便更准确地评估患儿的病情。

此外，体征变化也是病情评估的重要内容。护理人员应定时测量患儿的体温、呼吸频率、心率等生命体征，并注意观察患儿的面色、精神状态等。这些体征的变化往往能反映患儿病情的轻重缓急，对于及时发现并处理病情恶化具有重要意义。

最后，护理人员还需要关注患儿是否存在其他并发症或潜在的健康问题。小儿支气管炎可能并发肺炎、哮喘等疾病，也可能影响患儿的生长发育。因此，护理人员在评估病情时，应全面考虑患儿的整体健康状况，以便及时采取相应的护理措施，防止并发症的发生。

（二）呼吸功能评估

呼吸功能评估是小儿支气管炎护理评估中的关键环节。由于支气管炎主要影响患儿的呼吸系统，因此，对呼吸功能的准确评估对于制定针对性的护理方案至关重要。

在呼吸功能评估中，护理人员首先需要观察患儿的呼吸频率、深度和节律。正常情况下，婴幼儿的呼吸频率较快，但随着年龄的增长，呼吸频率应逐渐减慢。若患儿出现呼吸急促、浅快或不规则等异常表现，则可能提示呼吸功能受损。

此外，护理人员还需注意患儿是否有呼吸困难、喘息等症状。这些症状的出现往往表明患儿的气道存在狭窄或阻塞，导致呼吸不畅。对于这类患儿，护理人员应及时采取措施，如给予吸氧、使用支气管扩张剂等，以缓解症状并改善呼吸功能。

肺部听诊也是呼吸功能评估的重要手段之一。通过听诊，护理人员可以了解患儿肺部是否有湿啰音、哮鸣音等异常呼吸音。这些异常呼吸音的出现通常提示肺部存在炎症、分泌物增多或气道痉挛等问题。根据听诊结果，护理人员可以进一步判断患儿的呼吸功能状况，并制定相应的护理计划。

（三）营养状况评估

营养状况对于小儿支气管炎的康复具有举足轻重的作用。良好的营养状况有助于增强患儿的免疫力，促进疾病的恢复；而营养不良则可能导致免疫力下降、病情迁延不愈等严重后果。因此，在小儿支气管炎的护理评估中，对营养状况的评估同样不可忽视。

在评估营养状况时，护理人员应首先关注患儿的饮食情况。了解患儿的饮食习惯、食欲以及摄入的食物种类和数量等信息。这些信息有助于护理人员判断患儿是否存在营养不良的风险以及营养不良的程度和类型。

其次，护理人员需要定期监测患儿的体重变化。体重是反映营养状况的重要指标之一。若患儿在患病期间出现体重下降或增长缓慢等情况，则可能提示营养不良或疾病消耗过大等问题。针对这类患儿，护理人员应及时调整饮食计划或采取其他营养支持措施以改善其营养状况。

此外，对于营养不良的患儿来说，仅仅依靠饮食调整可能无法满足其营养需求。因此，护理人员还需要根据患儿的实际情况制定个性化的营养支持方案。这包括选择合适的肠内或肠外营养途径、确定合理的营养成分和比例以及定期监测营养支持的效果等。通过个性化的营养支持方案，护理人员可以帮助患儿改善营养状况、提高免疫力并促进康复。

（四）心理社会评估

心理社会评估在小儿支气管炎的综合护理中同样占据重要地位。由于患儿年龄较小、对疾病和治疗的认识有限，他们往往更容易出现焦虑、恐惧等不良情绪。这些情绪问题不仅会影响患儿的治疗效果和康复进程，还可能对其未来的心理健康产生长远影响。因此，在护理评估中关注患儿的心理状态至关重要。

在心理社会评估中，护理人员需要通过观察、交流和量表评估等方式全面了解患儿的心理状态。他们应注意观察患儿的情绪变化、行为表现以及与周围环境的互动情况等信息；积极与患儿及其家长沟通交流，了解他们的心理需求和困扰；必要时可使用专业的心理评估量表对患儿的心理状态进行量化评估。通过这些方法，护理人员可以及时发现并处理患儿的不良情绪问题。

除了关注患儿本身的心理状态外，护理人员还需要评估患儿所处的家庭环境和社会支持情况。这些因素对患儿的心理健康和康复同样具有重要影响。他们应了解患儿的家庭结构、亲子关系以及家庭经济状况等信息；评估患儿家长对疾病的认识和态度以及他们对患儿的支持程度；同时还需要关注患儿所在社区或学校的支持资源可利用情况等信息。这些信息有助于护理人员为患儿提供更全面的心理社会支持。

二、保持呼吸道通畅的护理方法

（一）保持室内空气清新

保持室内空气清新对于小儿支气管炎患儿的康复至关重要。清新的空气可以减少呼吸道刺激，有助于缓解咳嗽和喘息等症状。为了实现这一目标，护理人员和家长可以采取一系列措施。

首先，定期开窗通风是保持室内空气清新的有效方法。通过开窗，可以引入新鲜的室外空气，同时排出室内的污浊空气和有害气体。通风时间应根据天气和季节合理安排，避免在污染严重或天气恶劣时开窗。

其次，避免在室内吸烟或使用刺激性气味较强的物品也是保持室内空气清新的关键。烟草烟雾和刺激性气味会对患儿的呼吸道产生强烈刺激，加重咳嗽和喘息等症状。因此，家长和护理人员应严格禁止在室内吸烟，并避免使用香水、空气清新剂等可能产生刺激性气味的物品。

此外，保持室内适宜的温度和湿度也有助于减轻患儿呼吸道黏膜的刺激。护理人员和家长可以使用空调、暖气等设备调节室内温度，使之保持在舒适范围内。同时，通过使用加湿器或放置水盆等方式增加室内湿度，但要注意避免湿度过高导致霉菌滋生。

（二）促进排痰

在小儿支气管炎的护理过程中，促进排痰是保持呼吸道通畅的重要措施之一。由于患儿呼吸道分泌物增多且黏稠度增加，容易导致痰液积聚在呼吸道内难以自行排出。这不仅会影响患儿的呼吸功能还可能引发感染等并发症。因此护理人员需要采取有效的排痰措施来帮助患儿清除呼吸道内的痰液。

首先拍背是一种简单易行的排痰方法。护理人员可以通过有节奏地轻拍患儿的背部来震动痰液使其松动并易于排出。拍背时应注意力度适中避免对患儿造成不适或损伤同时要保持手部清洁以防止交叉感染。对于年龄较小的患儿可以采取变换体位的方式如侧卧、俯卧等利用重力作用促进痰液排出。

其次多饮水也是稀释痰液促进排痰的有效方法之一。护理人员应鼓励患儿多喝水以保持呼吸道黏膜的湿润和痰液的稀释。对于不愿意喝水的患儿可以采取少量多次的方式或者在水中加入适量的果汁或其他调味品以增加患儿的饮水量。

对于年龄较小或痰液黏稠难以自行排出的患儿吸痰操作是必要的护理措施之一。护理人员可以使用吸痰器将患儿呼吸道内的痰液吸出以保持呼吸道的通畅。在进行吸痰操作时应注意动作轻柔避免对患儿造成刺激或损伤同时要严格遵守无菌操作原则以防止感染的发生。

（三）雾化吸入治疗

雾化吸入治疗是小儿支气管炎常用的治疗方法之一，通过雾化装置将药物转化为微小的雾滴，随着患儿的呼吸进入呼吸道和肺部，从而达到直接作用于病变部位、缓解呼吸道症状的目的。在护理过程中，正确操作雾化吸入设备、确保药物准确作用于患儿呼吸道黏膜是关键。

首先，护理人员应熟练掌握雾化吸入设备的操作方法，确保设备处于良好工作状态。在雾化前，要清洁患儿口鼻部分泌物，保持呼吸道通畅。雾化过程中，要密切观察患儿的反应和舒适度，及时调整雾化参数如雾滴大小、雾化时间等以确保治疗效果和患儿舒适度之间的平衡。

其次，护理人员应遵医嘱选择适当的药物进行雾化治疗。不同药物具有不同的作用机制和适应症因此应根据患儿的具体病情选择合适的药物。在雾化过程中要注意观察患儿的症状变化以及可能出现的不良反应如呼吸急促、面色改变等以便及时采取措施进行处理。

最后，在雾化吸入治疗后护理人员应协助患儿清洁面部并漱口以防止药物残留对口腔黏膜或消化系统产生刺激。同时还应指导家长掌握正确的雾化吸入方法和注意事项以便在家庭环境中继续对患儿进行治疗和护理。

（四）鼻腔护理

鼻腔作为呼吸道的重要组成部分，在小儿支气管炎的护理中同样需要特别关注。保持鼻腔通畅不仅有助于改善患儿的呼吸状况，还能减少鼻腔分泌物对下呼吸道的刺激，从而促进疾病的康复。

在鼻腔护理中，定期清理患儿的鼻腔分泌物是至关重要的。护理人员可以使用棉签或吸鼻器等工具轻轻清除鼻腔内的分泌物和异物，保持鼻腔的清洁和通畅。在清理过程中要注意动作轻柔，避免对患儿的鼻腔黏膜造成损伤。

对于鼻塞严重的患儿，护理人员可以采取一些措施来缓解症状。例如，可以使用生理盐水滴鼻剂滴入患儿鼻腔内，以软化分泌物并帮助其排出；也可以使用温热的毛巾敷在患儿鼻子上，以缓解鼻塞带来的不适；在必要时还可以遵医嘱给予鼻腔喷雾剂或口服药物治疗以减轻鼻腔黏膜的充血和水肿等症状。

除了以上措施外，护理人员还应指导家长在日常生活中注意预防小儿支气管炎的发生。例如保持室内空气清新、避免患儿接触过敏原和刺激性物质、合理喂养增强患儿免疫力等。通过全面的护理和预防措施可以有效促进小儿支气管炎患儿的康复并减少复发风险。

三、药物治疗的护理配合

药物治疗是小儿支气管炎治疗的重要手段之一，而护理人员在药物治疗过程中的配合则显得尤为关键。正确的药物使用、及时的副作用观察以及合理的用药方案调整，都离不开护理人员的精心照料和专业知识。

（一）正确使用药物

在小儿支气管炎的药物治疗过程中，护理人员的首要任务是确保患儿能够正确使用药物。这包括了对药物名称、剂量、用法等方面的全面了解，以及按时按量给患儿服药的严格执行。由于患儿年龄较小，往往无法自行服药，因此需要护理人员耐心指导和协助。

在给患儿服药前，护理人员应仔细核对药物信息，确保无误。同时，还要向患儿家长详细解释药物的作用、用法、注意事项等，以消除他们的疑虑和不安。在患儿服药过程中，护理人员应密切观察其反应和疗效，及时记录并反馈给医生，以便调整治疗方案。

此外，护理人员还应特别注意药物的安全性。对于一些有特殊用药要求的患儿，如过敏体质患儿，护理人员应更加谨慎地选择和使用药物，以避免不良反应的发生。同时，还要加强对患儿家长的用药教育，提高他们的用药意识和安全意识。

（二）观察药物副作用

部分药物在治疗小儿支气管炎的同时可能会产生一些副作用，这些副作用不仅会影响治疗效果，还可能对患儿的身体健康造成损害。因此，护理人员应密切观察患儿在用药过程中是否出现不良反应或副作用。

具体来说，护理人员应注意观察患儿是否出现恶心、呕吐、腹泻、皮疹等常见的不良反应。一旦发现这些异常情况，应立即通知医生并采取相应的处理措施。同时，还要加强对患儿的生命体征监测，如体温、呼吸、心率等指标的变化情况，以便及时发现并处理潜在的副作用问题。

除了常见的副作用外，护理人员还应关注一些特殊的药物反应，如过敏反应、药物相互作用等。对于过敏体质患儿，护理人员应更加谨慎地选择和使用药物，并密切观察其过敏反应情况。同时，还要了解患儿正在使用的其他药物，以避免药物之间的相互作用导致不良反应的发生。

（三）合理调整用药方案

在小儿支气管炎的治疗过程中，患儿的病情可能会随着治疗进展而发生变化。因此，护理人员应及时与医生沟通，根据患儿的病情变化和治疗效果合理调整用药方案。这包括调整药物种类、剂量、用药时间等方面的内容。

具体来说，当患儿病情好转时，护理人员可以遵医嘱适当减少药物剂量或缩短用药时间；而当患儿病情加重或出现新的症状时，则需要增加药物剂量或延长用药时间。此外，对于一些特殊情况的患儿，如肝肾功能不全的患儿，还需要根据他们的具体情况调整用药方案，以确保治疗效果和安全性。

在调整用药方案的过程中，护理人员应密切关注患儿的反应和疗效变化，并及时向医生反馈相关信息。同时，还要加强对患儿家长的沟通和教育，让他们了解调整用药方案的原因和必要性，以提高他们的治疗依从性和满意度。

四、预防并发症与病情恶化

小儿支气管炎作为一种常见的呼吸系统疾病，如果治疗不当或护理不周，很容易引发各种并发症和病情恶化。因此，在护理过程中，护理人员应采取有效的预防措施来降低并发症的发生风险，并及时处理已经出现的并发症。

（一）密切观察病情变化

密切观察病情变化是预防并发症和病情恶化的关键。在护理过程中，护理人员应定期对患儿进行生命体征监测，包括体温、呼吸、心率等指标的变化情况。一旦发现这些指标出现异常或病情有恶化趋势时，应立即通知医生并采取相应的处理措施。

除了生命体征监测外，护理人员还应关注患儿的精神状态、食欲、睡眠等方面的变化情况。这些方面的变化往往能够反映出患儿的病情变化和身体状况，有助于护理人员及时发现并处理问题。

（二）预防并发症的发生

小儿支气管炎可能并发其他健康问题，如肺炎、心力衰竭等。为了降低这些并发症的发生风险，护理人员应采取有效的预防措施。首先，要加强患儿的呼吸道管理，保持呼吸道通畅，及时清除呼吸道分泌物和异物。其次，要保持室内空气清新，定期开窗通风换气，避免患儿吸入有害气体和粉尘等刺激物质。此外，还要合理调整患儿的饮食结构和生活习惯，增强他们的免疫力和抵抗力。

具体来说，在呼吸道管理方面，护理人员可以定期给患儿进行雾化吸入治疗或拍背排痰等操作；在室内空气清新方面，可以使用空气净化器等设备来净化室内空气；在饮食调整方面，应根据患儿的年龄和身体状况制定合理的饮食计划，并鼓励他们多喝水、多吃蔬菜水果等富含维生素的食物。

（三）及时处理并发症

尽管我们采取了各种预防措施来降低并发症的发生风险，但有时候并发症还是难以避免地出现了。一旦患儿出现并发症，护理人员应立即通知医生并协助进行相应的处理。这包括采取针对性的治疗措施、加强病情观察等方面的内容。

具体来说，当患儿出现肺炎等严重并发症时，护理人员应遵医嘱给予相应的抗生素治疗，并密切观察其疗效和副作用情况；而当患儿出现心力衰竭等危及生命的并发症时，则需要立即进行抢救治疗，如给予强心药物、利尿药物等。在处理并发症的过程中，护理人员应保持冷静、果断，与医生紧密配合，以确保患儿的生命安全。同时，还要加强对患儿家长的沟通和安抚工作，让他们了解患儿的病情和治疗进展情况，以减轻他们的焦虑和恐惧情绪。

五、健康教育与康复指导

（一）疾病知识宣教

小儿支气管炎是一种常见的儿童呼吸道疾病，其发病原因多种多样，主要与儿童的生理特点、环境因素以及病原体感染等有关。为了让患儿家长更好地了解这一疾病，我们需要详细地向他们讲解小儿支气管炎的相关知识。

首先，发病原因方面，儿童的免疫系统尚未完全发育成熟，抵抗力相对较弱，容易受到病毒、细菌等病原体的侵袭。此外，室内空气污染、二手烟、气候变化等环境因素也可能诱发小儿支气管炎。因此，家长需要特别注意孩子的生活环境和卫生状况，降低发病风险。

其次，症状表现方面，小儿支气管炎的典型症状包括咳嗽、咳痰、喘息等。病情严重时，患儿可能出现呼吸困难、发热等症状。家长需要密切观察孩子的病情变化，及时发现并就医。

最后，治疗方法方面，小儿支气管炎的治疗主要包括药物治疗和非药物治疗。药物治疗主要是使用抗生素、抗病毒药物等针对病原体的药物，以及止咳化痰、平喘等对症治疗药物。非药物治疗则包括保持良好的室内环境、合理饮食、适当锻炼等。家长需要了解并遵循医生的建议，确保孩子得到科学、规范的治疗。

通过向患儿家长详细讲解小儿支气管炎的相关知识，我们可以帮助他们更好地了解这一疾病，消除恐慌和焦虑情绪，增强对治疗的信心和配合度。同时，家长在了解疾病的基础上，也能更好地照顾和护理患儿，促进患儿的康复。

（二）生活护理指导

在日常生活中，对于患有小儿支气管炎的患儿，家长需要给予特别的照顾和护理。以下是一些生活护理指导，以帮助家长更好地照顾患儿：

首先，饮食方面，家长应为患儿提供营养丰富、易消化的食物。多吃新鲜蔬菜和水果，补充维生素和矿物质。避免食用油腻、辛辣、过甜的食物，以免刺激呼吸道。同时，要保证患儿充足的水分摄入，有助于稀释痰液，促进排痰。

其次，室内环境方面，家长应保持室内空气流通，定期开窗通风。避免在室内吸烟或使用有刺激性的化学清洁剂。保持适宜的室内温度和湿度，有助于患儿的呼吸道舒适。

再者，衣物增减方面，家长要根据天气变化和患儿的病情适时增减衣物。避免患儿受凉或过热，以免引起病情反复或加重。

此外，家长还应注意患儿的口腔卫生和皮肤护理。督促患儿养成早晚刷牙、饭后漱口的习惯，以预防口腔感染。定期为患儿洗澡、更换衣物和床单被罩等，保持皮肤清洁干燥，预防皮肤感染。

通过这些生活护理指导，家长可以为患儿创造一个良好的康复环境，有助于患儿的病情稳定和康复。

（三）康复训练指导

对于小儿支气管炎患儿来说，康复训练是非常重要的一环。根据患儿的病情和康复情况，我们可以制定相应的康复训练计划，指导患儿进行呼吸功能训练、体能锻炼等。

首先，呼吸功能训练方面，可以通过深呼吸、吹气球等方式来锻炼患儿的呼吸肌力量和肺活量。这些训练有助于改善患儿的呼吸功能，提高肺部通气效率。但需要注意的是，训练过程中要避免过度换气或憋气等行为，以免加重患儿的病情。

其次，体能锻炼方面，可以根据患儿的年龄和身体状况选择合适的运动方式。如散步、慢跑、游泳等有氧运动可以增强患儿的心肺功能；而一些力量训练如俯卧撑、仰卧起坐等则可以增强患儿的肌肉力量和耐力。但需要注意的是，运动强度和时间要适中，避免过度劳累。

在康复训练过程中，家长和医护人员要密切关注患儿的反应和病情变化。如发现患儿出现不适或病情反复等情况，应及时调整训练计划或暂停训练，以确保患儿的安全和健康。

第十一章　儿科消化系统疾病的预防与护理

第一节　小儿腹泻的预防与饮食调整

一、小儿腹泻的预防措施

小儿腹泻，作为儿童时期常见的消化系统疾病，不仅给儿童的身体健康带来威胁，也给家长带来了很大的困扰。为了有效预防小儿腹泻的发生，以下措施的实施至关重要。

（一）保持个人卫生

个人卫生是预防小儿腹泻的基础，而手卫生更是其中的重中之重。儿童常常因为好奇心强，喜欢到处摸索，手上容易沾染各种细菌和病毒。因此，家长应教育儿童养成饭前便后洗手的习惯。使用肥皂和流动水彻底清洁双手，确保双手的洁净。此外，家长在准备食物和喂养儿童前也应洗手，避免将细菌或病毒通过食物传递给儿童，确保食物的卫生安全。

除了手卫生，家长还应关注儿童的日常生活习惯。例如，定期为儿童洗澡、更换衣物和床单，保持儿童生活环境的清洁卫生。这些措施有助于减少细菌和病毒的滋生，从而降低腹泻的发生率。

（二）合理饮食安排

儿童的饮食应以清淡、易消化为主。过多的油腻、辛辣、生冷等刺激性食物不仅会刺激儿童的胃肠道，还可能导致腹泻的发生。因此，家长应避免给儿童食用这些食物。相反，应鼓励儿童多吃新鲜蔬菜、水果，这些食物富含丰富的维生素和矿物质，有助于增强儿童的免疫力，预防腹泻的发生。

同时，家长要注意饮食的规律性。避免让儿童暴饮暴食或过度饥饿，这些不良的饮食习惯都可能对儿童的胃肠道造成负担，引发腹泻。应让儿童养成定时定量、细嚼慢咽的饮食习惯，有助于保护胃肠道的健康。

（三）加强锻炼，增强体质

适当的锻炼有助于提高儿童的免疫力，减少腹泻的发生。家长应根据儿童的年龄和身体状况选择合适的锻炼方式。对于年龄较小的儿童，可以选择户外游戏、跑步等简单的运动方式；对于年龄较大的儿童，可以尝试游泳、篮球等更具挑战性的运动。锻炼过程中要注意及时补充水分，避免过度劳累。

此外，家长还可以鼓励儿童多参加户外活动，接受阳光的照射。阳光中的紫外线有助于杀灭细菌和病毒，增强儿童的抵抗力。同时，户外活动还能让儿童呼吸到新鲜空气，有助于改善呼吸系统的功能。

（四）接种疫苗

针对某些引起腹泻的病原体，如轮状病毒等，可以接种疫苗进行预防。家长应按照医生的建议为儿童接种相关疫苗。接种疫苗后，儿童的体内会产生针对这些病原体的抗体，从而降低腹泻的发生率。需要注意的是，接种疫苗并不能完全避免腹泻的发生，但可以在很大程度上降低腹泻的严重程度和持续时间。

二、腹泻期间的饮食调整原则

在儿童发生腹泻时，合理的饮食调整有助于减轻症状、促进康复。以下原则可供家长参考：

（一）补充水分和电解质

腹泻时，儿童容易失去大量的水分和电解质，导致脱水。脱水不仅会加重腹泻的症状，还可能引发其他严重的并发症。因此，家长应及时给儿童补充水分和电解质。可以口服补液盐等专门的补液产品，也可以自制淡盐水或果汁来补充。同时，要鼓励儿童多喝水，以保持身体的水分平衡。需要注意的是，避免给儿童饮用含糖过高的饮料或果汁，以免加重腹泻。

（二）选择易消化的食物

腹泻期间，儿童的消化功能减弱，应选择易消化的食物以减轻肠胃负担。稀饭、面条、蒸蛋等都是比较好的选择。这些食物不仅易于消化，还能为儿童提供一定的营养。避免摄入油腻、辛辣、高纤维等难以消化的食物，以免加重病情。此外，家长还可以尝试给儿童食用一些富含益生菌的食物，如酸奶等。益生菌有助于恢复肠道菌群的平衡，缓解腹泻的症状。

（三）增加营养摄入

虽然腹泻期间儿童的食欲可能减退，但仍需保证足够的营养摄入。家长可以为儿童准备富含蛋白质、维生素和矿物质的食物。如鱼、瘦肉、蔬菜等。这些食物有助于补充儿童因腹泻而流失的营养成分。同时，要注意食物的烹饪方式。以蒸、煮、炖等易消化为主的方式进行烹饪，避免使用油炸、煎炒等难以消化的烹饪方式。此外，家长还可以根据儿童的口味和喜好调整食物的口味和搭配，以增加儿童的食欲和摄入量。

（四）避免过敏食物

部分儿童腹泻可能与食物过敏有关。在腹泻期间，家长应注意观察儿童是否对某些食物产生过敏反应。如皮疹、呕吐等都是食物过敏的常见症状。如有过敏现象，应立即停止摄入相关食物，并咨询医生的建议。对于已知过敏的食物，家长应避免再次给儿童食用。同时，家长还应关注儿童的饮食记录和生活习惯，寻找可能引起过敏的其他因素并加以避免。

三、推荐食谱与营养补充建议

（一）推荐食谱

对于小儿消化性溃疡患者，合理的饮食结构和营养补充至关重要。以下是一些推荐的食谱，旨在提供营养丰富、易于消化的食物选择，帮助患儿恢复健康。

1.稀饭

稀饭是小儿消化性溃疡患者的理想食物之一。大米粥、小米粥等稀饭不仅易于消化，还能为患儿提供足够的能量和营养。在制作稀饭时，可以适量加入蔬菜或肉类，以增加食物的营养价值。例如，可以加入切碎的胡萝卜、菠菜等蔬菜，或是煮熟的瘦肉末，这样既能增加口感，又能提供患儿所需的蛋白质、维生素和矿物质。

2.面条

面条也是小儿消化性溃疡患者的良好选择。选择细软的面条，搭配清淡的汤底和蔬菜，既美味又营养。在烹制面条时，可以选用鸡汤、蔬菜汤等作为汤底，再加入切碎的蔬菜如西红柿、蘑菇等，增加食物的口感和营养价值。此外，要注意面条的煮熟程度，以免过硬的面条对患儿的胃黏膜造成刺激。

3.蒸蛋

蒸蛋是一道简单易做、营养丰富的食物。将鸡蛋打散后加入适量的水蒸熟，可以保留鸡蛋中的营养成分，同时避免油腻和刺激。在蒸蛋时，可以根据患儿的口味加入少许盐调味。此外，还可以在蒸蛋中加入切碎的蔬菜或虾肉等食材，增加食物的口感和营养价值。

4.鱼肉蔬菜粥

鱼肉蔬菜粥是一道营养丰富的粥品，适合小儿消化性溃疡患者食用。将鱼肉和蔬菜切碎后加入大米粥中煮熟，可以提供丰富的蛋白质和维生素。在选择鱼肉时，可以选用刺少、肉质细嫩的鱼类，如鲈鱼、鳕鱼等。同时，可以加入富含维生素的蔬菜如菠菜、胡萝卜等。在烹制过程中要注意火候和时间，以免鱼肉过熟或粥品过于浓稠。

这些推荐的食谱不仅营养丰富、易于消化，还能根据患儿的口味和喜好进行灵活调整。通过合理的饮食结构和营养补充，可以帮助小儿消化性溃疡患者更好地恢复健康。

（二）营养补充建议

除了合理的饮食结构外，对于小儿消化性溃疡患者来说，适当的营养补充也是非常重要的。以下是一些营养补充建议，旨在帮助患儿更好地恢复健康。

1.益生菌的补充

腹泻可能导致肠道菌群失衡，进而影响患儿的消化和吸收功能。因此，补充益生菌有助于恢复肠道健康。家长可以为儿童选择含有益生菌的酸奶或益生菌制剂进行补充。在选择益生菌制剂时，要注意选择正规品牌、按照说明书正确使用，并遵循医生的建议进行补充。同时，要注意观察患儿的反应和效果，以便及时调整补充方案。

2.维生素的补充

腹泻期间，儿童可能缺乏维生素，特别是水溶性维生素如维生素 C 和维生素 B 族。这些维生素对于维持正常的生理功能和免疫力至关重要。因此，家长可通过食物或维生素补充剂为儿童补充维生素。富含维生素 C 的食物包括柑橘类水果、草莓、绿叶蔬菜等；富含维生素 B 族的食物包括瘦肉、肝脏、全谷类等。在选择维生素补充剂时，要注意选择适合儿童的产品，并按照说明书正确使用。

3.矿物质的补充

腹泻时，儿童容易失去钾、钠等矿物质。这些矿物质对于维持正常的体液平衡和生理功能至关重要。因此，家长可为儿童准备富含这些矿物质的食物进行补充。富含钾的食物包括香蕉、土豆、菠菜等；富含钠的食物包括食盐、咸菜等。然而，要注意避免摄入过多的盐分，以免加重肾脏负担。在补充矿物质时，要注意食物的搭配和摄入量，以免过量或不足。

总之，对于小儿消化性溃疡患者来说，合理的饮食结构和营养补充是非常重要的。通过推荐食谱和营养补充建议，可以帮助患儿更好地恢复健康。同时，家长要密切关注患儿的病情变化，及时调整饮食和营养补充方案，并与医生保持密切沟通，共同为患儿的健康负责。在预防小儿腹泻方面，家长还需注意个人卫生、合理饮食、锻炼和接种疫苗等方面的措施，以降低腹泻的发生率和严重程度。

第二节　小儿消化性溃疡的护理与生活指导

一、消化性溃疡患儿的护理要点

（一）疼痛观察与护理

在小儿消化性溃疡的护理中，对疼痛的细致观察与科学护理是至关重要的。由于患儿年纪尚小，他们可能无法用语言准确地描述自己的疼痛感受。因此，护理人员需要通过观察患儿的微妙变化来判断其疼痛程度和性质。这些变化可能包括表情的扭曲、体态的僵硬或行为的异常等。同时，护理人员还应该详细记录患儿疼痛发作的时间、频率以及持续时间，这些信息对于医生准确了解患儿的病情和制定治疗方案具有重要意义。

在疼痛护理方面，护理人员可以采取一系列措施来缓解患儿的疼痛感。首先，保持环境的安静和舒适是必要的，以避免外界刺激加重患儿的疼痛感。其次，护理人员可以指导患儿采取一些舒适的体位，如侧卧或屈膝仰卧，这些体位可以减少腹壁张力，从而减轻疼痛感。此外，对于疼痛较重的患儿，护理人员可以遵医嘱给予适当的镇痛药物。但在使用药物时，必须注意药物的选择、剂量和使用方法，以免对患儿的身体健康造成不良影响。

（二）饮食调整与营养支持

饮食调整在小儿消化性溃疡的护理中占据着举足轻重的地位。由于消化性溃疡会影响患儿的消化功能，因此合理的饮食调整对于促进溃疡愈合和预防复发具有重要意义。护理人员应根据患儿的年龄、病情和饮食习惯，为他们制定个性化的饮食计划。这些计划通常包括给予易消化、营养丰富的食物，以满足患儿的生长发育需求。同时，护理人员还应指导患儿避免食用辛辣、油腻、过硬和过烫的食物，因为这些食物可能会刺激溃疡面，从而加重病情。

在营养支持方面，护理人员需要确保患儿获得足够的热量、蛋白质和维生素。这可以通过合理搭配食物和增加餐次来实现。对于因疼痛而食欲减退的患儿，护理人员可以采取少量多餐的方式，以保证他们每天都能摄入足够的营养。必要时，护理人员还可以遵医嘱给予患儿肠内或肠外营养支持，以满足他们的特殊需求。这些营养支持措施有助于促进患儿的康复和生长发育。

（三）药物治疗与副作用观察

药物治疗是小儿消化性溃疡治疗中的重要组成部分。护理人员需要遵医嘱给予患儿正确的药物，并密切观察药物的疗效和可能的副作用。常用的治疗药物包括抑制胃酸分泌的药物、保护胃黏膜的药物以及抗幽门螺杆菌感染的药物等。在使用这些药物时，护理人员必须注意药物的剂量、使用方法和使用时间，以确保药物能够发挥最佳的疗效。

同时，护理人员还需要密切关注患儿在用药过程中可能出现的副作用。这些副作用可能包括胃肠道反应、过敏反应以及肝肾功能异常等。一旦发现患儿出现任何异常反应，护理人员应立即报告医生，并采取相应的处理措施。这些措施可能包括调整药物剂量、更换药物种类或给予相应的对症治疗等。通过密切观察和及时处理副作用，护理人员可以确保患儿在用药过程中的安全性和有效性。

（四）并发症预防与处理

小儿消化性溃疡可能会并发一些严重的并发症，如出血、穿孔和幽门梗阻等。这些并发症的发生会对患儿的身体健康造成严重威胁。因此，在护理过程中，护理人员需要密切观察患儿的病情变化，及时发现并处理并发症的征兆。例如，对于可能出血的患儿，护理人员需要观察其呕吐物和大便的颜色、量及性状，以便及时发现出血情况并采取相应措施。对于可能穿孔的患儿，护理人员需要密切关注其腹痛程度和腹部体征的变化，以及时发现穿孔迹象并报告医生。对于幽门梗阻的患儿，护理人员需要关注其呕吐情况和腹部膨隆程度等临床表现，以便及时采取措施缓解梗阻症状。

在预防并发症方面，护理人员应指导患儿保持良好的生活习惯和饮食结构。避免过度劳累和精神紧张是预防消化性溃疡复发的重要措施之一。同时，护理人员还应指导患儿定期复查并遵医嘱调整治疗方案。通过全面的护理和预防措施，护理人员可以有效降低患儿发生并发症的风险，从而保障他们的身体健康和生长发育。

二、生活习惯与饮食结构的调整

（一）规律作息与充足睡眠

良好的作息习惯对于小儿消化性溃疡的康复具有至关重要的意义。护理人员应指导患儿建立规律的作息时间表，并督促他们按时作息。每天保证充足的睡眠时间是促进溃疡面愈合和身体康复的必要条件之一。充足的睡眠有助于患儿恢复体力、增强免疫力和促进生长激素的分泌，从而对消化性溃疡的康复产生积极的影响。

为了避免病情加重，护理人员还应教育患儿避免过度劳累和熬夜等不良习惯。过度劳累会消耗患儿的体力，降低免疫力，不利于溃疡的愈合；而熬夜则会打乱正常的生物钟，影响睡眠质量，从而加重溃疡症状。因此，护理人员应鼓励患儿保持规律的作息和充足的睡眠，以促进疾病的康复和身体的健康发展。

（二）饮食卫生与合理搭配

饮食卫生在预防小儿消化性溃疡复发中扮演着重要的角色。护理人员应指导患儿养成良好的饮食习惯，如定时定量进食、细嚼慢咽等。这些习惯有助于减轻胃肠负担，促进食物的消化和吸收。同时，护理人员还应教育患儿注意饮食卫生，不吃不洁食物和过期变质的食品；餐具要定期消毒；饭前便后要洗手等。这些措施有助于降低细菌或病毒等病原体进入体内的风险，从而预防消化性溃疡的复发。

在饮食搭配方面，护理人员应注重营养均衡和合理搭配。蛋白质、维生素和矿物质等营养物质对于患儿的生长发育和溃疡愈合至关重要。因此，护理人员应鼓励患儿多吃富含蛋白质、维生素和矿物质的食物，如瘦肉、鱼、蛋、蔬菜和水果等。同时，适当摄入新鲜蔬菜和水果有助于补充身体所需的维生素和矿物质，增强免疫力；限制高糖、高脂和高盐食物的摄入可以降低胃肠负担，预防消化系统疾病的发生。通过合理的饮食搭配，护理人员可以满足患儿的生长发育需求，促进溃疡面的愈合和身体的康复。

（三）适当运动与增强体质

适当的运动锻炼对于增强患儿的体质和免疫力、促进疾病的康复具有积极的意义。护理人员应根据患儿的年龄和病情制定个性化的运动计划。对于年龄较小的患儿，可以选择一些轻松愉快的游戏或活动；对于年龄较大的患儿，则可以尝试一些有氧运动如散步、慢跑或游泳等。这些运动方式可以改善患儿的血液循环和胃肠功能，促进溃疡面的愈合和身体的康复；同时还可以提高患儿的心肺功能和身体素质，增强免疫力，预防疾病的发生。

在运动锻炼过程中，护理人员需要密切关注患儿的身体反应和运动量。适当的运动量可以促进患儿的康复和生长发育；但过量的运动则可能会加重患儿的身体负担，不利于疾病的康复。因此，护理人员应根据患儿的实际情况灵活调整运动计划，确保他们在安全、舒适的环境中进行适度的运动锻炼。通过科学合理的运动锻炼和全面的护理措施，护理人员可以有效促进小儿消化性溃疡患儿的康复和健康成长。

三、心理护理与减轻压力的方法

小儿消化性溃疡不仅影响患儿的身体健康，更对其心理造成一定的冲击。因此，在治疗过程中，除了药物治疗和饮食调整外，心理护理和减轻压力的方法也尤为重要。

（一）心理支持与情绪疏导

面对疾病，患儿往往会产生恐惧、焦虑、抑郁等负面情绪，这些情绪不仅影响治疗效果，还可能对患儿的心理健康造成长远影响。因此，护理人员应给予患儿充分的心理支持和情绪疏导。

首先，护理人员要与患儿建立良好的信任关系，通过亲切的语言、和蔼的态度以及适当的肢体接触，让患儿感受到关爱和温暖。在与患儿交流时，要耐心倾听他们的诉求和困惑，了解他们的内心世界，给予积极的回应和反馈。

其次，护理人员要针对患儿的具体情况制定个性化的心理干预方案。对于年龄较小的患儿，可以通过讲故事、玩游戏等方式来转移他们的注意力，缓解紧张情绪；对于年龄较大的患儿，则可以通过认知行为疗法、放松训练等方法来帮助他们调整心态、树立信心。

此外，护理人员还要关注患儿家长的心理状态，指导他们如何正确面对患儿的疾病，给予患儿积极的支持和鼓励。通过家庭与医院的共同努力，为患儿营造一个温馨、和谐的治疗环境。

（二）减轻压力与放松训练

压力是小儿消化性溃疡的重要诱因之一，长期的精神紧张、焦虑不安会导致胃酸分泌增加、胃黏膜受损，从而加重病情。因此，护理人员应指导患儿学会减轻压力的方法和技巧。

深呼吸是一种简单易行的减压方法，护理人员可以教会患儿正确的深呼吸方式，让他们在紧张时能够通过深呼吸来放松身心。此外，冥想和音乐放松也是有效的减压方法，护理人员可以根据患儿的年龄和兴趣选择合适的冥想音乐或放松曲目，让他们在轻松愉悦的氛围中缓解压力。

除了上述方法外，护理人员还可以安排一些轻松有趣的活动来转移患儿的注意力。如阅读有趣的书籍、绘画、玩益智游戏等，这些活动不仅能够帮助患儿放松心情、缓解压力，还能提高他们的认知能力和社交能力。

（三）家庭支持与社会适应

家庭支持和社会适应对于小儿消化性溃疡患儿的康复同样重要。家庭是患儿最亲密的依靠，家长的关心和支持对患儿的康复起着至关重要的作用。护理人员应与家长建立良好的沟通渠道，定期向家长反馈患儿的病情和治疗进展，指导他们如何为患儿提供一个温馨、和谐的家庭环境。同时，要鼓励家长积极参与患儿的康复过程，给予他们必要的支持和鼓励。

此外，护理人员还要关注患儿的社会适应能力。由于疾病的影响，患儿可能会暂时脱离学校和社会生活，这会给他们的心理造成一定的落差和不适。因此，护理人员要帮助患儿重新融入学校和社会生活，指导他们如何与同龄人建立友谊、如何适应学校的学习和生活节奏等。通过家庭支持和社会适应的干预措施，可以增强患儿的自信心和自尊心，促进疾病的全面康复。

四、家长的健康教育与康复指导

家长在小儿消化性溃疡的康复过程中扮演着重要的角色。他们的知识水平、护理技能和态度直接影响着患儿的康复效果。因此，对家长进行健康教育和康复指导至关重要。

（一）疾病知识与护理技能培训

首先，护理人员应向家长详细介绍小儿消化性溃疡的相关知识，包括发病原因、临床表现、治疗方法及预后等。让家长了解疾病的本质和危害，提高他们的认知水平和重视程度。同时，要教会家长一些基本的护理技能，如观察病情、测量体温、饮食调整等。这些技能对于及时发现患儿的病情变化、采取正确的护理措施具有重要意义。

在培训过程中，护理人员要注重理论与实践相结合，通过示范操作、互动问答等方式让家长掌握护理技能。此外，还可以利用多媒体教学资源如视频、图册等辅助教学，提高培训效果和家长的学习兴趣。

（二）定期随访与复查安排

定期随访和复查是确保小儿消化性溃疡患儿康复的重要环节。护理人员应与家长保持密切联系，定期安排患儿进行复查和随访工作。通过复查可以及时了解患儿的病情变化和治疗效果；根据复查结果调整治疗方案并给予相应的康复指导。同时，要提醒家长注意观察患儿的病情变化并及时报告异常情况以便及时处理。

在随访过程中，护理人员还要关注患儿的生长发育情况、心理状态和社会适应能力等方面的问题。对于发现的问题要及时给予指导和帮助，促进患儿的全面康复。此外，还要向家长强调定期随访和复查的重要性，让他们认识到这是确保患儿康复的必要措施。

（三）生活习惯与饮食结构调整指导

良好的生活习惯和饮食结构对于预防小儿消化性溃疡的复发具有重要意义。护理人员应向家长强调生活习惯和饮食结构调整的重要性并给予具体的指导建议。如保持规律的作息时间、保证充足的睡眠时间；合理安排饮食内容和摄入量；避免过度劳累和精神紧张等。这些措施有助于维护患儿的身心健康，促进疾病的康复。

在指导过程中，护理人员要根据患儿的实际情况制定个性化的生活习惯和饮食结构调整方案。同时，要向家长传授一些实用的技巧和方法，如如何制作营养丰富、易于消化的食物；如何合理安排患儿的作息时间等。通过指导使家长能够帮助患儿建立良好的生活习惯和饮食结构促进疾病的康复。

（四）心理支持与情感交流技巧培训

心理支持和情感交流对于小儿消化性溃疡患儿的康复同样重要。面对疾病和治疗过程，患儿和家长都会产生一定的心理压力和负面情绪。因此，护理人员应向家长介绍心理支持和情感交流的方法和技巧；鼓励他们与患儿进行积极的情感交流并给予充分的支持和鼓励。

在培训过程中，护理人员可以通过案例分析、角色扮演等方式让家长了解心理支持和情感交流的重要性。同时，要教会家长一些简单的心理干预方法如倾听、安慰、鼓励等以缓解患儿的紧张情绪和焦虑心理。此外，还要向家长强调家庭氛围和情感支持对患儿康复的积极影响，鼓励他们为患儿创造一个温馨、和谐的家庭环境。通过培训使家长能够更好地为患儿提供心理支持和情感交流促进其全面康复。

第三节　小儿营养不良的预防与营养干预

一、营养不良的风险因素与预防策略

（一）风险因素

小儿营养不良是一个严峻的健康问题，其风险因素多种多样，深入了解这些风险因素对于预防和治疗小儿营养不良至关重要。首先，家庭经济条件差是导致儿童营养不良的重要原因之一。贫困家庭往往无法提供充足的食物，尤其是富含蛋白质、维生素和矿物质等营养素的食物，从而使得儿童无法获得全面均衡的营养。其次，食品供应不足也是营养不良的一个重要风险因素。在一些地区，由于自然灾害、战争等原因，食品供应可能受到影响，导致当地居民无法获得足够的食物。对于儿童这一高风险人群来说，食品供应不足的危害更为严重。此外，饮食习惯不良也是导致营养不良的一个常见原因。偏食、挑食等不良饮食习惯可能导致儿童摄入的营养素不均衡，从而增加营养不良的风险。最后，疾病影响也是不可忽视的风险因素。一些慢性消耗性疾病，如结核病、肿瘤等，以及消化系统疾病，如慢性腹泻、先天性消化道畸形等，都可能影响儿童对营养素的吸收和利用，进而导致营养不良。

（二）预防策略

针对上述风险因素，我们可以采取一系列有效的预防策略来降低小儿营养不良的发生率。首先，提高家庭经济收入和改善食品供应是根本措施。通过发展经济、增加就业机会、提供社会福利等方式，可以帮助贫困家庭提高经济收入，从而改善他们的食品供应情况。政府和社会各界也应积极参与，确保儿童有充足的食物来源。其次，培养良好的饮食习惯对于预防营养不良同样重要。家长和学校应加强对儿童的饮食教育，鼓励他们摄入多样化的食物，尤其是富含蛋白质、维生素和矿物质等营养素的食物。同时，要避免偏食、挑食等不良饮食习惯，确保儿童获得全面均衡的营养。最后，加强疾病防治也是预防营养不良的关键环节。政府应加大对公共卫生和医疗体系的投入，提高基层医疗机构的诊疗能力，及时发现并治疗影响儿童营养吸收的疾病。家长和医护人员也要密切关注儿童的健康状况，一旦发现异常要及时就医。

（三）综合措施

除了上述具体的预防策略外，还需要采取一系列综合措施来全面预防小儿营养不良。首先，加强儿童保健工作是基础。政府和社会各界应共同努力，建立健全的儿童保健体系，为儿童提供定期的健康检查和营养评估服务。通过这些服务，可以及时发现并干预营养不良等健康问题。其次，开展营养教育是提高家长和儿童营养知识水平的有效途径。医护人员、教育工作者和社会工作者等都可以参与到营养教育中来，向家长和儿童传授正确的营养知识和健康的生活方式。此外，加强社会支持也是预防小儿营养不良的重要手段。政府和社会各界应关注贫困家庭的生活状况，为他们提供经济援助、食品补贴等实际帮助。同时，还要加强社会宣传和舆论引导，形成全社会共同关注儿童营养健康的良好氛围。

二、营养评估与个性化饮食计划

（一）营养评估

营养评估是预防和治疗小儿营养不良的关键步骤之一。通过全面收集儿童的饮食记录、体格检查、生化检验等资料，可以对儿童的营养状况进行科学准确的评估。这些资料包括儿童的饮食习惯、食物种类和摄入量、身高和体重等生长发育指标以及血红蛋白、微量元素等生化指标。医护人员需要对这些资料进行综合分析，判断儿童是否存在营养不良或营养过剩的问题以及具体的类型和程度。为制定个性化的饮食计划提供依据和指导。同时，医护人员还需要关注儿童的特殊需求，如过敏史、疾病状况等，以便在制定饮食计划时予以充分考虑。

（二）个性化饮食计划

在营养评估的基础上，为儿童制定个性化的饮食计划是确保他们获得全面均衡营养的有效措施。这个计划应该根据儿童的年龄、性别、身体状况、活动量等因素进行量身定制，确保他们摄入足够的能量和各种营养素。具体来说，对于不同年龄段的儿童，需要提供不同种类和质地的食物以满足其生长发育的需求；对于身体状况较差或患有疾病的儿童，需要根据其具体情况调整饮食结构和营养素比例；对于活动量较大的儿童，则需要适当增加能量和蛋白质的摄入量以维持其正常的生理功能。同时，在制定饮食计划时还要注重食物的多样性和口感搭配，以激发儿童的食欲并提高他们的饮食依从性。

（三）定期调整

儿童的生长发育是一个动态的过程，其营养需求会随着年龄的增长和身体状况的变化而不断发生变化。因此，为了确保始终满足儿童的营养需求并促进其健康成长发育，个性化饮食计划需要定期进行调整和更新。具体来说，医护人员需要与家长保持密切沟通与合作，及时了解儿童的饮食情况和身体状况变化，并根据实际情况对饮食计划进行相应调整。这包括增加或减少某些食物的摄入量、调整餐次安排和食物搭配等。通过定期调整饮食计划，可以确保儿童在不同生长发育阶段都能获得充足的营养支持。

（四）家长参与

家长在儿童的饮食管理中起着至关重要的作用。他们不仅负责提供食物和照顾儿童的日常起居，还承担着培养儿童良好饮食习惯的重要责任。因此，在预防和治疗小儿营养不良的过程中，医护人员需要积极鼓励家长参与到个性化饮食计划的制定和执行中来。具体来说，医护人员可以与家长一起讨论和制定适合儿童的饮食计划，并教授他们如何根据儿童的营养需求和口味偏好选择合适的食物和烹饪方式。同时，还要向家长普及相关的营养知识和健康理念，提高他们的营养意识和育儿能力。通过家长的积极参与和配合，可以更好地实施个性化饮食计划并确保其有效性。

三、营养补充与喂养技巧指导

（一）营养补充

对于已经出现营养不良的儿童，仅仅依靠日常饮食的调整往往难以迅速改善其营养状况。因此，在进行饮食调整的同时，还需要根据儿童的具体情况进行必要的营养补充。这些营养素可能包括维生素、矿物质、蛋白质等，它们对于儿童的生长发育和免疫功能的维持具有至关重要的作用。

在进行营养补充时，首先要对儿童的营养状况进行全面的评估，了解他们缺乏哪些营养素以及缺乏的程度。评估的方法可能包括血液检测、体格检查、膳食调查等。根据评估结果，医护人员可以制定出个性化的营养补充方案，明确需要补充的营养素种类和剂量。

在实施营养补充方案时，医护人员需要与家长密切合作，确保他们能够正确理解和执行补充方案。这包括向家长详细解释每种营养素的作用和重要性，指导他们如何正确选择和使用营养补充剂，以及监督儿童的服用情况。同时，医护人员还需要定期监测儿童的营养状况，及时调整补充方案，以确保其效果。

需要注意的是，营养补充并不是越多越好，过量的营养素摄入可能会对儿童的健康产生负面影响。因此，在进行营养补充时，必须遵循科学、合理、个性化的原则，确保儿童的营养摄入既全面又均衡。

（二）喂养技巧指导

正确的喂养技巧对于预防小儿营养不良具有至关重要的作用。许多家长在喂养儿童时存在误区和不当做法，如强迫进食、随意更改喂养时间等。这些不当做法不仅会影响儿童的食欲和消化功能，还可能导致营养不良的发生。

因此，医护人员需要向家长传授正确的喂养方法。首先，要强调定时定量喂养的重要性。家长应根据儿童的年龄和生长发育需求，制定出合理的喂养计划，并坚持执行。同时，要避免强迫进食的行为，尊重儿童的食欲和自主性。当儿童不愿意进食时，可以尝试变换食物种类或烹饪方式，以激发他们的食欲。

此外，医护人员还要指导家长如何根据儿童的年龄和发育阶段选择合适的食物质地和形状。对于年龄较小的儿童，可以选择泥状、糊状等易于咀嚼和吞咽的食物；对于年龄较大的儿童，则可以逐渐增加食物的质地和形状，以促进他们的咀嚼和吞咽能力的发展。同时，家长还要注意培养儿童良好的饮食习惯和餐桌礼仪，如细嚼慢咽、不挑食、不偏食等。

（三）特殊情况的喂养指导

对于一些特殊情况下的儿童，如早产儿、低出生体重儿、疾病患儿等，他们的营养需求和喂养方式可能与普通儿童有所不同。因此，医护人员需要根据这些儿童的具体情况和需求，制定个性化的喂养方案。

对于早产儿和低出生体重儿，由于他们的胃肠道功能尚未发育完善，因此需要给予特殊的喂养支持。医护人员可以根据儿童的体重和生长情况，计算出所需的热量和营养素摄入量，并指导家长选择适合早产儿的特殊配方奶粉进行喂养。同时，还要密切关注儿童的消化情况和生长发育状况，及时调整喂养方案。

对于疾病患儿，他们的营养需求可能因疾病类型和严重程度而有所不同。医护人员需要根据儿童的病情和营养状况评估结果，制定个性化的营养支持方案。这可能包括调整饮食结构、增加营养补充剂、给予肠外营养支持等措施。同时，医护人员还要与家长密切合作，确保他们能够正确执行喂养方案，并监测儿童的营养状况和生长发育情况。

（四）持续监测与调整

在营养补充和喂养技巧指导的过程中，医护人员需要持续监测儿童的营养状况和生长发育情况。通过定期测量体重、身高、头围等生长指标以及检测血红蛋白、血清蛋白等生化指标，可以及时发现儿童的生长异常和营养问题。一旦发现异常或问题，医护人员应及时与家长沟通并制定相应的干预措施。

同时，医护人员还要根据儿童的生长发育情况和营养需求变化，及时调整营养补充方案和喂养技巧。这包括增加或减少某些营养素的摄入量、改变食物质地和形状以适应儿童的咀嚼和吞咽能力发展等。通过持续监测与调整，可以确保儿童的营养需求得到满足并促进其健康成长。

四、定期监测与效果评估

（一）定期监测

对于营养不良的儿童或存在营养不良风险的儿童来说，定期监测是至关重要的。这种监测不仅包括对儿童体重、身高、头围等生长指标的定期测量，还包括对血红蛋白、血清蛋白等生化指标的检测。这些指标能够直观地反映儿童的生长状况和营养水平，是评估干预效果的重要依据。

通过定期监测，医护人员可以及时发现儿童的生长异常和营养问题。一旦发现问题，医护人员可以迅速采取相应的干预措施，如调整饮食、增加营养补充等，以防止问题进一步恶化。同时，定期监测还可以为医护人员提供儿童营养状况的动态信息，有助于他们更好地了解儿童的营养需求和制定更为合理的干预方案。

（二）效果评估

在实施营养干预后，对干预效果进行评估是必不可少的一环。评估的内容不仅包括儿童的生长情况和营养状况的改善程度，还包括家长对干预措施的接受程度等。这些评估结果可以为医护人员提供宝贵的反馈信息，帮助他们了解干预措施的实际效果和家长的满意度。

通过效果评估，医护人员可以及时发现干预措施中存在的问题和不足。针对这些问题，他们可以及时调整干预方案，优化干预措施，以提高干预效果和家长满意度。同时，效果评估还可以为医护人员提供宝贵的实践经验，有助于他们不断提升自己的专业水平和服务质量。

（三）信息共享与沟通

在定期监测和效果评估的过程中，信息共享与沟通是至关重要的。医护人员应定期与家长进行信息共享和沟通，向他们反馈儿童的监测结果和评估情况。这种沟通不仅可以增进医护人员与家长之间的信任和合作，还可以让家长更加了解儿童的营养状况和生长发育情况。

同时，医护人员还要向家长解释监测和评估的意义和重要性。通过解释这些概念和指标的含义以及它们对儿童健康的影响，医护人员可以帮助家长更好地理解并配合干预措施的实施。此外，医护人员还可以向家长提供一些实用的营养知识和喂养技巧，以帮助他们更好地照顾儿童的饮食起居并促进其健康成长。

五、家庭与社会的支持与合作

（一）家庭支持

家庭是儿童最初接触的社会环境，也是他们成长的摇篮。在这个温馨的小天地里，儿童不仅获得了物质上的满足，更在情感、认知和社会交往等方面得到了全面的发展。因此，家庭支持对于预防小儿营养不良具有至关重要的作用。

医护人员作为专业的健康守护者，应当向家长传授儿童营养知识和喂养技巧。这些知识不仅包括儿童生长发育所需的各类营养素和合理膳食搭配，还涉及到喂养方式、时间、频率等细节问题。通过专业指导，家长可以更加科学地为儿童提供饮食，确保他们获得充足的营养。

除了营养知识和喂养技巧外，医护人员还要帮助家长为儿童创造良好的饮食环境。这包括餐桌礼仪的培养、家庭氛围的营造以及饮食文化的传承等方面。一个和谐、愉快的用餐环境可以让儿童更加愉快地进食，有利于他们的身心健康。

同时，家庭成员之间的相互支持和合作也是预防小儿营养不良的重要因素。家长之间要共同承担养育责任，关注儿童的营养与健康状况。在儿童的成长过程中，家庭成员要给予他们足够的关爱和陪伴，让他们感受到家庭的温暖和支持。这种情感支持不仅可以增强儿童的自信心和安全感，还能促进他们的全面发展。

（二）社会合作

预防小儿营养不良是一项系统工程，需要全社会的共同努力。政府作为公共服务的提供者和管理者，在预防小儿营养不良方面发挥着主导作用。政府应加大对儿童营养与健康事业的投入和支持力度，将儿童营养改善计划纳入国家发展规划，并制定和完善相关政策法规来保障儿童的营养权益。

医疗机构是预防和治疗小儿营养不良的重要阵地。医疗机构应加强儿童保健工作，提高医疗服务水平，为儿童提供全面的健康检查、营养评估和干预措施。同时，医疗机构还要积极开展健康教育和科普宣传活动，提高家长和儿童的营养意识和健康素养。

教育部门在预防小儿营养不良方面也扮演着重要角色。学校作为儿童学习和生活的重要场所，是开展营养教育的重要平台。教育部门应将营养教育纳入学校课程体系，通过课堂教学、实践活动等多种形式向儿童传授营养知识，培养他们的健康饮食习惯。此外，教育部门还可以与卫生部门、社会机构等合作开展校园健康促进项目，共同为儿童的健康成长贡献力量。

社会各界也应积极参与儿童营养与健康事业的宣传和推广工作。媒体作为信息传播的重要渠道，可以通过广播、电视、报刊、网络等多种形式向公众普及儿童营养知识。企业和社会组织可以通过捐赠资金、物资等方式支持儿童营养改善计划的实施。此外，社会各界还可以共同发起公益项目、组织志愿者活动等形式来推动儿童营养与健康事业的发展。

（三）经济援助与食品补贴

对于家庭经济困难的儿童来说，他们往往面临着食品供应不足、营养摄入不均衡等问题。这些问题不仅影响了他们的身体健康和智力发展，还可能给他们带来心理压力和社会适应难题。因此，政府和社会各界应提供经济援助和食品补贴等支持措施来改善他们的营养状况。

政府可以通过设立专项资金、制定优惠政策等方式为家庭经济困难的儿童提供经济援助。这些资金可以用于购买食品、支付医疗费用等方面，帮助他们解决生活中的实际困难。同时，政府还可以与慈善组织、企业等合作开展食品捐赠和补贴项目，为这些儿童提供营养丰富的食品。

除了经济援助和食品补贴外，政府和社会各界还要加强对这些家庭的教育和指导工作。通过开展家长学校、营养知识讲座等活动，帮助他们提高育儿能力和营养素养。同时，还要关注这些家庭的心理健康和社会适应问题，为他们提供必要的心理支持和社会帮助。通过这些措施的实施，可以帮助家庭经济困难的儿童改善营养状况、提高生活质量，为他们的健康成长创造有利条件。

（四）倡导健康生活方式

健康的生活方式是预防小儿营养不良的重要途径之一。医护人员应向家长和儿童倡导均衡饮食、适量运动、充足睡眠等健康生活方式。这些生活方式不仅有助于维持身体健康，还能促进心理发展和社会适应能力的提高。

均衡饮食是预防营养不良的基础。医护人员应指导家长根据儿童的年龄、性别和生长发育特点制定合理的膳食计划，确保他们获得全面而均衡的营养。同时，还要鼓励儿童多吃蔬菜、水果等富含纤维素和维生素的食物，少吃高糖、高脂等不健康食品。

适量运动对于儿童的身心健康也至关重要。医护人员应建议家长带领儿童参加户外活动、体育运动等锻炼方式，增强他们的体质和免疫力。同时，还要关注儿童的运动安全和运动损伤预防工作，确保他们在运动中健康成长。

充足睡眠是保障儿童身心发展的重要条件之一。医护人员应向家长强调睡眠对儿童生长发育的重要性，并指导他们为儿童创造良好的睡眠环境。此外，还要关注儿童的睡眠质量和睡眠习惯培养工作，帮助他们形成规律的睡眠时间和良好的睡眠习惯。

在倡导健康生活方式的同时，医护人员还要加强疾病预防和控制工作。通过定期接种疫苗、开展健康教育等方式来减少疾病对儿童营养与健康的影响。这些措施的实施可以降低儿童的发病率和死亡率，提高他们的生活质量。

通过倡导健康生活方式，可以培养儿童良好的生活习惯和自我保护意识。这些习惯和意识将伴随他们一生，为他们的健康成长奠定坚实基础。同时，健康的生活方式还能促进家庭和社会的和谐与发展，为构建人类命运共同体贡献力量。

第十二章　儿科心血管系统疾病的诊疗与护理

第一节　小儿先天性心脏病的诊疗与护理进展

一、先天性心脏病的分类与诊断方法

（一）先天性心脏病的分类

先天性心脏病，顾名思义，是指在胎儿的心脏发育过程中出现的异常，导致心脏或其大血管的结构、功能或位置上的畸形。这些异常可能在出生后即被察觉，也可能在随后的成长过程中逐渐显现。每一种先天性心脏病都有其独特的病理生理特点，对患儿的影响也各不相同。

房间隔缺损：这是先天性心脏病中较为常见的一种。房间隔，即左、右心房之间的隔膜，如果在发育过程中出现缺损，就会导致左、右心房的血液混合，影响心脏的正常功能。

室间隔缺损：与房间隔缺损类似，但发生在左、右心室之间。室间隔缺损会导致左心室的高压血液流入右心室，增加右心室的负担，严重时可能导致右心衰竭。

动脉导管未闭：动脉导管是胎儿期连接肺动脉与主动脉的血管，正常情况下在出生后不久会自然闭合。如果未闭合，就会导致部分血液从主动脉回流到肺动脉，增加心脏的负担。

法洛四联症：这是一种较为复杂的先天性心脏病，包括肺动脉狭窄、室间隔缺损、主动脉骑跨和右心室肥厚四种畸形。法洛四联症的患儿在出生后不久就可能出现青紫、呼吸困难等症状，需要及时治疗。

这些不同类型的先天性心脏病，其严重程度和对患儿的影响各不相同。因此，早期诊断和及时治疗对于改善患儿的预后至关重要。

（二）诊断方法

先天性心脏病的诊断需要综合运用多种方法，包括临床表现、体格检查、影像学检查和其他特殊检查。每一种方法都有其独特的价值，但也需要相互印证，以提高诊断的准确性。

临床表现：先天性心脏病患儿的临床表现因病情而异，但常见的症状有心悸、胸闷、气喘、乏力等。这些症状的出现可能提示心脏功能受损，需要及时就医。医生在接诊时应详细询问病史，了解患儿的症状出现时间、程度和伴随症状，以便做出初步判断。同时，对于婴幼儿患者，家长应特别注意观察其喂养、呼吸、活动耐量等方面的变化，这些也可能是先天性心脏病的早期信号。

体格检查：体格检查是诊断先天性心脏病的重要环节。医生通过对患儿进行详细的体格检查，可以发现许多与心脏有关的体征，如心脏杂音、心律失常、心界扩大等。这些体征的出现可能提示心脏存在结构或功能上的异常，需要进一步检查以明确诊断。特别是对于婴幼儿患者，由于其语言表达有限，体格检查尤为重要。

影像学检查：影像学检查在先天性心脏病的诊断中发挥着举足轻重的作用。心电图、X 线胸片和超声心动图是常用的三种影像学检查方法。心电图可以反映心脏的电生理活动，对于心律失常等电生理异常的诊断具有重要价值；X 线胸片可以显示心脏的形态和大小，对于心脏增大、肺血增多等异常的诊断有帮助；超声心动图则可以直观地显示心脏结构和功能异常，是诊断先天性心脏病最常用的方法之一。这些影像学检查方法各有优缺点，医生会根据患儿的具体情况和需要选择合适的检查方法。

其他特殊检查：对于一些复杂或难以诊断的先天性心脏病，医生可能会考虑进行其他特殊检查以明确诊断。心导管检查和心血管造影是两种常用的特殊检查方法。心导管检查是一种有创检查方法，通过插入心导管到心脏内部进行测量和取样，可以直接了解心脏内部的压力和血液动力学变化；心血管造影则是通过向心脏血管内注入造影剂，利用 X 线成像技术显示心脏血管的形态和结构异常。这些特殊检查方法虽然具有一定的创伤性和风险性，但对于明确诊断和制定治疗方案具有重要意义。

二、治疗策略与手术护理配合

（一）治疗策略

针对先天性心脏病的治疗策略主要包括药物治疗、手术治疗和介入治疗三种方法。根据患儿的病情和年龄等因素，医生会选择合适的治疗方法以最大限度地改善患儿的生活质量和预后。

药物治疗：药物治疗是先天性心脏病治疗中的辅助手段，主要用于缓解症状、改善心功能和预防并发症。常用的药物包括利尿剂、洋地黄类药物、血管扩张剂等。然而，药物治疗只能暂时控制病情，无法根治先天性心脏病。因此，对于需要长期治疗的患儿来说，药物治疗并不是最佳的选择。

手术治疗：手术治疗是大多数先天性心脏病患儿的主要治疗方法。通过手术可以纠正心脏畸形、恢复心脏功能，使患儿获得更好的生活质量和预后。手术时机和手术方式的选择取决于患儿的病情、年龄和身体状况等因素。常见的手术方式包括开胸手术、胸腔镜手术等。在手术前，医生会对患儿进行全面的评估，制定个性化的手术方案，以确保手术的安全性和有效性。

介入治疗：介入治疗是一种新兴的先天性心脏病治疗方法，具有创伤小、恢复快的优点。通过介入技术，医生可以在不开胸的情况下对心脏进行修复或重建，从而纠正心脏畸形。然而，介入治疗并不适用于所有类型的先天性心脏病，其适应症和禁忌症需要严格把握。同时，介入治疗也需要专业的医生和设备支持，以确保手术的成功率和安全性。

（二）手术护理配合

先天性心脏病手术的成功与否不仅取决于医生的技术水平，还与手术护理的密切配合密不可分。手术护理包括术前准备、术中配合和术后护理三个阶段。

术前准备：在手术前，护士需要协助医生完善患儿的各项检查，如心电图、X 线胸片、超声心动图等，以评估患儿的身体状况和手术风险。同时，还要对患儿进行心理护理，消除他们的恐惧和焦虑情绪，帮助他们建立信心，以更好地配合手术。此外，术前还需做好备皮、备血、药物过敏试验等准备工作，以确保手术的顺利进行。

术中配合：在手术过程中，护士需要密切监测患儿的生命体征变化，如心率、血压、呼吸等，及时发现并处理异常情况。同时，还要协助医生进行手术操作，如传递器械、止血、缝合等，确保手术的顺利进行。在手术过程中，护士还需要保持与医生的良好沟通，及时传递信息和反馈情况，以便医生做出正确的决策。

术后护理：手术后，护士需要密切观察患儿的病情变化，定期换药、消毒伤口以防止感染。同时，还要指导患儿进行合理的饮食和活动以促进身体的康复。对于术后出现的并发症或异常情况，护士需要及时发现并报告医生进行处理。此外，术后还需对患儿进行心理护理和康复指导，帮助他们尽快适应术后生活并重返社会。

三、术后护理与康复指导

（一）术后护理

术后护理是先天性心脏病患儿康复过程中的重要环节。为了确保患儿能够平稳度过术后恢复期，医护人员需要采取一系列细致的护理措施。

1.生命体征监测

术后，患儿的生命体征变化需要得到密切监测。这包括体温、心率、呼吸、血压等重要指标。医护人员应定时测量并记录这些数据，以便及时发现任何异常情况。对于病情较重的患儿，还需要进行更为严密的心电监护和血氧饱和度监测。这些监测措施有助于医护人员准确掌握患儿的病情变化，为后续治疗提供有力依据。

2.呼吸道管理

保持呼吸道通畅对于术后患儿至关重要。由于手术和麻醉的影响，患儿的呼吸道分泌物可能会增多，导致呼吸困难。因此，护士需要定期为患儿清理呼吸道分泌物，确保呼吸顺畅。同时，还应指导患儿掌握有效的咳嗽和排痰方法，以便自行排出痰液。这些措施有助于预防肺部感染，促进患儿康复。

3.饮食管理

术后初期，根据手术情况和医嘱，患儿可能需要禁食或限制饮食。在此期间，医护人员会通过静脉输液等方式为患儿提供必要的营养支持。随着病情的逐渐好转，护士应根据医嘱指导患儿进行合理的饮食调整。这包括逐步增加食物的种类和摄入量，以满足身体康复所需的营养需求。同时，还需要注意避免摄入过于油腻、辛辣的食物，以免刺激胃肠道。

4.疼痛管理

术后疼痛是患儿常见的症状之一，对患儿的康复和心理健康产生不良影响。因此，有效的疼痛管理至关重要。护士应定期评估患儿的疼痛程度，了解疼痛的性质和部位。根据评估结果，遵医嘱给予相应的镇痛药物或采取其他镇痛措施，如冷敷、热敷等。这些措施有助于减轻患儿的疼痛感，提高他们的舒适度。

（二）康复指导

康复指导是帮助先天性心脏病患儿逐步恢复正常生活的重要过程。通过个性化的康复计划，患儿可以在医护人员的指导下逐步恢复体力和心理健康。

1.运动康复

运动康复是先天性心脏病患儿康复过程中的重要组成部分。根据患儿的病情和身体状况，护士应制定个性化的运动康复计划。初期，可以进行一些轻度的床上活动或床边活动，如抬臂、伸腿等。随着病情的好转，可以逐渐增加运动量和运动强度，如散步、慢跑等。适当的运动可以促进血液循环、增强心肺功能，有助于患儿的康复。但需要注意的是，运动强度和时间要适中，避免过度劳累和意外受伤。

2.心理康复

先天性心脏病对患儿的心理健康也可能产生一定的影响。由于手术和疾病本身的压力，患儿可能会出现焦虑、抑郁等情绪问题。因此，在康复过程中，护士应关注患儿的心理状态变化，提供必要的心理支持和安抚。可以通过与患儿交流、游戏等方式来缓解他们的紧张情绪。同时，还可以引导患儿参加一些有益的社交活动或兴趣爱好班等，以丰富他们的生活内容，促进身心健康发展。必要时，可以请心理医生进行专业干预和治疗。

3.定期复查

术后患儿需要定期进行复查以评估康复情况和调整治疗方案。复查的内容包括体格检查、心电图、超声心动图等。通过定期复查，医护人员可以及时了解患儿的康复情况，发现潜在的问题并采取相应的处理措施。同时，还可以根据复查结果调整康复计划和治疗方案，使患儿得到更好的治疗效果和生活质量。因此，护士应提醒患儿及家长按时复查，并提供相应的复查指导和注意事项。

四、当前诊疗与护理技术的新进展

随着医学科技的不断发展，先天性心脏病的诊疗与护理技术也在不断进步。这些新进展为患儿提供了更为精准、安全、有效的治疗手段和护理方法。

（一）诊断技术的新进展

近年来，医学影像技术在先天性心脏病的诊断中发挥了越来越重要的作用。三维超声心动图、心脏核磁共振成像（CMR）等新技术已经广泛应用于临床实践中。这些新技术不仅可以提供更为清晰、立体的心脏结构和功能信息，还有助于医生更准确地判断病情和制定治疗方案。例如，三维超声心动图可以立体显示心脏结构和运动情况，帮助医生更直观地了解患儿的病情；而心脏核磁共振成像则可以对心肌、瓣膜等组织进行更为精细的成像和分析，为手术治疗提供更为准确的依据。

（二）治疗技术的新进展

在治疗方面，先天性心脏病的治疗技术也取得了显著的进展。微创手术、机器人手术等新技术逐渐应用于临床实践中，使得手术创伤更小、恢复更快。这些新技术不仅减少了手术过程中的痛苦和风险，还提高了手术效果和患儿的生活质量。例如，微创手术可以通过小切口或穿刺孔完成手术操作，避免了传统开胸手术的大面积创伤；而机器人手术则可以利用精密的机械臂进行精细的手术操作，提高了手术的精准度和安全性。

（三）护理理念的新进展

随着人文关怀理念的深入人心，先天性心脏病患儿的护理工作也越来越重视患儿的心理健康和生活质量。新的护理理念强调以患儿为中心，关注患儿的全面需求。在提供专业护理服务的同时，护士还需要关注患儿的心理需求和社会支持情况，为患儿提供全面的身心照护。这种新的护理理念有助于改善患儿的心理状态和生活质量，促进他们的康复和成长。

（四）康复技术的新进展

在康复方面，随着康复医学的不断发展，先天性心脏病患儿的康复技术也日益完善。除了传统的运动康复和心理康复外，还有一些新的康复技术如虚拟现实技术、经颅磁刺激等也逐渐应用于患儿的康复治疗中。这些新技术可以为患儿提供更有趣、更有效的康复治疗方式，提高他们的康复效果和生活质量。例如，虚拟现实技术可以模拟真实场景进行康复训练，增强患儿的参与感和兴趣；而经颅磁刺激则可以通过磁场刺激大脑神经来改善患儿的神经功能和心理状态。

（五）多学科合作的新模式

在先天性心脏病的诊疗与护理过程中，多学科合作已经成为一种新的趋势。心内科、心外科、儿科、护理科等多个学科的专家共同参与患儿的诊疗与护理工作，为患儿提供全方位、个性化的治疗方案和护理服务。这种多学科合作的新模式有助于提高先天性心脏病的诊疗水平和治疗效果，为患儿带来更好的预后和生活质量。通过多学科合作，各领域的专家可以充分发挥各自的专业优势，共同为患儿制定最佳的治疗方案和护理计划。同时，还可以加强学科间的交流和合作，促进医学科技的进步和发展。

第二节　小儿心律失常的识别与处理原则

一、心律失常的分类与临床表现

（一）心律失常的分类

心律失常，作为一种常见的心血管系统疾病，其本质在于心脏搏动的起源部位、频率、节律、传导速度以及激动次序出现异常。在深入了解心律失常的过程中，我们首先要对其分类有所认识。特别是在小儿这一特殊群体中，心律失常的分类显得尤为重要，因为它不仅关乎到疾病的诊断，更与后续治疗方案的制定紧密相连。

在小儿心律失常的大类中，根据其发生机制的不同，可以大致分为冲动形成异常和冲动传导异常两大类。这两大类又各自包含多种具体的心律失常类型，如冲动形成异常中的窦性心律失常和异位心律，冲动传导异常中的房室传导阻滞和束支传导阻滞等。

冲动形成异常：指的是心脏的起搏点（即窦房结或其他潜在起搏点）发放冲动的频率、节律或顺序出现异常。这包括窦性心律失常，如窦性心动过速、窦性心动过缓等；以及异位心律，如房性早搏、室性早搏等。这些异常都可能导致心脏搏动的整体协调性下降，从而影响心脏的泵血功能。

冲动传导异常：则是指心脏的冲动在传导过程中出现异常，如传导速度减慢、传导阻滞或传导路径改变等。房室传导阻滞和束支传导阻滞是两种典型的冲动传导异常类型。这些异常可能导致心脏各部分之间的协调运动受损，进一步影响心脏的射血功能和整体效率。

（二）临床表现

小儿心律失常的临床表现多种多样，这主要与心律失常的类型、持续时间、患儿年龄以及基础心脏状态等因素有关。一些轻度的心律失常可能无任何明显症状，仅在体检时被发现；而重度的心律失常则可能导致严重的临床症状，甚至危及生命。

具体来说，窦性心律失常中的窦性心动过速可能表现为心悸、乏力等症状。这是由于心率过快导致心脏泵血功能相对不足，从而引发全身性的供血不足表现。而窦性心动过缓则可能引发头晕、胸闷等不适感觉，这是因为心率过慢导致心脏输出量减少，使得大脑等重要器官得不到足够的血液供应。

在异位心律方面，如房性早搏或室性早搏等情况可能导致心悸、心前区不适等症状。这些症状的出现往往与异位搏动的强度和频率有关。若异位心律频繁发作或持续时间较长，还可能进一步影响心脏的整体功能，导致心力衰竭等严重后果。心力衰竭时，心脏无法有效泵出足够的血液来满足身体的需要，从而引发一系列如呼吸困难、水肿等症状。

传导阻滞方面的临床表现则可能相对隐匿。轻度的传导阻滞如一度房室传导阻滞可能无任何症状；而重度的传导阻滞如三度房室传导阻滞则可能导致严重的心悸、乏力、头晕等症状。这是因为重度传导阻滞严重影响了心脏的传导系统和泵血功能，使得全身各器官得不到足够的血液供应。若不及时治疗和处理，还可能进一步发展为心脏骤停等危及生命的状况。

因此，对于小儿心律失常的识别和诊断至关重要。只有通过及时、准确的诊断和治疗，才能有效地控制心律失常的发作和进展，从而保障患儿的健康和安全。

二、诊断流程与辅助检查

(一)诊断流程

面对疑似心律失常的患儿时,医生应首先进行详细的病史询问和体格检查。这一步骤至关重要,因为它可以帮助医生初步了解患儿的症状、发作频率、持续时间以及可能的诱因等关键信息。同时,通过体格检查,医生还能发现一些与心律失常相关的体征,如心脏杂音、脉搏异常等。

在收集了初步的临床信息后,医生应根据患儿的具体情况选择合适的辅助检查以进一步明确诊断。这些辅助检查不仅包括心电图、动态心电图等常规电生理检查,还可能涉及运动试验、电生理检查等更为专业的检查手段。每一步的选择都应根据患儿的病情和医生的临床经验来确定,以确保诊断的准确性和有效性。

(二)辅助检查

心电图(ECG):这是诊断心律失常最基本且最重要的检查方法。心电图能够直观地显示心脏电活动的变化,从而帮助医生明确心律失常的类型、起源部位以及传导路径等关键信息。对于小儿心律失常的诊断,心电图具有不可替代的价值。在进行分析时,医生需要特别注意 P 波、QRS 波群以及 T 波等关键波形的形态和时限,同时还要关注心率、心律以及传导时间等关键指标的变化。

动态心电图(Holter):对于那些间歇性发作的心律失常或常规心电图无法捕捉到的异常心电信号,动态心电图成为了一个有力的诊断工具。它能够长时间连续监测患儿的心电活动变化,从而增加发现心律失常的机会。特别是在怀疑有潜在心律失常的患儿中,动态心电图的应用尤为重要。通过分析动态心电图的结果,医生可以更全面地了解患儿的心脏电活动情况,为后续的诊断和治疗提供有力依据。

运动试验:这一检查方法主要是通过让患儿进行一定量的运动负荷来观察其心电图的变化情况。运动试验有助于诱发并诊断某些在静息状态下难以发现的心律失常,如缺血性心脏病引起的心律失常等。在进行运动试验时,医生需要密切关注患儿的症状变化以及心电图的动态改变,以及时发现并处理可能出现的异常情况。同时,运动试验还可以评估患儿的心功能状态和运动耐受能力,为后续的康复和治疗提供参考依据。

电生理检查:对于那些复杂或难以诊断的心律失常病例,电生理检查成为了一种更为深入和专业的检查手段。它通过在心脏内插入特殊的电极导管来记录心脏内部的电活动情况,从而帮助医生明确心脏电活动的异常机制和部位。电生理检查不仅可以用于心律失常的诊断,还可以用于评估心律失常的风险和预后以及指导治疗方案的制定。然而,由于电生理检查属于有创性检查且操作复杂，因此在应用中需要严格掌握其适应证和禁忌证，并确保操作过程的安全性和有效性。

三、处理原则与药物治疗

（一）处理原则

在处理小儿心律失常时，首先需明确心律失常的类型和原因。通过详细的病史询问、体格检查以及必要的辅助检查，如心电图、超声心动图等，可以对心律失常进行准确的诊断和分类。针对病因进行治疗是处理小儿心律失常的关键，只有去除或控制病因，才能从根本上纠正心律失常。

评估心律失常对患儿的影响程度也是治疗前的重要步骤。对于无症状或症状轻微的心律失常，如偶发室早、房早等，可暂不治疗，定期随访观察即可。而对于症状明显或影响心脏功能的心律失常，如持续性室速、房颤等，应积极治疗以改善患儿症状和生活质量。在选择治疗策略时，需综合考虑患儿的年龄、体重、合并症等因素，制定个性化的治疗方案。

（二）药物治疗

药物治疗是小儿心律失常的常用治疗方法之一。根据心律失常的类型和患儿的具体情况，医生会选择适当的抗心律失常药物进行治疗。常用药物包括钠通道阻滞剂、β受体阻滞剂、钾通道阻滞剂等。这些药物通过不同的作用机制来纠正心律失常，如抑制心脏异位起搏点的兴奋性、延长心肌细胞动作电位时程等。

在使用药物治疗时，需密切监测患儿的心电图变化和药物不良反应。心电图监测可以实时了解心律失常的控制情况，以及是否出现新的心律失常。同时，还需关注患儿的生命体征变化，如心率、血压等。药物不良反应方面，常见的包括胃肠道不适、头晕、乏力等，严重时可能出现心动过缓、低血压等。一旦发现不良反应，应及时调整治疗方案或停药。

除了药物治疗外，对于某些特殊类型的心律失常或药物治疗无效的患儿，还可考虑采用非药物治疗方法，如射频消融、起搏器植入等。这些方法通常需要在专业的心血管中心进行，由经验丰富的医生操作。

（三）非药物治疗

射频消融是一种微创的介入治疗方法，通过高频电流产生热能来破坏心脏内异常的电传导通路，从而达到根治心律失常的目的。该方法适用于多种类型的心律失常，如阵发性室上速、房扑、房颤等。射频消融术具有创伤小、恢复快、并发症少等优点，已成为治疗小儿心律失常的重要手段之一。然而，射频消融术也存在一定的风险，如手术失败、复发、并发症等。因此，在选择该方法时需严格掌握适应症和禁忌症，并在专业的心血管中心进行。

起搏器植入是治疗缓慢性心律失常的有效方法。通过植入人工心脏起搏器来发放电脉冲刺激心肌收缩，以维持正常的心率和心脏功能。该方法适用于病态窦房结综合征、高度房室传导阻滞等严重缓慢性心律失常的患儿。起搏器植入术可以显著改善患儿的症状和生活质量，但也可能出现一些并发症，如感染、起搏器故障等。因此，在术后需加强护理和随访工作，及时发现并处理异常情况。

四、护理配合与家庭监测

（一）护理配合

在小儿心律失常的治疗过程中，护理工作起着至关重要的作用。护士需密切观察患儿的病情变化，包括心率、心律、血压、呼吸等指标的变化情况。一旦发现异常情况，如心率过快或过慢、血压下降等，应立即通知医生并采取相应的处理措施。同时，护士还需协助医生进行各项检查和治疗操作，如心电图检查、药物注射等。在操作过程中需严格遵守无菌原则和操作规程，确保患儿的安全和舒适。

此外，护士还需指导患儿及家长正确用药并告知药物可能的不良反应。对于需要长期服药的患儿，家长应学会正确的药物保管和使用方法，避免药物过期或误用。同时，家长还需注意观察患儿的症状变化并及时向医生反馈，以便医生根据病情调整治疗方案。

（二）家庭监测

对于需要长期治疗的心律失常患儿来说，家庭监测同样重要。家长应学会使用家用心电图机进行定期监测，并记录保存好心电图数据。这些数据可以为医生提供重要的参考信息，帮助医生更好地了解患儿的病情变化和治疗效果。同时，家长还需注意观察患儿的症状变化如胸闷、心悸、头晕等并及时向医生反馈。在日常生活中家长也应注意避免诱发心律失常的因素如剧烈运动、情绪激动等以保持患儿的情绪稳定和身体健康。

（三）健康教育

健康教育是护理工作的重要组成部分，对于提高患儿及家长对疾病的认知和自我管理能力具有重要意义。护士应向患儿及家长讲解心律失常的相关知识包括病因、类型、症状、治疗方法及注意事项等。通过讲解可以帮助他们更好地了解疾病并积极配合治疗。同时护士还应强调遵医嘱治疗的重要性并鼓励他们积极参与患儿的护理和康复过程。通过健康教育可以增强患儿及家长对疾病的认知和自我管理能力从而提高治疗效果和生活质量。

此外，护士还应为患儿及家长提供必要的心理支持和建议。心律失常的治疗过程可能漫长而艰难，患儿和家长可能会面临焦虑、恐惧等负面情绪。护士应通过沟通、倾听等方式为他们提供情感支持，帮助他们树立战胜疾病的信心。同时，还可以邀请康复良好的患儿及家长分享经验，为其他患儿家庭提供借鉴和鼓励。

（四）随访与沟通

对于已经出院的患儿来说，定期随访和沟通同样重要。护士应通过电话、网络等方式与患儿家长保持联系，了解患儿的病情变化和康复情况。在随访过程中，护士可以解答家长在护理和康复过程中遇到的问题和困惑，提供必要的指导和建议。同时，护士还应提醒家长按时带患儿到医院进行复查，以便医生及时了解治疗效果并调整治疗方案。通过随访与沟通可以及时发现并处理潜在的问题确保患儿得到持续有效的治疗和护理。此外随访过程中还可以对患儿及家长进行进一步的健康教育巩固他们对疾病的认识和提高自我管理能力。

第三节　小儿心肌炎的护理与康复指导

一、心肌炎的病因与临床表现

（一）心肌炎的病因

心肌炎，作为心肌的炎症性疾病，其起病原因颇为复杂且多样。其中，感染因素占据重要地位，特别是在小儿群体中，病毒感染尤为常见。诸如柯萨奇病毒、腺病毒、以及流感病毒等，都是引发小儿心肌炎的常见病原体。这些病毒通过不同的机制导致心肌受损：它们或直接侵犯心肌细胞，造成细胞结构的破坏与功能的丧失；或触发免疫反应，使得免疫细胞在攻击病毒的同时，也误伤了正常的心肌细胞，从而引发炎症。

除了感染因素外，自身免疫性疾病也是心肌炎的一个重要病因。在某些情况下，人体的免疫系统会错误地将正常的心肌细胞识别为外来入侵者，并发起攻击。这种错误的免疫反应会导致心肌细胞的损伤和炎症的发生。

此外，药物或毒物的损伤也是引发心肌炎的不可忽视的原因。某些药物或毒物在进入人体后，可能对心肌细胞产生直接的毒性作用，导致细胞死亡和炎症反应；或通过改变心肌细胞的代谢和功能，间接引发心肌的炎症。

（二）临床表现

小儿心肌炎的临床表现具有较大的差异，这主要取决于病变的广泛程度和具体部位。在病情较轻的情况下，患儿可能并无明显的症状，或仅出现轻微的心悸、乏力等不适。这些症状往往容易被忽视，从而延误了诊断和治疗的最佳时机。

然而，在病情较重的情况下，患儿可能出现一系列明显的症状。其中，胸闷和胸痛是最为常见的症状之一。患儿可能感到胸部有压迫感或疼痛感，这种不适感在活动时尤为明显。此外，呼吸困难也是重症心肌炎患儿的常见症状。由于心肌受损导致心脏泵血功能下降，患儿可能在进行轻度活动甚至休息时也感到呼吸急促或困难。

除了上述症状外，部分患儿还可能出现心律失常、心包积液等体征。心律失常表现为心跳过快、过慢或不规律等异常情况，这可能是由于心肌炎症导致心脏电传导系统受损所致。而心包积液则是由于心肌炎引发心包炎症反应，导致心包腔内积聚过多的液体。这些体征的出现进一步增加了患儿的病情复杂性和治疗难度。

二、诊断流程与治疗策略

（一）诊断流程

面对疑似心肌炎的患儿，医生需遵循一定的诊断流程以确保准确诊断。首先，详细询问病史是进行初步诊断的关键步骤。医生需了解患儿的症状出现时间、持续时间及伴随症状等信息，同时询问近期是否有感染、用药或接触毒物等可能诱因。这些信息有助于医生对患儿的病情做出初步判断。

接下来，医生会对患儿进行体格检查，重点关注心脏相关体征。通过听诊心脏杂音、观察皮肤颜色及检查四肢水肿等情况，医生可以进一步了解患儿的心脏功能状态及可能的并发症。

在初步了解患儿病情后，医生通常会安排心电图检查。心电图可以记录心脏电活动的变化，帮助发现可能的心律失常或心肌损伤表现。对于疑似心肌炎的患儿来说，心电图检查是必不可少的一项辅助检查。

此外，实验室检查在心肌炎的诊断中也发挥着重要作用。心肌酶谱检测可以反映心肌细胞的损伤程度；病毒抗体检测则有助于确定感染病原体的类型及感染状态。这些实验室检查结果可以为医生提供更为客观的诊断依据。

最后，根据患儿的具体病情和需要，医生可能会选择进行超声心动图、心脏核磁共振等影像学检查。超声心动图可以实时观察心脏结构和运动状态的变化情况；而心脏核磁共振则能更为精确地评估心肌结构和功能异常情况。这些影像学检查结果有助于医生对患儿的病情做出更为准确的评估。

（二）治疗策略

针对小儿心肌炎的治疗策略需综合考虑患儿的年龄、病因、病情严重程度及个体差异等因素。首先，针对病因治疗是根本之策。对于由病毒感染引起的心肌炎患儿来说，抗病毒治疗是关键所在。通过抑制病毒复制和清除体内病毒载量来减轻心肌炎症反应并促进心肌细胞修复。同时对于由自身免疫性疾病引起的心肌炎患儿来说，免疫抑制剂的应用也是必不可少的。通过调节免疫系统功能来减轻对心肌细胞的攻击并缓解炎症反应。

其次，在保护心肌细胞方面也需要采取相应措施。医生可能会给予患儿一些具有抗氧化、抗炎作用的药物来减轻心肌损伤和炎症反应；同时也会关注患儿的休息与营养状况以促进心肌细胞的修复与再生。

再者就是改善心脏功能方面的治疗策略了。对于出现心力衰竭症状的患儿来说，医生会根据具体情况给予利尿剂、强心剂等药物来改善心脏泵血功能并缓解相关症状；对于出现心律失常的患儿来说则需要根据心律失常的类型和严重程度来选择合适的抗心律失常药物进行治疗或采取其他相应措施如射频消融术等进行治疗。

最后就是加强支持治疗方面了。这包括给予患儿充足的营养支持以满足其生长发育的需要；同时根据病情需要给予氧疗以改善患儿的缺氧状况；对于病情较重的患儿来说还可能需要入住重症监护室进行更为密切的监护与治疗以确保其生命安全。除此之外，心理支持与护理也是治疗过程中不可忽视的一部分，医护人员需关注患儿的心理状态变化并及时给予相应的心理干预与护理以帮助其度过难关并促进康复。

三、护理要点与并发症预防

（一）护理要点

在小儿心肌炎的护理过程中，细致入微的关怀和科学的护理方法是至关重要的。以下是几个关键的护理要点：

1.保持患儿安静休息

心肌炎患儿的心脏功能受损，无法承受过多的负担。因此，保持患儿安静休息是至关重要的。应避免剧烈运动和情绪激动，以减少心脏的耗氧量，有助于心脏的恢复。为患儿创造一个安静、舒适的环境，有助于他们的康复。

2.密切观察患儿的病情变化

心肌炎患儿的病情可能会随时发生变化。因此，护理人员需要密切观察患儿的病情变化，包括心率、呼吸、血压等生命体征，以及心电图的变化。这些指标可以反映患儿心脏功能的状态，及时发现异常情况，为医生的治疗提供依据。

3.遵医嘱给予药物治疗

药物治疗是心肌炎治疗的重要手段之一。护理人员需要遵医嘱给予患儿药物治疗，并注意观察药物的疗效和不良反应。在给药过程中，要确保药物的剂量、时间和途径准确无误，以免造成不必要的损害。同时，要密切关注患儿对药物的反应，如有异常情况应及时报告医生。

4.做好患儿的心理护理和家属的健康教育工作

心肌炎患儿在疾病过程中可能会产生恐惧、焦虑等不良情绪。护理人员需要做好患儿的心理护理工作，给予他们关爱和支持，帮助他们建立战胜疾病的信心。同时，还需要对患儿家属进行健康教育，让他们了解心肌炎的相关知识，掌握正确的护理方法，为患儿的康复提供有力的支持。

（二）并发症预防

小儿心肌炎的并发症是影响患儿预后的重要因素。为了预防并发症的发生，需要采取以下措施：

1.积极治疗原发病因

心肌炎往往是由其他疾病引起的，如病毒感染、自身免疫性疾病等。积极治疗原发病因是预防心肌炎并发症的关键。通过去除病因，可以减少心肌的损伤，促进心脏的恢复。

2.加强心脏功能监测

密切监测患儿的心脏功能可以及时发现异常情况，为并发症的预防和治疗提供依据。护理人员需要定期为患儿进行心电图检查、心脏超声检查等，以评估心脏功能的状态。如有异常情况，应及时报告医生并采取相应的处理措施。

3.合理使用药物治疗

药物治疗是预防心肌炎并发症的重要手段之一。护理人员需要遵医嘱给予患儿合理的药物治疗，以控制心律失常、减轻心脏负担等。在用药过程中，要密切关注药物的疗效和不良反应，确保用药的安全性和有效性。

4.保持患儿良好的生活习惯和饮食习惯

良好的生活习惯和饮食习惯对于心肌炎患儿的康复和预防并发症具有重要意义。护理人员需要指导患儿保持规律的生活作息、充足的睡眠时间以及适当的运动锻炼。同时，还要注意饮食调整，保证营养均衡摄入，避免食用过于油腻、辛辣的食物。这些措施有助于促进患儿的身体恢复和增强抵抗力。

四、康复指导与随访计划

（一）康复指导

在小儿心肌炎的康复期，科学的康复指导对于患儿的恢复至关重要。以下是一些建议：

1.保持规律的生活作息和充足的睡眠时间

规律的生活作息和充足的睡眠时间有助于促进患儿的身体恢复和增强免疫力。护理人员需要指导患儿制定合理的作息时间表，并督促他们按时休息。同时，还要为患儿创造一个安静、舒适的睡眠环境，有助于提高他们的睡眠质量。

2.逐渐增加活动量但要避免剧烈运动

适当的运动锻炼有助于增强患儿的心肺功能，促进康复。然而，心肌炎患儿的心脏功能受损，无法承受剧烈的运动。因此，护理人员需要指导患儿逐渐增加活动量，但要避免剧烈运动以免加重心脏负担。在运动过程中，要密切关注患儿的反应，如有异常情况应及时停止运动并就医。

3.注意饮食调整保证营养均衡摄入

合理的饮食调整对于心肌炎患儿的康复具有重要意义。护理人员需要指导患儿及家属制定科学的饮食计划，保证营养均衡摄入。在饮食中，应增加富含蛋白质、维生素和矿物质的食物，如鱼、肉、蛋、奶、新鲜蔬菜和水果等。同时，还要避免食用过于油腻、辛辣的食物，以免刺激胃肠道和加重心脏负担。

4.定期到医院复查以评估康复情况和调整治疗方案

定期到医院复查是心肌炎患儿康复过程中的重要环节。通过复查，医生可以评估患儿的康复情况，了解心脏功能的状态，并根据实际情况调整治疗方案。护理人员需要向患儿及家属强调复查的重要性，并督促他们按时到医院进行检查。

（二）随访计划

对于已经出院的心肌炎患儿，制定详细的随访计划是确保他们得到持续有效治疗和护理的关键。以下是一个建议的随访计划：

1.随访内容

随访内容应包括定期的心电图检查、心肌酶谱检测以及心脏功能评估等。这些检查可以反映患儿心脏功能的状态和恢复情况，为医生的治疗提供依据。同时，还需要了解患儿的生活习惯、饮食习惯以及心理状态等方面的情况，以便为他们提供更全面的指导和帮助。

2.随访时间

随访时间应根据患儿的病情和恢复情况来确定。一般来说，在出院后的初期阶段，随访的频率可以适当高一些，以便及时发现并处理潜在的问题。随着患儿的病情逐渐稳定，随访的频率可以适当降低。但无论如何，都应确保患儿在康复过程中得到持续有效的关注和照顾。

3.随访方式

随访方式可以通过电话、网络或门诊等方式进行。电话随访具有方便快捷的优点，可以及时了解患儿的情况并给予指导；网络随访则可以为患儿提供更多的信息资源和交流平台；门诊随访则可以为患儿提供更全面的检查和评估服务。具体选择哪种随访方式应根据患儿的实际情况和医院的条件来确定。

4.随访过程中的健康教育和心理支持工作

在随访过程中，还需要对患儿及家属进行必要的健康教育和心理支持工作。通过健康教育，可以让患儿及家属了解心肌炎的相关知识、掌握正确的护理方法和预防措施；通过心理支持工作，可以帮助患儿建立战胜疾病的信心、缓解焦虑和恐惧等不良情绪。这些措施有助于促进患儿的身心健康发展和提高生活质量。

（三）家庭护理指导

家庭护理是心肌炎患儿康复过程中的重要环节。以下是一些建议的家庭护理指导：

1.保持室内空气清新

定期开窗通风、保持室内空气流通有助于降低病毒感染的风险。同时，还要避免在室内吸烟或使用刺激性强的清洁剂等产品，以免对患儿的呼吸道造成刺激和损伤。

2.避免患儿接触感染源

心肌炎往往与病毒感染密切相关。因此，在家庭护理过程中，需要尽量避免患儿接触感染源。如家庭成员中有感冒、咳嗽等病毒感染症状的人，应尽量避免与患儿接触；在公共场所要佩戴口罩、勤洗手等预防措施；避免带患儿去人群密集的场所等。这些措施有助于降低患儿感染病毒的风险。

3.合理安排饮食

在家庭护理中，合理安排患儿的饮食也是至关重要的。应根据医生的建议制定科学的饮食计划，保证营养均衡摄入。同时，还要避免食用过油腻、辛辣的食物以及过敏原食物等，以免对患儿的胃肠道和心脏造成负担和损伤。在饮食过程中，还要关注患儿的进食情况和反应，如有异常情况应及时调整饮食计划并就医咨询。

4.学会观察患儿的病情变化

在家庭护理中，家长需要学会观察患儿的病情变化。包括观察患儿的心率、呼吸、血压等生命体征的变化情况；注意患儿是否有胸闷、胸痛等不适症状的出现；观察患儿的皮肤颜色、温度等是否有异常改变等。这些观察结果可以为医生的治疗提供依据和帮助。一旦发现异常情况或病情加重的迹象，应及时就医咨询并采取相应的处理措施。

（四）心理康复支持

心肌炎患儿在康复过程中可能会面临一定的心理压力和困扰。这些压力可能来源于对疾病的恐惧、对治疗的不确定感、对未来生活的担忧等方面。因此，心理康复支持也是非常重要的一环。

医护人员和家长应密切关注患儿的心理状态变化，及时发现并处理潜在的心理问题。可以通过与患儿交流、游戏等方式来缓解他们的紧张情绪；也可以引导患儿参加一些有益的社交活动或兴趣爱好班等，以丰富他们的生活内容；同时还可以请心理医生进行专业干预和治疗，帮助患儿建立战胜疾病的信心和勇气。通过这些综合的心理康复支持措施，可以促进患儿的身心健康发展，提高他们的生活质量。

第四节　小儿心血管系统疾病的预防与健康教育

一、心血管系统疾病的预防措施

（一）合理膳食与营养补充

预防小儿心血管系统疾病，首先要从孩子的日常饮食抓起。合理膳食是维护心血管健康的基础，对于儿童来说尤为重要。家长们应该确保孩子摄入均衡的营养，包括高质量的蛋白质、适量的脂肪、碳水化合物以及充足的维生素和矿物质。

在蛋白质的选择上，可以优先考虑鱼、禽、肉、蛋、奶等动物性食物，同时搭配豆类、坚果等植物性食物，以确保孩子获得必需的氨基酸。在脂肪的摄入上，则要避免过多摄入饱和脂肪酸和反式脂肪酸，这些不健康的脂肪主要存在于油炸食品、膨化食品、糕点等中。相反，应该增加富含不饱和脂肪酸的食物，如橄榄油、鱼油等，这些食物有助于降低胆固醇和减少心血管疾病的风险。

此外，家长们还要特别注意孩子的盐分摄入。高盐饮食是高血压的重要诱因之一，而高血压又是心血管疾病的主要危险因素。因此，在日常饮食中，要尽量减少盐的使用量，避免给孩子食用过咸的食物。同时，多让孩子食用富含钾的食物，如香蕉、土豆等，因为钾有助于排出体内多余的钠，从而维持血压的稳定。

除了宏量营养素外，维生素和矿物质等微量营养素也对心血管健康起着重要作用。例如，维生素 C 有助于保护血管壁的完整性，维生素 E 具有抗氧化作用可以减少血管损伤，而钙、镁等矿物质则对维持心脏正常功能至关重要。因此，家长们要确保孩子摄入足够的蔬菜和水果以获取这些微量营养素。

在合理膳食的基础上，适当进行营养补充也是预防小儿心血管系统疾病的重要手段之一。例如，Omega-3 脂肪酸是一种对人体健康非常重要的营养物质，它具有抗炎、抗血栓和降低血压等多种功效。然而，人体自身无法合成 Omega-3 脂肪酸，必须通过食物或补充剂来获取。因此，对于儿童来说，适当补充富含 Omega-3 脂肪酸的食物或补充剂是非常有益的。这些食物包括深海鱼（如三文鱼、鲑鱼等）、坚果（如核桃、杏仁等）以及植物油（如亚麻籽油、葵花籽油等）。

（二）规律运动与体能锻炼

除了合理膳食外，规律运动和体能锻炼也是预防小儿心血管系统疾病的重要措施之一。运动不仅可以增强心脏功能、提高血液循环效率，还有助于控制体重、降低血压和血脂等心血管疾病危险因素。因此，家长们应该鼓励孩子积极参加各种体育活动和户外运动，培养他们的运动习惯。

在选择运动方式时，可以根据孩子的年龄和兴趣进行选择。对于幼儿来说，可以选择一些简单的游戏和活动来锻炼他们的身体协调性和灵活性；对于学龄前儿童和青少年来说，则可以选择更加多样化的运动方式，如跑步、游泳、骑自行车、打篮球等。这些运动不仅可以增强心肺功能，还可以提高孩子的身体素质和运动技能。

需要注意的是，运动强度和时间应该根据孩子的身体状况进行合理安排。过度运动可能会导致身体疲劳和损伤，反而不利于心血管健康。因此，家长们在安排孩子的运动时要注意适度原则，确保孩子在运动中既得到锻炼又不会过度疲劳。

（三）定期体检与早期发现

最后，定期体检也是预防小儿心血管系统疾病的重要手段之一。通过定期的心电图检查、血压监测以及血脂和血糖等生化指标的检测，可以及早发现孩子是否存在潜在的心血管问题。这些检查不仅可以评估孩子的心血管健康状况，还可以为医生制定个性化的预防和治疗方案提供依据。

对于有家族史或高风险因素的孩子来说，加强体检的频率和项目尤为重要。因为这些孩子可能存在更高的心血管疾病风险，只有通过定期的体检才能及早发现并采取相应的干预措施。此外，家长们还要密切关注孩子的身体状况变化，一旦发现异常症状或体征应及时就医诊治，以免延误病情造成严重后果。

二、儿童期心血管健康的重要性

（一）影响生长发育

心血管系统是人体内负责输送氧气和营养物质到各个器官和组织的重要系统之一。在儿童期，心血管系统的健康状况直接影响着孩子的生长发育过程。如果孩子的心血管系统出现问题，如心脏功能不足、血液循环不畅等，就会导致身体各个器官和组织无法获得充足的氧气和营养物质，从而影响其正常的生长发育。这不仅可能导致孩子的身高、体重等生长指标落后于同龄人，还可能影响其智力发育和免疫功能等。因此，关注儿童期心血管健康对于促进孩子的全面发育具有重要意义。

（二）预防成年期心血管疾病

许多心血管疾病，如高血压、冠心病、中风等，都是在成年期才开始出现临床症状并逐渐加重的。然而，这些疾病的发生往往与儿童期的心血管健康状况密切相关。如果孩子在儿童期就已经存在心血管方面的问题或风险因素，如高血压前期、血脂异常等，那么他们在成年后患上心血管疾病的风险就会大大增加。因此，关注儿童期心血管健康并采取相应的预防措施，可以有效降低孩子在未来患上心血管疾病的风险。

（三）提高生活质量

心血管健康不仅关乎孩子的身体健康状况，还与其心理和社会适应能力密切相关。良好的心血管健康状况可以让孩子更加自信、活泼、开朗地面对生活和学习中的挑战；相反地，如果孩子存在心血管方面的问题或疾病困扰，就可能导致他们出现自卑、焦虑等心理问题以及社交障碍等社会适应难题。这些问题不仅会影响孩子的当前生活质量和学习成绩，还可能对其未来的职业发展和人际交往造成长期的不利影响。因此，关注并改善儿童期心血管健康状况是提高孩子整体生活质量的重要途径之一。

（四）减轻家庭和社会负担

心血管疾病的治疗和康复往往需要耗费大量的医疗资源和时间成本，给家庭和社会带来沉重的经济和精神负担。而通过预防小儿心血管系统疾病的发生和发展，则可以显著降低这些负担。一方面，预防措施可以减少孩子在未来患上心血管疾病的风险和概率，从而避免或减少因治疗而产生的医疗费用和时间成本；另一方面，预防措施还可以提高孩子的身体素质和免疫力，减少因疾病而导致的缺勤和休学等情况发生，为家庭和社会创造更多的价值。因此，从家庭和社会的角度来看，关注并投入于儿童期心血管健康预防工作是一项具有深远意义的重要举措。

三、健康教育的内容与形式

健康教育在小儿心律失常的治疗和康复过程中起着举足轻重的作用。它旨在通过传授知识和技能，帮助孩子和家长建立健康的生活方式和行为习惯，进而降低心律失常的发生率和危害。以下是对健康教育内容与形式的详细阐述。

（一）心血管健康知识普及

心血管健康知识普及是健康教育的基础。孩子和家长需要了解心血管系统的基本结构、功能，以及心律失常等常见心血管疾病的病因、症状、治疗和预防措施。这些知识可以通过讲座、视频、动画等多种形式进行传授，让孩子和家长在轻松愉快的氛围中掌握知识。

在讲座中，专家或医生可以运用生动的语言和形象的比喻，解释心血管系统的运作原理，让孩子和家长明白心脏是如何为身体提供动力的。同时，还可以结合实例，讲解心律失常的危害和预防措施，让家长和孩子认识到保护心血管健康的重要性。

视频和动画则可以通过视觉和听觉的刺激，帮助孩子和家长更直观地了解心血管系统的结构和功能。此外，这些形式还可以增加互动性和趣味性，让孩子在观看过程中产生浓厚的兴趣。

（二）合理膳食与营养指导

合理膳食是维护心血管健康的重要措施之一。孩子和家长需要了解各种食物的营养成分及其对心血管健康的影响，学会选择健康的食物，避免摄入过多的脂肪、糖分和盐分。

营养指导可以通过制定个性化的膳食计划来实现。根据孩子的年龄、性别、身高、体重等身体指标，以及心律失常的病情和治疗方案，营养师可以为孩子制定一份合理的膳食计划。这份计划应包含每日所需的热量、蛋白质、脂肪、碳水化合物、维生素和矿物质等营养素的摄入量，以及食物种类的选择和搭配。

此外，家长还可以学习一些烹饪技巧，将健康的食物制作成美味可口的菜肴，让孩子在享受美食的同时，也能保持心血管健康。

（三）运动与体能锻炼建议

适当的运动锻炼有助于增强心肺功能，提高身体素质，预防心律失常等心血管疾病。孩子和家长需要了解运动锻炼的好处和注意事项，学会选择合适的运动项目和强度。

运动建议应根据孩子的年龄、体质和兴趣来制定。对于年龄较小的孩子，可以选择一些简单易学的运动，如跳绳、拍球等；对于年龄较大的孩子，则可以选择一些更具挑战性的运动，如游泳、篮球等。在运动强度的选择上，应遵循循序渐进的原则，逐步增加运动量和运动强度，避免过度运动导致的伤害。

此外，家长还应关注孩子在运动过程中的身体状况，如心率、呼吸等变化，确保孩子在安全的前提下进行锻炼。

（四）心理健康与社会适应能力培养

除了身体健康外，心理健康和社会适应能力也是孩子成长过程中的重要方面。孩子和家长需要了解心理健康的重要性，学会应对压力和挑战，培养积极的心态和情绪。

学校可以定期开展心理健康教育活动，如心理辅导讲座、心理测试等，帮助孩子了解自己的心理状态，学会调节情绪。同时，家长也应关注孩子的情绪变化，及时与孩子沟通，了解他们的需求和困惑，给予必要的关心和支持。

在社会适应能力方面，孩子需要学会与人相处、合作和竞争。家长可以通过引导孩子参与集体活动、社区服务等方式，培养孩子的团队合作精神和社交能力。同时，学校也可以通过开展各类比赛和活动，为学生提供展示自我、锻炼能力的平台。

（五）家庭与学校的共同参与

健康教育的实施需要家庭与学校的共同参与和支持。家庭是孩子成长的第一课堂，家长应积极参与孩子的健康教育，引导孩子养成良好的生活习惯和行为习惯。学校则是孩子接受系统化教育的重要场所，应提供丰富多样的健康教育课程和活动，帮助孩子掌握健康知识和技能。

为了实现家庭与学校的有效合作，双方可以建立定期沟通机制，如家长会、家访等，及时交流孩子的健康状况和教育需求。同时，双方还可以共同制定健康教育计划和干预措施，确保孩子得到全面、系统的健康教育。

四、家庭与学校的合作与支持

（一）建立沟通机制

家庭与学校之间建立有效的沟通机制对于促进孩子的健康发展至关重要。家长应定期与学校老师进行交流，了解孩子在学校的表现和学习情况，同时也应向老师反馈孩子在家的健康状况和行为习惯。学校也应定期举办家长会等活动，为家长提供与老师面对面交流的机会。

通过沟通，双方可以共同关注孩子的成长问题，及时发现并解决潜在的健康问题。同时，家长和老师也可以共同制定教育计划和干预措施，确保孩子得到一致的教育和引导。

（二）共同营造健康环境

家庭和学校是孩子成长的两个重要环境，双方应共同营造健康的环境氛围。家庭方面，家长应为孩子提供营养均衡的饮食和适宜的运动空间，引导孩子养成健康的生活习惯。学校方面，则应提供安全卫生的校园环境和设施完备的体育场馆，鼓励孩子积极参加体育活动和锻炼。

此外，双方还可以共同开展健康教育和宣传活动，提高孩子和家长的健康意识和自我保健能力。例如，学校可以邀请医生或专家来校开展健康讲座，向孩子和家长传授健康知识和技能；家庭则可以通过亲子阅读、观看健康节目等方式，增进家庭成员之间的健康交流和互动。

（三）鼓励孩子参与社会活动

参与社会活动有助于孩子培养社会责任感和团队协作能力，提高他们的自信心和心理健康水平。家庭和学校应鼓励孩子积极参加各类社会活动，如志愿者活动、社区服务等。

家庭方面，家长可以引导孩子参与家庭事务和社会公益活动，培养他们的责任心和奉献精神。学校方面，则可以组织丰富多彩的课外活动和社会实践，为孩子提供展示自我、锻炼能力的平台。

通过参与社会活动，孩子可以接触到更多的人和事，拓宽视野，增强社会适应能力。同时，这些活动也有助于缓解孩子的学习压力和焦虑情绪，促进他们的心理健康发展。

（四）关注孩子的心理健康

孩子的心理健康与身体健康同样重要。家庭和学校应共同关注孩子的心理健康状况，及时发现并解决可能存在的心理问题。

家庭方面，家长应关注孩子的情绪变化和行为表现，与孩子保持良好的沟通，了解他们的需求和困惑。对于孩子出现的焦虑、抑郁等情绪问题，家长应给予关心和支持，引导孩子积极面对和解决问题。

学校方面，老师应关注学生在校期间的情绪状态和学习表现，对于出现异常的学生应及时与家长沟通并寻求专业帮助。此外，学校还可以开展心理健康教育活动，帮助学生了解心理健康知识，掌握自我调节情绪的方法。

通过家庭与学校的共同努力，我们可以为孩子的健康成长提供全方位的支持和保障。让孩子在健康的环境中茁壮成长，为他们的未来奠定坚实的基础。

第十三章 儿科神经系统疾病的诊疗与护理

第一节 小儿癫痫的诊疗流程与护理要点

一、癫痫的分类与临床表现

（一）癫痫的分类

癫痫的分类是一个复杂且精细的过程，它涉及到发作类型、病因以及病理生理学特征等多个方面。根据国际抗癫痫联盟（ILAE）的权威分类标准，癫痫可以被划分为多种类型，每一种类型都有其独特的临床特征和诊断要点。

首先，全面性发作是癫痫的一种重要类型，它涉及大脑两侧的多个区域，导致广泛的神经元异常放电。其中，失神发作是全面性发作的一种常见形式，患儿在发作时会出现短暂的意识丧失，表现为突然停止当前活动，双眼凝视前方，对外界刺激无反应。这种发作通常持续数秒至数十秒，发作结束后患儿可迅速恢复正常。肌阵挛发作则是另一种全面性发作形式，表现为全身或局部肌肉快速、短暂的收缩，导致身体突然抖动或摇晃。强直-阵挛发作则是全面性发作中最为剧烈的一种，患儿在发作时会出现全身肌肉强直和阵挛性抽搐，伴有意识丧失和呼吸暂停，需要紧急处理。

部分性发作是癫痫的另一大类，它起源于大脑的局部区域，放电范围相对较小。简单部分性发作仅涉及某一侧肢体的运动或感觉异常，不伴有意识丧失。复杂部分性发作则可能伴有意识障碍、自动症（如无意识地重复某些动作）以及精神症状等。部分性发作继发全面性发作则是在部分性发作的基础上，放电扩散至大脑两侧，引发全面性发作的症状。

此外，还有一些不能确定发作类型的癫痫，这些癫痫可能由于发作形式不典型、放电部位不明确或病因复杂等原因导致无法准确分类。对于这些患儿，医生需要根据其临床表现、脑电图特征和影像学检查结果进行综合评估，以制定合适的治疗方案。

（二）临床表现

小儿癫痫的临床表现多种多样，既取决于发作类型，也受到病灶部位和个体差异的影响。全面性发作的患儿在发作时会表现出明显的意识丧失和全身抽搐，这些症状往往让旁观者感到惊恐。部分性发作的患儿则可能只表现出局部肢体的抽搐或感觉异常，这些症状相对较轻，但也可能对患儿的正常生活和学习造成一定影响。

除了典型的抽搐症状外，癫痫患儿还可能出现一些非典型的发作表现。例如，失神发作可能导致患儿在学习或玩耍时突然发呆，对外界刺激无反应；头痛和恶心则可能是癫痫发作的前兆或后遗症状。这些症状虽然不如抽搐明显，但同样需要引起家长的重视和关注。

在发作过程中，患儿还可能出现一些危及生命的症状。由于呼吸困难和喉头痉挛，患儿可能出现面色青紫、口吐白沫等窒息症状。这些症状需要及时处理，否则可能导致患儿窒息甚至死亡。此外，部分患儿在发作后可能出现意识模糊、困倦、头痛等后遗症状，这些症状可能会影响患儿的恢复和日常生活。

这些症状的出现对患儿的生活质量和学习能力产生了严重影响。由于癫痫的不可预测性，患儿可能随时面临发作的风险，这导致他们在学习、社交和日常生活中面临诸多困难。此外，长期反复发作还可能对患儿的心理健康造成负面影响，如产生自卑、焦虑等心理问题。

二、诊断流程与辅助检查

（一）诊断流程

对于疑似癫痫的患儿，诊断流程是确保准确诊断的关键。首先，医生会详细询问患儿的病史，包括发作时的表现、频率、持续时间以及可能的诱因等。这些信息对于判断发作类型、评估病情严重程度以及制定治疗方案具有重要意义。同时，医生还会对患儿进行详细的体格检查，以排除其他可能导致类似症状的疾病。

在初步评估后，医生会安排一系列的辅助检查以确诊癫痫。这些检查不仅有助于明确癫痫的诊断，还能为治疗方案的制定提供重要依据。首先，脑电图（EEG）是诊断癫痫的重要工具，它可以记录大脑的电活动，发现异常的脑电波。通过脑电图检查，医生可以判断患儿是否存在癫痫样放电，以及放电的部位和频率等信息。

其次，头颅影像学检查也是诊断癫痫的重要手段。MRI和CT等影像学检查可以显示脑部结构的详细信息，有助于发现可能导致癫痫的脑部病变或异常。这些病变可能包括脑肿瘤、脑血管畸形、脑外伤等。通过影像学检查，医生可以明确癫痫的病因和病灶定位，为治疗方案的制定提供重要依据。

此外，血液检查也是诊断癫痫的辅助手段之一。血常规、生化检查等可以排除其他可能导致癫痫的全身性疾病，如感染、代谢异常等。这些疾病的存在可能影响癫痫的治疗效果，因此需要在诊断过程中予以排除。

（二）辅助检查

脑电图在癫痫的诊断中发挥着至关重要的作用。它通过记录大脑的电活动，能够发现异常的脑电波，从而有助于医生判断患儿是否存在癫痫样放电。脑电图检查通常需要在患儿清醒和睡眠状态下进行，以获得更全面的数据。在检查过程中，医生会根据脑电图的波形、频率和分布等特点，对癫痫的类型和严重程度进行评估。

头颅影像学检查是另一种重要的辅助检查手段。MRI 和 CT 等影像学检查能够清晰地显示脑部结构，帮助医生发现可能导致癫痫的脑部病变或异常。这些病变可能包括脑肿瘤、脑血管畸形、脑外伤等。通过影像学检查，医生可以明确癫痫的病因和病灶定位，为治疗方案的制定提供重要依据。

需要注意的是，影像学检查虽然能够发现脑部结构的异常，但并非所有癫痫患者都能找到明确的病灶。有些患者的癫痫可能是由于大脑功能的异常而非结构异常所致。因此，在诊断过程中，医生需要综合考虑患儿的病史、体格检查和脑电图等检查结果，以做出准确的诊断。

血液检查虽然不能直接诊断癫痫，但可以帮助医生排除其他可能导致癫痫的全身性疾病。例如，感染、代谢异常等疾病可能影响大脑的功能，从而诱发癫痫。通过血液检查，医生可以了解患儿的身体状况，为诊断和治疗提供重要参考。

三、治疗策略与药物管理

（一）治疗策略

小儿癫痫作为一种慢性神经系统疾病，其治疗策略的制定必须严谨而全面。首要的治疗手段是药物治疗，它旨在通过药物的作用控制或减少癫痫发作的频率和强度。然而，治疗并非一蹴而就，而是需要根据患儿的具体情况进行长期的、个体化的治疗。

药物治疗是大多数癫痫患儿的首选治疗方法。据统计，约有 70% 的癫痫患儿通过合理的药物治疗，能够有效地控制癫痫发作。在选择药物时，医生会根据患儿的年龄、体重、癫痫发作的类型、频率以及严重程度等因素，进行综合考虑。同时，也会充分考虑到药物可能带来的副作用，确保治疗方案的安全性和有效性。

除了药物治疗外，对于部分药物治疗效果不佳或无法耐受的患儿，还可以考虑手术治疗。手术治疗主要是通过切除导致癫痫发作的脑部病灶，或者通过刺激大脑某些区域来减少癫痫发作。然而，手术治疗并非适用于所有患儿，需要在专业医生的评估下进行决策。

此外，生酮饮食治疗也是近年来兴起的一种治疗癫痫的方法。这种饮食方法通过改变患儿的饮食结构，使身体产生酮体，从而达到控制癫痫发作的目的。然而，生酮饮食治疗需要在专业医生的指导下进行，因为不恰当的饮食可能会导致营养不均衡或其他健康问题。

（二）药物管理

药物管理在癫痫治疗中具有举足轻重的地位。有效的药物管理不仅可以提高治疗效果，还可以减少药物副作用的发生。

首先，药物治疗需要遵循个体化原则。每个患儿的情况都是独特的，因此，在选择药物和确定剂量时，医生需要充分考虑患儿的具体情况。这包括患儿的年龄、体重、癫痫发作的类型以及可能的药物过敏史等因素。

其次，在用药过程中，定期监测药物的血药浓度和肝功能等指标是至关重要的。这有助于医生了解药物在患儿体内的代谢情况，以及是否出现了不良反应。如果发现血药浓度过高或肝功能异常，医生需要及时调整药物剂量或更换药物，以确保治疗的安全性和有效性。

此外，家长和患儿需要了解药物的服用方法和注意事项。家长应确保患儿按时服药，避免漏服或过量服药。同时，家长还需要密切关注患儿的病情变化，如癫痫发作的频率、持续时间以及可能伴随的症状等。如果发现任何异常或不良反应，家长应及时向医生反馈，以便医生及时调整治疗方案。

在药物管理方面，还需要注意以下几点：一是避免自行购买和使用药物，以免药物成分不明或剂量不当导致不良后果；二是不要随意更换药物或停药，以免影响治疗效果；三是保持良好的生活习惯和饮食习惯，有助于增强药物的疗效和减少不良反应的发生。

四、护理要点与癫痫发作时的应急处理

（一）护理要点

癫痫患儿的护理是一项复杂而细致的工作，需要家长和医护人员共同努力。在癫痫发作时，护理的重点在于保护患儿的安全和防止并发症的发生。

首先，在癫痫发作时，家长应保持冷静，迅速将患儿移至安全地带，避免受伤。同时，应保持患儿呼吸道通畅，防止窒息。如果患儿出现喉头痉挛或呼吸困难，家长应立即采取急救措施，如清除呼吸道分泌物、进行人工呼吸等。

其次，在患儿抽搐时，家长不要强行按压其肢体，以免造成骨折或关节脱位。同时，避免将任何物品放入患儿口中，以免误吸或窒息。如果患儿佩戴有牙套或其他保护设备，应确保其固定牢固，以免在发作时脱落造成伤害。

在日常生活中，癫痫患儿的护理同样重要。家长应帮助患儿建立规律的生活作息和饮食习惯，避免过度疲劳、睡眠不足等诱发因素。同时，家长还应关注患儿的心理状态，给予足够的关爱和支持，帮助其建立积极的心态和自信心。

此外，家长还应定期带患儿就医，接受专业医生的检查和评估。医生会根据患儿的病情和治疗效果，调整治疗方案和药物剂量，以确保治疗效果的最佳化。

（二）癫痫发作时的应急处理

在癫痫发作时，应急处理是至关重要的。家长应迅速采取以下措施：

首先，保持冷静是应急处理的关键。家长应迅速评估患儿的状况，判断是否需要紧急就医。同时，家长应保持冷静，避免过度恐慌或焦虑，以免影响患儿的情绪和处理效果。

其次，保护患儿的安全是首要任务。家长应迅速将患儿移至安全地带，避免其受伤或接触到危险物品。同时，保持患儿呼吸道通畅也是非常重要的，家长应清除呼吸道分泌物，防止窒息的发生。

在患儿抽搐时，家长应避免强行按压其肢体。强行按压不仅可能导致骨折或关节脱位，还可能加重患儿的病情。同时，家长也不应将任何物品放入患儿口中，以免误吸或窒息。

此外，家长应详细记录患儿发作时的表现、持续时间以及可能的诱因等信息。这些信息对于医生了解病情、制定治疗方案以及评估治疗效果具有重要意义。家长可以通过拍照、录像或文字描述等方式进行记录。

最后，及时就医是应急处理的重要一环。在癫痫发作后，家长应及时带患儿就医，接受专业医生的诊断和治疗。对于频繁发作或持续状态的患儿，应立即送往医院急诊处理，以免延误病情。

第二节　小儿脑瘫的康复护理与家庭支持

一、脑瘫的定义与临床表现

（一）脑瘫的定义

脑瘫，全称脑性瘫痪，是一种复杂的神经系统疾病。它源于多种潜在原因，包括但不限于早产、难产、缺氧、脑损伤等，这些原因导致了患儿的大脑发育不全或受损，进而引发了非进行性的脑损伤综合征。这种综合征以中枢性运动障碍和姿势异常为主要特征，不仅影响患儿的肌肉力量、协调性和灵活性，还可能导致姿势的持久性异常，影响患儿的日常活动和社交能力。

脑瘫的定义强调了其非进行性的特性，这意味着疾病的症状不会随着时间的推移而恶化。然而，这并不意味着脑瘫是静止不变的。实际上，随着患儿的成长和发育，他们的症状可能会表现出不同的表现形式和严重程度。因此，对于脑瘫患儿的治疗和护理需要持续关注和调整。

（二）临床表现

脑瘫患儿的临床表现因其个体差异和受损部位的不同而呈现出多样性。

首先，运动障碍是脑瘫患儿最为明显的症状之一。这些患儿可能会出现肌肉僵硬或松软、肌张力过高或过低、运动不协调等问题。他们的动作可能显得笨拙、不流畅，甚至无法完成一些简单的动作，如抓握物品、走路等。这些运动障碍不仅影响了患儿的日常活动的自主性，还可能导致他们容易产生疲劳和疼痛。

其次，姿势异常也是脑瘫患儿常见的临床表现。由于肌肉张力和协调性的问题，患儿在静止或运动时可能会出现姿势不自然的情况。例如，他们可能头部倾斜、脊柱弯曲、四肢扭曲等。这些异常的姿势不仅影响患儿的外观形象，还可能加重肌肉和关节的负担，导致进一步的损伤和疼痛。

此外，许多脑瘫患儿还可能伴有语言障碍。他们的语言表达能力可能受限，发音不清、语速缓慢，甚至无法说话。同时，他们的语言理解能力也可能受到影响，导致沟通困难。这些语言障碍不仅影响患儿的社交能力，还可能对他们的学习和认知发展产生负面影响。

除了运动障碍和语言障碍外，脑瘫患儿还可能伴随智力障碍、视力障碍等。智力障碍可能表现为患儿的认知能力、学习能力、记忆能力等方面的问题。而视力障碍则可能由于视觉中枢受损或眼球运动障碍等原因导致。这些障碍都可能进一步加重患儿的生活困难，需要得到及时和有效的干预和治疗。

值得注意的是，每个脑瘫患儿的临床表现都可能有所不同，因此，对于脑瘫的诊断和治疗需要综合考虑患儿的症状、体征和检查结果，制定个性化的治疗方案和护理计划。

二、康复评估与个性化护理计划

（一）康复评估的重要性

对于脑瘫患儿来说，康复评估不仅是对其当前状况的全面了解，更是制定个性化护理计划的基础。康复评估能够揭示患儿在运动、认知、语言、情感等多个方面的具体能力和存在的问题，从而为后续的康复治疗和护理提供科学依据。通过评估，我们可以更准确地了解患儿的需求，为他们制定更有针对性的康复目标和计划。

此外，康复评估还有助于我们及时发现患儿在康复过程中的变化和进步，为调整护理计划提供依据。随着患儿的成长和康复进展，他们的能力和需求也会发生变化。通过定期评估，我们可以及时了解这些变化，确保康复护理的有效性和连续性。

（二）评估方法

康复评估的方法多种多样，包括观察、测量、问卷调查等多种方式。

观察法是最直接、最常用的评估方法之一。通过观察患儿在日常生活中的表现，如吃饭、穿衣、行走等，我们可以初步了解他们的运动能力和协调性。同时，观察患儿在与其他人互动时的表现，也可以揭示他们的社交能力和情感状态。

测量法则更侧重于对患儿的具体能力进行量化评估。例如，使用专业仪器对患儿的肌肉力量、关节活动范围、平衡能力等进行测量，可以更准确地了解他们的运动能力。此外，还可以通过标准化的测试工具对患儿的认知、语言、视力等方面进行评估。

问卷调查法则是一种更为全面的评估方法。通过向患儿家长或照顾者发放问卷，我们可以收集到更多关于患儿日常表现、生活习惯、心理状态等方面的信息。这些信息有助于我们更全面地了解患儿的状况，为制定个性化的护理计划提供重要参考。

（三）个性化护理计划的制定

根据康复评估的结果，我们可以为脑瘫患儿制定个性化的护理计划。这个计划应充分考虑患儿的具体症状和需求，包括康复训练、日常护理、心理支持等多个方面。

首先，针对患儿的运动障碍和姿势异常，我们可以制定针对性的康复训练计划。这包括通过物理疗法、运动疗法等手段来改善患儿的肌肉力量和协调性，提高他们的运动能力。同时，我们还可以采用姿势矫正的方法来纠正患儿的异常姿势，帮助他们建立正确的姿势习惯。

其次，在日常护理方面，我们需要关注患儿的饮食、睡眠、卫生等方面的问题。例如，为患儿提供营养均衡的饮食，确保他们的身体得到足够的营养；为患儿创造安静、舒适的睡眠环境，保证他们的睡眠质量；同时，还需要注意患儿的卫生状况，预防并发症的发生。

此外，心理支持也是个性化护理计划中不可或缺的一部分。脑瘫患儿可能会因为自己的状况而感到自卑、焦虑或抑郁等心理问题。因此，我们需要为他们提供心理支持和关爱，帮助他们建立积极的心态和信心，更好地面对生活中的挑战。

（四）定期评估与调整

康复护理是一个长期的过程，需要定期进行评估和调整。随着患儿的成长和康复进展，他们的需求和问题也会发生变化。因此，我们需要定期评估患儿的状况，及时调整护理计划，确保康复护理的有效性和针对性。

定期评估不仅可以帮助我们了解患儿的康复效果，还可以及时发现新的问题和挑战。例如，随着患儿年龄的增长，他们可能会面临更多的社交和学习压力，需要我们提供更多的支持和帮助。通过定期评估，我们可以及时发现这些问题，为患儿提供更有针对性的护理方案。

同时，定期评估也有助于我们与患儿家长建立更好的沟通和合作关系。通过与家长的交流，我们可以更全面地了解患儿的生活状况和心理需求，为制定更个性化的护理计划提供重要依据。

三、康复护理技术与日常生活能力训练

（一）康复护理技术

康复护理技术是帮助脑瘫患儿逐步恢复生活功能、改善生活质量的关键环节。这些技术针对不同症状、不同程度的患儿进行个性化治疗，旨在最大程度地提高患儿的运动能力、协调能力和自理能力。

对于肌张力过高的患儿，按摩和推拿技术被广泛应用。通过专业的按摩手法，能够放松紧张的肌肉，促进血液循环，缓解肌肉疼痛。推拿则通过调整患儿的身体姿势和动作，改善肌肉张力分布，促进肌肉的正常发育。

对于运动不协调的患儿，平衡训练和协调性训练是康复护理的重点。平衡训练通过一系列稳定性练习，如单脚站立、走平衡木等，帮助患儿提高身体平衡能力。协调性训练则通过一系列复杂的动作组合，如手眼协调、身体各部位协同工作等，促进患儿的运动协调性。

此外，现代康复设备和技术也为脑瘫患儿的康复护理提供了有力支持。功能电刺激技术通过电流刺激肌肉收缩，帮助患儿增强肌肉力量。生物反馈技术则通过监测患儿的身体信号，如肌肉张力、心率等，反馈给患儿和家长，指导他们进行正确的康复训练。

（二）日常生活能力训练

日常生活能力训练是帮助脑瘫患儿融入社会、实现生活自理的重要步骤。这些训练内容涵盖了患儿日常生活中的各个方面，旨在提高他们的生活质量和自我照顾能力。

穿衣训练是日常生活能力训练的基础。医护人员和家长需要耐心地指导患儿如何正

确地穿脱衣物，包括分辨衣物的前后、左右，掌握穿脱衣物的顺序和技巧。通过反复练习，患儿可以逐渐掌握这一基本生活技能。

洗漱训练也是日常生活能力训练的重要组成部分。医护人员和家长需要教会患儿如何正确地洗脸、刷牙、洗手等，培养他们的卫生习惯和自我清洁能力。同时，还需要注意患儿的安全，避免在洗漱过程中发生意外。

进食训练同样不可忽视。医护人员和家长需要指导患儿如何正确地使用餐具、咀嚼和吞咽食物，培养他们的独立进食能力。对于吞咽困难的患儿，还需要采用特殊的饮食方式和进食技巧，确保他们能够获取足够的营养。

除了以上基本生活技能的训练外，还可以根据患儿的具体情况开展其他日常生活能力训练，如如厕训练、行走训练等。这些训练内容需要根据患儿的年龄、身体状况和康复进展逐步调整和完善。

（三）心理支持与情绪管理

对于脑瘫患儿来说，心理支持和情绪管理同样重要。由于身体功能的限制和社会交往的困难，他们往往面临着巨大的心理压力和情绪困扰。因此，医护人员和家长需要给予患儿足够的关爱和支持，帮助他们建立战胜困难的信心。

首先，医护人员和家长需要深入了解患儿的心理需求和情绪变化，及时发现并处理他们的心理问题。通过与患儿进行沟通交流、倾听他们的心声、理解他们的感受，可以建立起良好的信任关系，为后续的康复训练打下坚实的基础。

其次，医护人员和家长需要教会患儿一些情绪管理的方法，如深呼吸、放松训练等。这些方法可以帮助患儿缓解紧张情绪、减轻焦虑感，提高他们的情绪调节能力。同时，还可以通过一些游戏和活动来转移患儿的注意力，让他们感受到生活的乐趣和美好。

此外，对于存在严重心理问题的患儿，还需要及时寻求专业心理咨询师的帮助。心理咨询师可以通过专业的评估和治疗手段，帮助患儿解决心理问题、改善情绪状态，为他们的康复之路提供有力的心理支持。

（四）家庭教育与指导

家庭教育与指导在脑瘫患儿的康复过程中起着至关重要的作用。家长是患儿最亲密的伙伴和最重要的支持者，他们的态度和行为对患儿的康复效果有着直接的影响。

首先，医护人员需要向家长普及脑瘫的相关知识，包括病因、症状、治疗方法等。通过知识普及，家长可以更好地了解患儿的病情和康复需求，为后续的康复训练提供有力的支持。

其次，医护人员需要教会家长一些基本的康复护理技能和日常生活能力训练方法。

这些技能和方法可以帮助家长更好地照顾患儿、促进患儿的康复进展。同时，医护人员还需要定期评估患儿的康复效果，根据评估结果调整康复计划，确保康复训练的针对性和有效性。

此外，医护人员还需要与家长建立良好的沟通机制，定期交流患儿的康复进展和问题。通过沟通交流，可以及时发现并解决康复过程中出现的问题，提高康复效果。同时，还可以增强家长对康复工作的信心和积极性，促进家庭康复氛围的形成。

（五）社区资源的整合与利用

社区资源是脑瘫患儿康复护理的重要支持。通过整合和利用社区资源，可以为患儿提供更为全面和便捷的康复服务。

首先，医护人员需要积极了解社区内的康复资源，如康复中心、特殊教育学校、志愿者组织等。通过与这些机构建立合作关系，可以为患儿提供更多的康复机会和服务。

其次，医护人员还需要加强与社区相关部门的合作与沟通。例如，可以与社区卫生服务中心合作开展健康宣教活动，提高居民对脑瘫的认识和重视程度；可以与教育部门合作推动特殊教育的发展，为脑瘫患儿提供更好的教育机会。

此外，还可以利用社区内的志愿者资源为患儿提供康复帮助。志愿者可以通过陪伴患儿进行康复训练、提供生活照料等方式，为患儿带来温暖和关爱，帮助他们更好地融入社会。

四、家庭环境改造与辅助器具的使用

（一）家庭环境改造的必要性

家庭环境改造对于脑瘫患儿的康复至关重要。一个安全、舒适、便捷的家庭环境不仅可以提高患儿的生活质量，还可以促进他们的康复进展。因此，针对脑瘫患儿的特殊需求进行家庭环境改造是非常必要的。

首先，家庭环境改造可以消除或减少患儿在日常生活中可能遇到的障碍和危险。例如，通过调整家具的高度和位置、安装扶手和防滑设施等，可以使患儿的行动更加便利、安全；通过改造卫生设施、设置专门的活动区域等，可以方便患儿进行洗漱、如厕等日常生活活动。

其次，家庭环境改造还可以提高患儿的生活质量。一个温馨、舒适的家庭环境可以让患儿感受到家的温暖和关爱，增强他们的归属感和自信心；同时，通过改造家庭环境，还可以为患儿提供更多的娱乐和学习机会，丰富他们的生活内容。

此外，家庭环境改造还有助于促进患儿的康复进展。一个适宜的环境可以激发患儿的康复欲望和积极性，使他们更加主动地参与康复训练；同时，通过改造家庭环境，还可以为患儿提供更多的康复机会和场景，加速他们的康复进程。

（二）改造建议

针对脑瘫患儿的特殊需求，家庭环境改造可以从以下几个方面进行：

调整家具布局：根据患儿的身体状况和活动能力，合理调整家具的高度、位置和数量。例如，降低床的高度以方便患儿上下床；将餐桌和椅子调整到适合患儿的高度和距离；在患儿的活动区域设置一些矮柜或储物箱，方便他们存放玩具和物品。

安装辅助设施：在卫生间、厨房等易滑倒的区域安装扶手和防滑垫；在患儿的卧室或活动区域设置一些稳定的支撑物，如栏杆或墙壁固定架，以帮助患儿保持平衡和稳定。

营造舒适氛围：选择柔和的灯光和色彩来营造温馨的氛围；在患儿的房间或活动区域布置一些他们喜欢的玩具和装饰品，以激发他们的兴趣和积极性。

设立专门活动区：根据患儿的兴趣和能力，为他们设立专门的活动区域，如游戏区、学习区等。这些区域可以配备适合患儿的玩具、书籍和器材，以满足他们的娱乐和学习需求。

（三）辅助器具的选择与使用

辅助器具是帮助脑瘫患儿完成日常生活活动和康复训练的重要工具。选择适合的辅助器具不仅可以提高患儿的自理能力，还可以减轻他们的身体负担和心理压力。

在选择辅助器具时，需要考虑患儿的年龄、身体状况、需求等因素。例如，对于年龄较小、身体较弱的患儿，可以选择一些轻便、易操作的器具；对于年龄较大、有一定自理能力的患儿，可以选择一些功能更全面、操作更复杂的器具。

常见的辅助器具包括轮椅、矫形器、助行器等。轮椅可以帮助患儿移动和出行；矫形器可以改善患儿的姿势和关节功能；助行器则可以帮助患儿行走和保持平衡。

在使用辅助器具时，需要注意以下几点：

首先，要确保辅助器具的安全性。定期检查器具的完好性和稳定性，避免出现故障或损坏；同时，在使用器具时要遵守相关的安全规定和操作要求，确保患儿的安全。

其次，要根据患儿的实际情况和需求进行个性化调整。不同的患儿有不同的身体状况和需求，因此需要对辅助器具进行个性化的调整和优化，以最大程度地发挥其作用。

最后，要教会患儿和家长正确使用辅助器具。通过演示、讲解和练习等方式，让他们掌握正确的使用方法和技巧；同时，还要定期评估患儿的使用效果，及时调整器具的类型和参数，确保它们始终适合患儿的需求。

五、家庭支持与社会资源的整合

（一）家庭支持的重要性

家庭，作为人类社会的基本单位，对于每一位成员的成长与发展都起着举足轻重的作用。特别是对于脑瘫患儿而言，家庭的支持与关爱更是不可或缺。家庭的支持，就像一道坚实的屏障，为患儿抵挡外界的风风雨雨，提供他们一个安全、温馨的避风港。

在脑瘫患儿的康复过程中，家庭的支持显得尤为关键。因为脑瘫患儿往往需要长期的康复治疗和护理，这对他们的身心都是一种巨大的挑战。而家庭，作为他们最亲近的依靠，能够给予他们最直接的关爱与支持。家庭成员的鼓励与陪伴，可以激发患儿积极面对困难的勇气，增强他们的康复信心。

此外，家庭环境对脑瘫患儿的康复也有着重要的影响。一个和谐、温馨的家庭环境，有助于患儿形成积极、乐观的心态，对康复产生积极的促进作用。相反，如果家庭环境紧张、冷漠，则可能加重患儿的心理负担，影响康复效果。

因此，我们应该充分认识到家庭支持在脑瘫患儿康复过程中的重要性，并努力营造一个和谐、温馨的家庭环境，为患儿的康复提供最有力的支持。

（二）家长角色的发挥

在脑瘫患儿的康复过程中，家长扮演着多重角色。他们既是患儿日常生活的照顾者，又是他们心灵上的依靠，更是他们康复路上的重要引路人。

首先，作为日常生活的照顾者，家长需要细心照料患儿的饮食起居，确保他们的基本生活需求得到满足。这包括为患儿提供营养均衡的饮食，协助他们进行日常洗漱、穿衣等活动，以及定期带他们进行身体检查等。

其次，作为心灵上的依靠，家长需要给予患儿足够的关爱和鼓励。脑瘫患儿往往面临着身体功能的障碍和社交能力的限制，他们可能会感到自卑、孤独和无助。这时，家长的关爱和鼓励就显得尤为重要。家长可以通过与患儿进行沟通交流，了解他们的内心想法和需求，给予他们积极的反馈和支持。同时，家长还可以引导患儿参与一些有益的活动，如绘画、音乐等，以帮助他们释放压力、调节情绪。

最后，作为康复路上的重要引路人，家长需要积极学习康复知识和技能，为患儿提供科学、有效的康复护理。这包括了解脑瘫的病理特点、康复原则和方法等，以便在日常生活中为患儿提供有针对性的帮助。同时，家长还需要与医护人员保持密切的沟通与合作，共同制定个性化的康复计划，并严格按照计划执行。

在发挥这些角色的过程中，家长可能会面临诸多挑战和困难。但正是这些挑战和困难，让家长们更加坚定地为患儿的康复付出努力。他们用自己的行动诠释着爱的力量，为患儿的康复之路点亮了一盏盏明灯。

（三）社会资源的整合与利用

脑瘫患儿的康复是一个系统工程，需要整合和利用各种社会资源，形成合力，为患儿提供全方位的支持和帮助。

首先，政府应发挥主导作用，出台相关政策，为脑瘫患儿提供医疗、教育等方面的保障。政府可以加大对脑瘫康复事业的投入力度，提高康复服务的覆盖面和质量。同时，政府还可以制定优惠政策，鼓励社会资本进入脑瘫康复领域，推动康复服务的多元化发展。

其次，医疗机构是脑瘫患儿康复的重要阵地。医疗机构应提供专业的康复治疗和护理服务，为患儿制定个性化的康复方案，并定期评估康复效果。此外，医疗机构还可以开展康复知识普及活动，提高公众对脑瘫康复的认识和重视程度。

除了政府和医疗机构外，社会组织也是脑瘫患儿康复的重要支持力量。社会组织可以发起公益活动，为患儿筹集善款和物资，缓解他们的经济压力。同时，社会组织还可以组织志愿者为患儿提供陪伴、照料等服务，让他们感受到社会的关爱和温暖。

在整合和利用社会资源的过程中，我们需要注重资源的合理配置和高效利用。不同机构之间应加强沟通与协作，形成资源共享、优势互补的局面。同时，我们还应关注资源分配的公平性和可持续性，确保每一个需要帮助的脑瘫患儿都能得到及时、有效的支持。

（四）建立社会支持网络

为了更好地整合和利用社会资源，为脑瘫患儿提供更全面、更高效的康复服务，我们需要建立一个完善的社会支持网络。

首先，这个网络应该包括医疗机构、康复中心、特殊教育学校等专业机构。这些机构可以为患儿提供专业的医疗、康复和教育服务，帮助他们改善身体状况、提高生活自理能力。同时，这些机构之间应加强沟通与协作，形成合力，共同推动脑瘫康复事业的发展。

其次，志愿者组织也是社会支持网络的重要组成部分。志愿者们可以为患儿提供陪伴、照料等服务，让他们在康复过程中感受到社会的关爱和温暖。此外，志愿者们还可以参与康复知识普及活动，提高公众对脑瘫康复的认识和重视程度。

此外，我们还可以通过互联网等新媒体平台，建立线上支持网络。通过这个平台，我们可以为患儿家长提供康复知识、经验分享等信息支持；同时，我们也可以组织线上交流活动，让患儿和家长们能够相互鼓励、互相帮助。

在建立社会支持网络的过程中，我们需要注重网络的完善性和可持续性。我们要不断优化网络结构，提高网络的服务能力和覆盖范围；同时，我们还要加强网络的管理和维护，确保网络能够长期稳定地运行下去。

综上所述，小儿脑瘫的康复护理与家庭支持是一个复杂而系统的工程，需要医护人员、家长和社会各界的共同努力。通过科学的康复评估、个性化的护理计划、专业的康复技术、家庭环境的改造与辅助器具的使用以及家庭支持与社会资源的整合等措施的综合应用，我们可以为脑瘫患儿提供更好的康复服务，帮助他们尽可能地恢复身体功能和提高生活质量。

第三节　小儿神经系统感染的治疗与护理策略

一、神经系统感染的病因与临床表现

（一）病因

小儿神经系统感染，这一复杂且多变的疾病，其背后隐藏着多种多样的病因。首先，我们要提及的是病毒感染。病毒感染作为小儿神经系统感染的主要病因之一，其病原体种类繁多，常见的有流感病毒、疱疹病毒等。这些病毒往往通过空气飞沫或直接接触等方式，轻易地侵入小儿体内，进而侵犯其神经系统，造成不同程度的损伤。

除了病毒感染外，细菌感染也是小儿神经系统感染不可忽视的病因。脑膜炎球菌、结核杆菌等细菌，它们通过呼吸道、消化道等途径悄无声息地进入小儿体内，进而引发神经系统感染。这些细菌感染不仅会对小儿的神经系统造成直接损害，还可能引发一系列严重的并发症，对小儿的健康构成严重威胁。

此外，寄生虫感染也是小儿神经系统感染的一个重要病因。弓形虫、脑囊虫等寄生虫，它们往往通过食物或水源等途径进入小儿体内，进而在神经系统内寄生并繁殖，造成神经系统的损伤和功能障碍。这些寄生虫感染往往具有隐匿性，不易被及时发现和治疗，因此更容易对小儿的神经系统造成长期且严重的损害。

值得注意的是，小儿神经系统感染的病因并非单一存在，很多时候是多种病因共同作用的结果。因此，在诊断和治疗过程中，医生需要综合考虑各种可能的病因，以便更准确地判断病情并制定有效的治疗方案。

（二）临床表现

小儿神经系统感染的临床表现因病原体和感染部位的不同而呈现出多样性。在感染初期，小儿往往会出现一些非特异性的全身症状，如发热、头痛、恶心、呕吐等。这些症状虽然不具有特异性，但它们是神经系统感染常见的早期表现，因此家长和医生应予以高度重视。

随着病情的进展，小儿神经系统感染的症状会逐渐加重并出现特异性表现。其中，意识障碍是神经系统感染常见的严重症状之一。患儿可能出现嗜睡、昏迷等不同程度的意识障碍，这是由于病原体侵犯大脑皮层或脑干等重要部位所致。此外，抽搐也是神经系统感染的常见症状之一，它可能是由于病原体引起的脑电活动异常所致。

除了上述症状外，小儿神经系统感染还可能表现为瘫痪等神经系统症状。瘫痪通常是由于病原体侵犯脊髓或运动神经元所致，导致患儿出现肢体无力、运动障碍等症状。这些症状对小儿的生活质量和学习能力造成严重影响，因此需要及时诊断和治疗。

此外，根据不同的病原体，小儿神经系统感染还可能出现特定的临床表现。例如，疱疹病毒感染可能伴有皮肤疱疹的出现，这些疱疹通常呈簇状分布，伴有疼痛和瘙痒等症状。而结核杆菌感染则可能伴有低热、盗汗等结核中毒症状，这些症状是结核杆菌感染特有的临床表现，有助于医生进行鉴别诊断。

需要注意的是，小儿神经系统感染的临床表现因个体差异和病情严重程度的不同而有所差异。因此，在诊断和治疗过程中，医生需要结合患儿的具体情况进行综合评估，以便更准确地判断病情并制定个性化的治疗方案。

二、诊断流程与实验室检查

（一）诊断流程

对于疑似患有小儿神经系统感染的患儿，医生通常会按照一套严谨的诊断流程来进行评估。首先，医生会详细询问患儿的病史，包括发病时间、症状表现、既往病史等，以便对病情有一个初步的了解。接着，医生会对患儿进行全面的体格检查，包括神经系统检查、心肺听诊等，以寻找可能的异常体征。

在初步评估的基础上，医生会安排一系列实验室检查以进一步确认病原体和感染部位。这些检查可能包括血常规、脑脊液检查、病原学检测等。血常规检查可以了解患儿的血液系统的情况，脑脊液检查则可以直接观察脑脊液中的细胞成分和生化指标，为诊断提供重要依据。病原学检测则是通过特定的技术手段来检测病原体，如病毒培养、细菌培养、PCR 检测等，以确定感染的病原体类型。

在整个诊断流程中，医生需要综合考虑患儿的临床表现、体格检查结果和实验室检查结果，以做出准确的诊断。同时，医生还需要注意排除其他可能的疾病，以确保诊断的准确性。

（二）脑脊液检查

脑脊液检查在小儿神经系统感染的诊断中占据着举足轻重的地位。脑脊液作为大脑和脊髓周围的液体，其成分的变化往往能够直接反映神经系统的病变情况。因此，通过采集患儿的脑脊液样本并进行一系列检查，医生可以深入了解感染的性质和病原体类型。

脑脊液检查主要包括细胞学、生化学和病原学分析等方面。细胞学分析可以观察脑脊液中的细胞种类和数量，判断是否存在炎症或感染。生化学分析则可以了解脑脊液中的蛋白质、糖类等物质的含量，进一步评估神经系统的功能状态。病原学分析则是通过特定的技术手段来检测脑脊液中的病原体，如病毒、细菌等，以明确感染的病原体类型。

脑脊液检查的结果对于诊断脑膜炎、脑炎等神经系统感染性疾病具有重要意义。通过脑脊液检查，医生可以准确判断感染的病原体类型，为制定针对性的治疗方案提供依据。同时，脑脊液检查还可以评估病情的严重程度和预后情况，为患儿的治疗和康复提供重要参考。

需要注意的是，脑脊液检查虽然对诊断小儿神经系统感染具有重要意义，但也存在一定的风险和并发症。因此，在进行脑脊液检查前，医生需要充分了解患儿的情况，评估检查的必要性和风险性，并在操作过程中严格遵守无菌原则和操作规程，以确保检查的安全性和有效性。

（三）病原学检测

病原学检测是确定小儿神经系统感染病原体的关键步骤。通过病原学检测，医生可以明确感染的病原体类型，为制定针对性的治疗方案提供依据。病原学检测的方法多种多样，包括病毒培养、细菌培养、PCR检测等。

病毒培养是一种常用的病原学检测方法，通过采集患儿的体液或组织样本进行病毒分离和培养，可以明确感染的病毒类型。细菌培养则是通过采集患儿的脑脊液、血液等样本进行细菌分离和鉴定，以确定感染的细菌种类。PCR检测则是一种高度敏感和特异的病原学检测方法，通过扩增病原体的核酸片段来检测其存在。

在选择病原学检测方法时，医生需要根据患儿的具体情况和临床表现进行综合考虑。不同的病原体可能需要采用不同的检测方法，因此医生需要根据临床经验和实验室条件来选择合适的检测手段。同时，医生还需要注意样本的采集和处理过程，以确保检测结果的准确性和可靠性。

病原学检测的结果对于诊断小儿神经系统感染具有重要意义。通过明确感染的病原体类型，医生可以制定针对性的治疗方案，选择有效的药物进行抗感染治疗。同时，病原学检测还可以评估病情的严重程度和预后情况，为患儿的治疗和康复提供重要参考。

（四）影像学检查

影像学检查在小儿神经系统感染的诊断中也发挥着不可或缺的作用。随着医学影像技术的不断发展，头颅 CT、MRI 等先进的影像学检查方法已经广泛应用于临床实践中。

头颅 CT 是一种常用的影像学检查方法，通过 X 射线扫描头部可以清晰地显示脑组织的结构和病变情况。在小儿神经系统感染的诊断中，头颅 CT 可以帮助医生判断是否存在脑水肿、脑出血等并发症，为治疗方案的制定提供重要依据。

MRI 则是一种更为先进的影像学检查方法，通过利用磁场和射频脉冲来产生图像，可以更加细致地观察脑组织的结构和功能状态。MRI 对于诊断脑炎、脑膜炎等神经系统感染性疾病具有极高的敏感性和特异性，能够准确判断感染部位和程度，为治疗方案的制定提供精确指导。

通过影像学检查，医生可以直观地了解患儿脑组织的病变情况，评估病情的严重程度和预后情况。同时，影像学检查还可以为医生提供重要的鉴别诊断依据，帮助排除其他可能的疾病。

需要注意的是，影像学检查虽然对诊断小儿神经系统感染具有重要意义，但也存在一定的局限性。例如，某些病变可能在早期阶段尚未形成明显的影像学改变，导致检查结果呈阴性。因此，在诊断过程中，医生需要综合考虑临床表现、实验室检查结果和影像学检查结果，以做出准确的诊断。

三、治疗原则与药物选择

（一）治疗原则

小儿神经系统感染的治疗原则，可以说是建立在对疾病特性和患儿身体状况深刻理解的基础上。这些原则不仅反映了医学的科学性和严谨性，也体现了对患儿生命安全与生活质量的高度重视。

首先，早期治疗是至关重要的。神经系统感染是一种发展迅速、可能带来严重后果的疾病。在感染初期，病原体尚未对神经系统造成不可逆的损害，此时进行积极治疗，可以最大限度地保护患儿的神经功能，减少后遗症的发生。因此，医生需要时刻保持警惕，一旦发现患儿有神经系统感染的症状，应立即进行诊断和治疗。

其次，综合治疗也是治疗神经系统感染的重要原则。由于神经系统感染的病因复杂、症状多样，单一的治疗方法往往难以取得理想的效果。因此，医生需要根据患儿的具体病情，综合运用抗病毒、抗菌、抗炎、脱水等多种治疗手段，以达到最佳的治疗效果。

最后，对因治疗也是不可或缺的一环。神经系统感染往往是由特定的病原体引起的，只有针对这些病原体进行特异性治疗，才能从根本上消除感染源，防止疾病的复发。因此，医生需要通过实验室检查等手段，明确感染的病原体，然后选用合适的药物进行针对性治疗。

（二）药物选择

在小儿神经系统感染的治疗中，药物选择是一个极其关键的环节。不同的病原体对药物的敏感性不同，不同的药物也有其特定的适应症和禁忌症。因此，医生在选择药物时，需要综合考虑多个因素，以确保用药的安全性和有效性。

对于病毒感染，抗病毒药物是首选。然而，需要注意的是，抗病毒药物并非万能药，它们只能在一定程度上抑制病毒的复制和传播，而不能完全杀灭病毒。因此，在使用抗病毒药物时，医生需要严格掌握适应症和用药剂量，避免过度使用或滥用。

对于细菌感染，抗生素是主要的治疗手段。然而，由于抗生素的滥用和误用现象较为普遍，导致细菌耐药性的问题日益严重。因此，在选择抗生素时，医生需要根据细菌培养和药敏试验的结果，选用敏感度高、副作用小的抗生素，以提高治疗效果并减少不良反应的发生。

除了抗病毒和抗菌药物外，对于症状较重的患儿，还需使用脱水剂、镇静剂等药物进行对症治疗。这些药物可以缓解患儿的颅内压增高、惊厥等症状，提高患儿的生活质量。然而，这些药物也有一定的副作用和风险，医生需要在使用时权衡利弊，确保用药的合理性。

四、护理策略与并发症预防

（一）护理策略

小儿神经系统感染的护理策略，是确保患儿得到全面、细致照顾的关键。护理人员不仅是医疗团队的重要一员，更是患儿康复过程中的重要支持者。

首先，护理人员应密切关注患儿的病情变化。神经系统感染往往伴随着发热、头痛、呕吐等症状，这些症状的变化可能反映了病情的进展。因此，护理人员需要定期观察患儿的生命体征、意识状态等，及时发现并报告任何异常情况。

其次，保持患儿的呼吸道通畅至关重要。由于神经系统感染可能导致患儿出现呼吸困难或窒息等危险情况，护理人员需要时刻保持警惕，及时清理患儿的呼吸道分泌物，防止窒息的发生。同时，对于需要吸氧的患儿，护理人员还需注意氧气的流量和浓度，确保患儿得到足够的氧气供应。

此外，皮肤护理和口腔护理也是不可忽视的环节。神经系统感染的患儿可能出现皮疹、口腔溃疡等症状，这些症状不仅影响患儿的外观，还可能影响患儿的饮食和睡眠。因此，护理人员需要定期为患儿清洁皮肤、涂抹药膏等，保持皮肤的清洁和干燥；同时，还需注意患儿的口腔卫生，定期为患儿清洁口腔、涂抹口腔护理液等，预防口腔溃疡的发生。

（二）并发症预防

并发症预防是小儿神经系统感染治疗过程中的重要环节。由于神经系统感染的病情复杂多变，可能导致多种并发症的发生，如脑水肿、脑疝、高热惊厥等。这些并发症不仅会加重患儿的病情，还可能对患儿的生命安全构成威胁。

因此，护理人员需要加强对患儿的观察和监测，及时发现并处理可能出现的并发症。对于脑水肿和脑疝等严重并发症，护理人员需要密切监测患儿的颅内压变化，及时采取措施降低颅内压，防止脑疝的发生；对于高热惊厥等急性并发症，护理人员需要迅速进行物理降温和镇静处理，避免惊厥对患儿造成进一步的损害。

同时，保持患儿的营养和水电解质平衡也是预防并发症的重要措施。神经系统感染的患儿往往食欲不振、消化不良，容易导致营养不良和水电解质紊乱。因此，护理人员需要根据患儿的饮食习惯和营养需求，制定合适的饮食计划；同时，还需定期监测患儿的水电解质水平，及时补充和调整水电解质平衡。

五、康复期护理与健康教育

（一）康复期护理

在小儿神经系统感染的康复期，护理工作的核心在于促进患儿神经功能的恢复，并帮助他们重新获得生活自理能力。这一阶段的护理，既需要专业的医疗知识，又需要细致入微的人文关怀。

首先，护理人员会针对每个患儿的具体情况，制定个性化的康复计划。这个计划会综合考虑患儿的年龄、病情、身体状况以及家庭环境等多个因素。通过康复计划的执行，可以帮助患儿逐渐恢复肌肉力量，提高关节活动度，改善生活质量。

在康复训练方面，护理人员会引导患儿进行一些适当的运动。这些运动包括一些基本的体操、平衡练习以及日常生活技能的训练等。通过这些训练，患儿的身体协调性和灵活性都会得到一定程度的提升。

除了康复训练，日常护理也是康复期护理的重要组成部分。护理人员会指导患儿和家长进行饮食调整，确保患儿摄入足够的营养，以促进身体的恢复。同时，护理人员还会关注患儿的生活习惯，帮助他们建立良好的作息规律，保证充足的睡眠和休息。

在康复期护理中，护理人员还会特别关注患儿的心理状态。他们会定期与患儿进行沟通交流，了解他们的想法和感受，给予他们必要的心理支持和安慰。同时，护理人员还会与家长保持密切的联系，共同关注患儿的情绪变化，及时发现问题并采取有效措施加以解决。

通过个性化的康复计划、科学的康复训练和细致的日常护理，患儿在神经系统感染的康复期能够得到全方位的照顾和支持，为他们的全面康复奠定坚实的基础。

（二）健康教育

健康教育在预防小儿神经系统感染中扮演着举足轻重的角色。通过向家长和患儿普及神经系统感染的相关知识，我们可以显著提高他们对疾病的认识和防范意识，从而有效减少疾病的发生和传播。

健康教育的内容应全面而深入，涵盖疾病的传播途径、预防措施以及治疗方法等多个方面。首先，我们需要向家长和患儿解释神经系统感染是如何通过接触传播、飞沫传播等途径扩散的，使他们了解疾病的传播机制，从而在日常生活中采取相应的预防措施。

其次，预防措施的教育至关重要。我们会向家长和患儿详细介绍如何保持良好的个人卫生习惯，如勤洗手、戴口罩等；如何避免与感染者密切接触，减少感染风险；以及如何加强室内通风，保持空气流通等。这些措施的实施，将大大降低感染的可能性。

此外，我们还需要向家长和患儿普及神经系统感染的治疗方法。让他们了解在感染发生后，应如何及时就医、接受专业治疗，以及如何配合医生的治疗方案，促进疾病的康复。

通过健康教育，家长和患儿将能够全面了解神经系统感染的相关知识，增强自我防范意识，从而有效预防疾病的发生。同时，这也将为他们在面对疾病时提供有力的心理支持，减轻焦虑和恐惧情绪。

（三）心理支持

心理支持在小儿神经系统感染的康复期中具有不可忽视的作用。患儿在经历了疾病折磨后，往往会产生一系列心理问题，如焦虑、恐惧、抑郁等。这些心理问题不仅影响患儿的情绪状态，还可能对其康复进程产生不利影响。因此，护理人员需要给予患儿充分的关爱和支持，帮助他们树立战胜疾病的信心。

首先，护理人员要与患儿建立良好的沟通关系。通过亲切的语言和温暖的笑容，让患儿感受到护理人员的关心和爱护。在与患儿交流时，护理人员要耐心倾听他们的想法和感受，理解他们的需求和困扰，给予积极的回应和支持。

其次，护理人员要针对患儿的心理问题，采取相应的干预措施。对于焦虑和恐惧的患儿，护理人员可以通过讲解疾病知识、介绍治疗方法等方式，帮助他们了解疾病的本质和治疗前景，缓解他们的紧张和害怕情绪。对于抑郁的患儿，护理人员可以通过陪伴、鼓励、引导等方式，帮助他们走出阴影，重拾信心。

此外，护理人员还要加强与家长的沟通与合作。家长是患儿最亲密的伙伴和支持者，他们的态度和情绪对患儿的康复有着重要影响。护理人员要与家长保持密切联系，向他们解释患儿的心理问题及其成因，指导他们如何与患儿进行沟通和互动，共同为患儿创造一个良好的康复环境。

通过心理支持的实施，患儿能够感受到来自护理人员的关爱和支持，缓解心理问题对康复进程的不利影响，促进早日康复。

（四）随访与复诊

随访与复诊是确保小儿神经系统感染患者康复的重要环节，对于评估治疗效果、调整治疗方案以及预防复发具有重要意义。

随访工作主要包括定期的电话随访和家访。通过电话随访，医生可以及时了解患儿出院后的病情变化和康复情况，解答家长在康复过程中的疑问和困惑。家访则可以让医生更直观地观察患儿的恢复情况，评估康复效果，并根据实际情况调整治疗方案。

复诊则是患儿康复过程中的重要环节。在复诊时，医生会对患儿进行全面的检查，包括体格检查、神经系统检查等，以评估患儿的康复状况。同时，医生还会与患儿和家长进行深入的交流，了解他们在康复过程中的体验和感受，为他们提供个性化的康复建议和指导。

在随访与复诊过程中，医生还会对患儿和家长进行健康教育和生活指导。医生会向他们介绍神经系统感染的预防知识，提醒他们注意个人卫生、避免与感染者接触等预防措施。同时，医生还会指导患儿和家长如何合理安排饮食、保持良好的作息习惯等，以促进患儿的康复和提高生活质量。

通过随访与复诊，医生可以及时了解患儿的康复情况，为他们提供个性化的康复方案和指导，帮助他们更好地管理疾病并提高生活质量。同时，这也为医生积累了丰富的临床经验，为提高神经系统感染的诊治水平奠定了基础。

（五）预防复发

预防复发是小儿神经系统感染治疗的重要目标之一，也是确保患儿长期健康的关键环节。为了实现这一目标，需要患者和家长积极配合医生的治疗建议，并采取一系列有效的预防措施。

首先，按时服药和定期复诊是预防复发的基础。患者和家长应严格按照医生的指导，按时服用治疗药物，不得随意停药或更改剂量。同时，定期复诊也是必不可少的，通过复诊可以及时了解患者的病情变化，对治疗效果进行评估，并根据实际情况调整治疗方案。

其次，加强锻炼和保持健康的生活方式也是预防复发的重要手段。适当的锻炼可以提高患者的身体素质和免疫力，有助于抵抗病原体的侵袭。同时，保持充足的睡眠、合理的饮食和规律的作息也是维护身体健康的重要因素。

此外，对于某些容易复发的疾病类型，医生可能会建议患者接受长期的预防性治疗。这种治疗通常包括定期接种疫苗、使用免疫调节药物等，旨在降低疾病复发的风险。患者和家长应积极配合医生的建议，坚持进行预防性治疗。

除了以上措施外，患者和家长还应关注日常生活中的一些细节问题。例如，注意个人卫生和环境卫生，避免与感染者接触；保持良好的心态和情绪状态，避免过度焦虑和紧张；及时发现并处理异常情况，如发热、头痛等症状的出现。

第十四章　儿科泌尿系统疾病的诊疗与护理

第一节　小儿肾炎的诊断与治疗进展

一、肾炎的分类与临床表现

（一）肾炎的分类

肾炎作为小儿常见的肾脏疾病，其分类复杂且精细，每一种类型都有其独特的病理机制和临床表现。首先，急性肾小球肾炎，是小儿肾炎中最为常见的一种类型。这种肾炎多由链球菌感染引发，感染后引发的免疫反应导致肾小球受损，进而出现一系列的临床症状。此外，慢性肾小球肾炎则病程较长，进展缓慢，通常是由急性肾小球肾炎未得到及时有效治疗转变而来。

除了上述两种类型，肾病综合征也是小儿肾炎中不可忽视的一种。这种类型的肾炎主要表现为大量蛋白尿、低蛋白血症、水肿和高胆固醇血症，对患儿的生长发育和身体健康产生严重影响。另外，IgA 肾病是另一种常见的肾炎类型，其特点是肾小球系膜区 IgA 沉积，常表现为反复发作的肉眼血尿或镜下血尿，可伴有不同程度的蛋白尿。

这些肾炎类型在发病机理、病程进展及预后方面均存在显著差异。因此，医生在诊断时需要根据患儿的具体症状和体征，结合实验室检查结果，进行准确的分类和诊断。这对于制定有效的治疗方案、控制病情进展以及改善患儿预后具有重要意义。

（二）临床表现

肾炎的临床表现多种多样，因患儿的年龄、病情及肾炎类型而异。一般而言，水肿是肾炎患儿常见的症状之一。水肿通常出现在眼睑、面部及下肢等部位，严重时可导致全身水肿。这种水肿是由于肾脏功能受损，导致体内水分和钠盐无法正常排出，进而积聚在组织间隙中所致。

高血压也是肾炎患儿常见的症状之一。由于肾脏功能受损，导致体内水钠潴留，血容量增加，进而引起血压升高。高血压不仅会加重肾脏负担，还可能引发心脑血管并发症，对患儿的健康造成严重影响。

血尿和蛋白尿是肾炎患儿的典型表现。血尿可分为肉眼血尿和镜下血尿，前者表现为尿液呈红色或洗肉水样，后者则需在显微镜下才能观察到红细胞。蛋白尿则表现为尿液中蛋白质含量异常升高，通常可通过尿液检查发现。这些异常表现提示肾小球滤过功能受损，是肾炎诊断的重要依据。

此外，部分肾炎患儿还可能伴有发热、乏力、食欲不振等全身症状。这些症状的出现可能与免疫反应、感染等因素有关，需要引起医生的重视。

需要注意的是，小儿肾炎的临床表现有时并不典型，易被误诊或漏诊。因此，医生在诊断过程中应仔细询问病史，全面检查体征，并结合实验室检查结果进行综合判断。同时，对于疑似肾炎的患儿，应及时进行尿液检查、血液检查等相关检查，以明确诊断并制定相应的治疗方案。

二、诊断流程与实验室检查

（一）诊断流程

小儿肾炎的诊断流程是一个系统而严谨的过程，需要医生结合患儿的病史、体格检查和实验室检查结果进行综合判断。首先，医生会详细询问患儿的病史，了解发病过程、症状表现及既往病史等信息。这些信息对于初步判断肾炎的类型和严重程度具有重要意义。

接着，医生会进行体格检查，观察患儿的面色、精神状态及水肿情况等。通过触摸患儿的身体，医生可以初步判断是否存在肾脏肿大、压痛等体征。这些体征的发现有助于进一步确定肾炎的诊断。

然后，医生会进行尿液检查。尿液检查是诊断肾炎的重要手段之一，通过尿液分析可以了解尿液的成分变化，从而判断肾脏的功能状态。在尿液检查中，医生会观察尿液的颜色、透明度及沉淀物等，并检测尿蛋白、尿红细胞等指标。这些指标的异常变化往往提示着肾脏的损害和功能障碍。

最后，医生会进行血液检查。血液检查可以反映患儿的整体身体状况和肾脏功能情况。通过检测血液中的肾功能指标（如尿素氮、肌酐等），医生可以了解肾脏的滤过功能是否受损。同时，检测免疫指标（如免疫球蛋白、补体等）有助于判断肾炎的免疫损伤程度。此外，血常规检查也可提供关于感染、贫血等方面的信息，有助于全面评估患者的病情。

在整个诊断流程中，医生还会根据患儿的具体情况安排其他必要的检查，如影像学检查等。这些检查可以为医生提供更全面的信息，有助于更准确地诊断肾炎并制定相应的治疗方案。

（二）尿液检查

尿液检查在小儿肾炎的诊断中占据重要地位。通过尿液分析，医生可以观察到尿液的颜色、透明度以及是否存在沉淀物等异常变化。这些变化往往能够直接反映肾脏的功能状态。例如，尿液颜色的改变可能是由于血尿或血红蛋白尿引起的，而尿液中出现大量泡沫则可能提示蛋白尿的存在。

在尿液检查中，尿蛋白和尿红细胞的检测尤为重要。尿蛋白的出现通常意味着肾小球滤过膜受损，导致蛋白质从血液中漏出。而尿红细胞增多则可能表明肾小球或肾小管存在炎症或损伤。这些指标的异常变化不仅有助于确认肾炎的诊断，还能为医生提供关于病情严重程度和进展的信息。

此外，尿液细菌培养和药敏试验也是尿液检查中的重要环节。通过这些试验，医生可以明确感染的病原体类型，并选择合适的抗生素进行治疗。这对于控制感染、减轻肾脏负担以及促进病情恢复具有重要意义。

需要注意的是，尿液检查结果可能会受到多种因素的影响，如饮食、药物等。因此，在进行尿液检查前，医生需要详细了解患儿的饮食和用药情况，以确保检查结果的准确性。

（三）血液检查

血液检查在小儿肾炎的诊断中同样具有不可替代的作用。通过检测血液中的肾功能指标，医生可以直观地了解肾脏的滤过功能是否受损。尿素氮和肌酐是常用的肾功能指标，它们的升高通常意味着肾脏功能下降。这些指标的变化可以为医生提供关于肾炎病情严重程度和进展的重要信息。

除了肾功能指标外，免疫指标的检测也是血液检查中的重要内容。免疫球蛋白和补体等免疫指标的异常变化往往与肾炎的免疫损伤程度密切相关。通过检测这些指标，医生可以判断肾炎的免疫病理类型，从而为制定治疗方案提供依据。

血常规检查也是血液检查中的一项基本内容。通过血常规检查，医生可以了解患儿是否存在感染、贫血等情况。这些信息对于评估患儿的整体病情和制定综合治疗方案具有重要意义。

需要注意的是，血液检查结果可能会受到多种因素的影响，如年龄、性别、生理状态等。因此，在解读血液检查结果时，医生需要综合考虑患儿的具体情况，避免误判或漏诊。

（四）影像学检查

在某些情况下，影像学检查也是诊断小儿肾炎的重要手段之一。B超、CT等影像学检查可以直观地观察肾脏的形态、大小及结构变化，为医生提供关于肾脏病变的详细信息。这些检查对于判断肾炎的类型、病变范围以及预后评估具有重要意义。

例如，在慢性肾炎或肾病综合征患者中，B超检查可以观察肾脏是否萎缩、肾皮质是否变薄等变化，从而评估肾脏的损害程度。CT检查则可以更清晰地显示肾脏的结构和病变情况，有助于医生制定更精确的治疗方案。

需要注意的是，影像学检查虽然可以提供丰富的信息，但也存在一定的局限性。因此，在进行影像学检查时，医生需要根据患儿的具体情况选择合适的检查方法，并结合其他检查结果进行综合判断。

三、治疗策略与新药进展

（一）治疗策略

小儿肾炎作为一类常见的儿科肾脏疾病，其治疗策略的制定必须基于深入了解疾病的类型、病程及严重程度。不同类型的肾炎，其发病机制、病理变化及临床表现各异，因此治疗策略也应有所不同。

对于急性肾小球肾炎，其发病多与感染有关，因此治疗的首要任务是控制感染。医生会根据患儿的感染病原体，选择合适的抗感染药物。同时，针对患儿可能出现的水肿、高血压等症状，医生会采取利尿消肿、降压等对症治疗措施，以缓解患儿的不适。

慢性肾小球肾炎的治疗则更为复杂。这类疾病病程较长，病情容易反复，且往往伴有肾功能损害。因此，治疗的目标是长期控制血压、减少蛋白尿，以延缓肾功能的恶化。医生会根据患儿的病情，制定个性化的降压方案，并选用具有肾脏保护作用的降压药物。同时，通过调整饮食、控制盐分摄入等方式，减少蛋白尿的产生。

对于肾病综合征这类严重的肾炎类型，治疗则更为棘手。这类疾病往往伴有大量蛋白尿、低蛋白血症、水肿及高脂血症等症状。治疗时，医生会使用激素及免疫抑制剂等药物，以控制炎症反应、减少蛋白尿。然而，这些药物也存在一定的副作用，如免疫抑制、感染风险等，因此使用时需严格掌握适应症和禁忌症。

在治疗过程中，医生还需密切关注患儿的病情变化。通过定期的检查和评估，了解治疗效果及可能出现的不良反应，及时调整治疗方案。同时，医生还会根据患儿的年龄、体重、体质等因素，制定个性化的治疗方案，确保治疗的安全性和有效性。

（二）新药进展

随着医学研究的不断深入和技术的不断发展，针对小儿肾炎的新药也在不断涌现。这些新药为小儿肾炎的治疗提供了新的选择和可能性。

近年来，一些新型免疫抑制剂在小儿肾炎的治疗中取得了显著的效果。这些药物通过调节免疫系统的功能，减少炎症反应和免疫损伤，从而改善肾脏功能。与传统的免疫抑制剂相比，新型免疫抑制剂具有更高的选择性和更低的副作用，为患儿提供了更好的治疗体验。

此外，一些生物制剂也在小儿肾炎的治疗中展现出良好的应用前景。这些生物制剂能够针对特定的靶点进行精准治疗，如针对某些炎症因子的抗体或针对特定细胞类型的药物。通过精准治疗，可以减少药物对正常细胞的损伤，提高治疗效果。

除了上述新药外，还有一些针对肾炎发病机制的药物也在研究中。这些药物旨在从源头上阻止肾炎的发生和发展，为患儿提供更根本的治疗方案。虽然这些新药目前仍处于临床试验阶段，但其潜在的治疗效果令人期待。

需要注意的是，虽然新药在治疗小儿肾炎方面具有潜在优势，但其安全性和有效性仍需进一步验证。在使用新药时，医生应充分了解其适应症、禁忌症及不良反应等信息，并严格按照说明书和指南进行用药。同时，家长也应积极配合医生的治疗方案，确保患儿得到安全、有效的治疗。

四、护理配合与病情监测

（一）护理配合

在小儿肾炎的治疗过程中，护理配合起着至关重要的作用。护士作为医疗团队的重要成员，在患儿的治疗和康复过程中发挥着不可替代的作用。

首先，护士应协助医生进行各项检查和治疗操作。这包括协助医生采集患儿的尿液、血液等标本，进行实验室检查；协助医生进行肾穿刺等诊断性操作；以及协助医生进行药物治疗、输液等治疗操作。通过这些操作，护士为医生提供了准确、及时的诊断依据和治疗手段，确保了治疗的顺利进行。

其次，护士需密切关注患儿的病情变化。在患儿住院期间，护士应定期巡视病房，观察患儿的生命体征、尿量、水肿等情况，及时发现并处理可能出现的并发症。同时，护士还应与患儿建立良好的沟通关系，了解患儿的感受和需求，提供心理支持和安慰。

此外，护士还需对患儿进行健康教育。通过向患儿和家长讲解肾炎的相关知识、饮食调理、生活方式等方面的内容，帮助他们了解疾病的性质、治疗方法和预防措施，提高自我保健能力。同时，护士还应指导患儿合理饮食、规律作息及适当运动等，以促进康复。

（二）病情监测

病情监测是评估治疗效果和调整治疗方案的重要依据。在小儿肾炎的治疗过程中，医生应定期对患儿进行病情监测，以了解病情的变化和治疗效果。

首先，医生会通过尿液检查了解患儿的尿蛋白、尿红细胞等指标的变化情况。这些指标能够反映肾脏的损害程度和恢复情况，是评估治疗效果的重要指标。

其次，血液检查也是病情监测的重要手段。通过检查患儿的肾功能、电解质、血脂等指标，可以了解肾脏的代谢功能和全身状况，及时发现并处理可能出现的异常情况。

此外，影像学检查如 B 超、CT 等也有助于了解肾脏的形态和结构变化，为医生提供更为全面的诊断依据。

除了上述检查外，医生还会关注患儿的临床症状改善情况。如水肿是否消退、血压是否稳定、精神状态是否好转等，都是评估治疗效果的重要方面。

通过综合评估患儿的病情，医生可以及时调整治疗方案。如根据尿液和血液检查结果调整药物剂量或种类；根据影像学检查结果判断是否需要进一步治疗；根据临床症状改善情况调整护理措施等。这些调整旨在提高治疗效果，促进患儿的康复。

总之，小儿肾炎的诊断与治疗需要综合考虑多方面因素。医生应根据患儿的具体情况制定个性化的治疗方案，并在治疗过程中密切关注病情变化，及时调整治疗策略。同时，护士的精心护理和家长的积极配合也是促进患儿康复的重要因素。随着医学研究的不断进步和新药的涌现，相信未来小儿肾炎的治疗效果将得到进一步提高。

第二节　小儿肾病综合征的护理与健康教育

一、肾病综合征的临床表现与诊断

（一）肾病综合征的临床表现

小儿肾病综合征，作为一种严重的肾脏疾病，其临床表现多种多样，且每一种症状都可能对患儿的健康产生深远的影响。其中，最为突出的表现就是大量蛋白尿。这一症状的出现，意味着患儿的肾脏在过滤血液时，无法有效地将蛋白质保留在体内，从而导致大量蛋白质随尿液排出。这不仅会导致患儿体内蛋白质水平下降，还可能引发一系列与蛋白质缺失相关的健康问题。

低蛋白血症是肾病综合征的另一重要临床表现。由于蛋白质的大量丢失，患儿的血浆蛋白浓度会显著降低，从而导致低蛋白血症的发生。低蛋白血症不仅会使患儿的身体抵抗力下降，容易感染，还可能引起水肿、腹水等严重症状。

高脂血症也是肾病综合征常见的临床表现之一。这是由于肾病综合征患儿的肝脏在合成脂蛋白时，会出现异常增多，而脂蛋白的分解代谢则相对减少，从而导致血脂水平升高。高脂血症不仅会增加患儿患心血管疾病的风险，还可能加重肾脏负担，使病情进一步恶化。

水肿是肾病综合征最为直观的临床表现之一。由于低蛋白血症导致血浆胶体渗透压降低，水分从血管内向组织间隙移动，从而引发水肿。水肿可能出现在患儿身体的各个部位，如眼睑、下肢等，严重时甚至可能影响患儿的正常生活。

除了上述主要临床表现外，肾病综合征患儿还可能出现其他一些症状，如乏力、食欲不振、生长发育迟缓等。这些症状虽然不如前述症状明显，但同样会对患儿的健康产生不良影响，因此也需要引起足够的重视。

（二）肾病综合征的诊断

肾病综合征的诊断是一个复杂而严谨的过程，需要综合考虑患儿的临床表现和实验室检查结果。首先，医生会详细询问患儿的病史，了解患儿的发病过程、症状表现以及家族病史等信息。这些信息对于初步判断患儿是否可能患有肾病综合征具有重要意义。

其次，医生会对患儿进行全面的体格检查，观察患儿是否有水肿、腹水等体征，以及测量患儿的血压、心率等生命体征。这些体格检查结果可以为诊断提供重要的参考依据。

最后，医生还会对患儿进行一系列的实验室检查，包括尿液检查、血液检查等。尿液检查可以检测患儿尿液中的蛋白质、红细胞等成分，从而判断肾脏是否存在异常。血液检查则可以了解患儿的血浆蛋白、血脂等生化指标的变化情况，进一步支持或排除肾病综合征的诊断。

在综合分析患儿的临床表现、体格检查和实验室检查结果后，医生可以作出准确的诊断。如果确诊为肾病综合征，医生会根据患儿的具体情况制定个性化的治疗方案，以控制病情、缓解症状并改善患儿的生活质量。

二、治疗原则与药物管理

（一）治疗原则

小儿肾病综合征的治疗原则是多方面的，旨在全面改善患儿的病情和生活质量。首先，控制症状是治疗的首要任务。医生会通过药物治疗、饮食调整等手段，缓解患儿的水肿、高脂血症等症状，减轻患儿的痛苦。

其次，减少蛋白尿也是治疗的重要目标。蛋白尿是肾病综合征的核心问题，大量蛋白尿不仅会导致蛋白质流失，还可能加重肾脏损害。因此，医生会使用激素、免疫抑制剂等药物，抑制免疫炎症反应，减少蛋白尿的产生。

调节血脂也是治疗的关键环节。高脂血症是肾病综合征的常见并发症，会增加心血管疾病的风险。医生会根据患儿的血脂水平，选择合适的降脂药物，帮助患儿恢复正常的血脂代谢。

此外，改善肾功能也是治疗的重要目标之一。医生会通过保护肾脏、促进肾脏修复等手段，提高患儿的肾功能，预防或延缓肾功能不全的发生。

在治疗过程中，医生还会关注患儿的整体健康状况，综合评估治疗效果，并根据患儿的具体情况调整治疗方案。个性化治疗是肾病综合征治疗的重要原则，医生会根据患儿的年龄、病情严重程度、并发症情况等因素，制定最适合患儿的治疗方案。

（二）药物管理

在肾病综合征的治疗中，药物管理是非常关键的一环。医生会根据患儿的具体病情和需要，选择合适的药物，并严格控制药物的剂量和使用时间。

激素是肾病综合征治疗中常用的药物之一。激素可以抑制免疫炎症反应，减少蛋白尿的产生。然而，激素的使用也需要谨慎，过量使用可能会导致患儿出现一系列不良反应，如感染、骨质疏松等。因此，医生会根据患儿的病情和反应情况，调整激素的剂量和使用时间，确保治疗效果的同时尽可能减少不良反应的发生。

免疫抑制剂也是肾病综合征治疗中常用的药物。免疫抑制剂可以进一步抑制免疫炎症反应，减少蛋白尿的产生。然而，免疫抑制剂同样存在一些潜在的风险和副作用，如肝肾功能损害、免疫抑制过度等。因此，在使用免疫抑制剂时，医生需要严格掌握适应症和禁忌症，确保用药的安全性和有效性。

除了激素和免疫抑制剂外，肾病综合征患儿还可能需要使用其他药物，如利尿剂、抗凝剂等。这些药物的选择和使用也需要根据患儿的具体情况进行调整和管理。

在药物管理过程中，医生还需要密切关注患儿的药物反应和副作用。一旦出现不良反应或治疗效果不佳的情况，医生需要及时调整药物治疗方案，确保患儿能够得到最佳的治疗效果。

同时，医生还需要对患儿进行定期随访和复查，及时了解患儿的病情变化和治疗效果。根据随访结果，医生可以进一步调整治疗方案，优化药物管理策略，确保患儿能够长期稳定地控制病情，提高生活质量。

三、护理要点与并发症预防

（一）护理要点

护理在肾病综合征患儿的治疗和康复过程中起着至关重要的作用。护理人员需要掌握一系列关键的护理要点，以确保患儿得到充分的照顾和支持。

首先，保持患儿充足的休息和睡眠是护理的基础。肾病综合征可能导致患儿身体虚弱，容易疲劳。因此，护理人员应为患儿安排合理的作息时间，确保他们有足够的休息时间，避免过度劳累。同时，为患儿创造一个安静、舒适的睡眠环境，有助于他们获得良好的睡眠质量。

其次，严格控制患儿的饮食也是护理的重要环节。肾病综合征患儿需要选择优质蛋白质、低脂肪、低盐的食物，以减轻肾脏负担，促进康复。护理人员应根据医生的建议，为患儿制定个性化的饮食计划，并监督他们的饮食执行情况。此外，还需注意患儿的水分摄入，避免过量饮水导致水肿加重。

皮肤护理也是护理过程中不可忽视的一环。由于肾病综合征可能导致患儿皮肤水肿、瘙痒等症状，护理人员需要定期为患儿清洁皮肤，保持皮肤干燥，避免感染。同时，选择合适的衣物和床上用品，以减少对患儿皮肤的刺激。

最后，密切观察患儿的病情变化是护理的关键。护理人员需要定期观察患儿的水肿情况、尿量变化等，及时记录并报告医生。这有助于医生了解患儿的病情进展，及时调整治疗方案。

（二）并发症预防

肾病综合征患儿在治疗过程中可能面临多种并发症的风险。因此，预防并发症的发生是护理工作的重点。

预防感染是首要任务。肾病综合征患儿的免疫力较低，容易感染。护理人员应加强患儿的个人卫生管理，定期为他们洗澡、更换衣物和床上用品。同时，避免带患儿去人多拥挤的地方，减少感染的风险。此外，定期接种疫苗也是预防感染的重要措施。

预防血栓的形成也是护理工作中的重要环节。肾病综合征可能导致患儿血液黏稠度增加，容易形成血栓。护理人员应鼓励患儿进行适当的运动锻炼，促进血液循环。对于长期卧床的患儿，应定期为他们翻身、按摩，防止血栓形成。

电解质紊乱是肾病综合征患儿常见的并发症之一。护理人员应定期监测患儿的电解质水平，如钾、钠、氯等，及时发现并处理电解质紊乱的情况。同时，根据医生的建议，调整患儿的饮食和药物治疗方案，以维持电解质平衡。

四、健康教育与康复指导

（一）健康教育

健康教育在肾病综合征患儿的治疗和康复过程中起着至关重要的作用。通过向患儿及家属普及肾病综合征的相关知识，可以帮助他们更好地理解和应对疾病，提高治疗效果和生活质量。

首先，应向患儿及家属介绍肾病综合征的病因、临床表现和治疗方法等基本知识。这有助于他们认识到疾病的严重性和治疗的重要性，从而积极配合医生的治疗方案。

其次，需要指导患儿及家属正确认识和对待疾病。肾病综合征是一种慢性疾病，需要长期治疗和护理。护理人员应帮助患儿及家属树立战胜疾病的信心，鼓励他们保持积极的心态，勇敢面对疾病带来的挑战。

此外，还需教育患儿及家属如何正确用药、合理饮食和预防感染等。护理人员应详细解释药物的作用、用法和注意事项，确保患儿按医嘱服药。同时，指导患儿及家属选择低盐、低脂、优质蛋白质的食物，避免食用刺激性食物和饮料。在预防感染方面，强调个人卫生和环境卫生的重要性，提醒患儿及家属注意勤洗手、戴口罩等防护措施。

（二）康复指导

康复指导是帮助肾病综合征患儿恢复健康、提高生活质量的重要环节。护理人员应根据患儿的具体情况，制定个性化的康复计划，并指导患儿及家属执行。

首先，鼓励患儿进行适当的运动锻炼。运动可以促进血液循环和新陈代谢，有助于改善患儿的身体状况。护理人员应根据患儿的年龄和身体状况，选择合适的运动方式和强度，如散步、慢跑、游泳等。同时，注意运动过程中的安全保护，避免患儿受伤。

其次，指导患儿及家属如何进行自我监测和病情记录。护理人员应教会患儿及家属如何观察水肿、尿量等病情变化，并记录相关信息。这有助于他们及时发现异常情况，及时就医。

最后，提醒患儿及家属定期复诊。定期复诊可以及时了解患儿的病情变化和治疗效果，为医生调整治疗方案提供依据。护理人员应告知患儿及家属复诊的时间、地点和注意事项，确保他们按时复诊。

综上所述，小儿肾病综合征的护理与健康教育是疾病治疗过程中不可或缺的重要环节。通过科学的护理和健康教育，可以帮助患儿更好地控制病情，提高生活质量，促进康复。同时，也需要患儿及家属的积极配合和参与，共同为患儿的健康努力。护理人员应不断提高自身的专业素养和技能水平，为肾病综合征患儿提供优质的护理服务。

第三节　小儿遗尿症的行为疗法与心理护理

一、遗尿症的定义与分类

（一）遗尿症的定义

遗尿症，这是一个相对常见的医学术语，特指一种在儿童中较为普遍的生理现象。当我们提及小儿遗尿症时，我们主要指的是五岁以上儿童在睡眠过程中不自主地排尿的情况。这种情况并非偶然发生，而是每周至少发生两次，并且持续三个月以上。这一现象对于儿童的日常生活、学习以及心理健康都可能产生一定的影响，因此，对于遗尿症的认识和治疗显得尤为重要。

遗尿症并非一种严重的疾病，但它确实会给儿童带来诸多不便。想象一下，一个五岁以上的孩子，在睡眠中无法控制自己的排尿行为，这无疑会给孩子带来极大的心理压力。他们可能会因此感到自卑、焦虑，甚至影响到他们的社交能力和学习能力。此外，遗尿症还可能对家庭关系产生一定的影响，因为家长需要频繁地处理孩子的遗尿问题，这无疑会增加家庭的负担。

因此，对于遗尿症，我们需要有一个清晰、准确的认识。它并非一种无法治愈的疾病，通过科学的治疗方法，我们可以有效地改善甚至治愈这一病症。同时，我们也需要关注孩子的心理健康，帮助他们建立积极的心态，面对并克服这一问题。

（二）遗尿症的分类

遗尿症并非一种单一的病症，它可以根据不同的标准和因素进行分类。根据病因和发病机制，遗尿症主要可以分为原发性遗尿症和继发性遗尿症两大类。

原发性遗尿，顾名思义，是指自幼就存在的遗尿现象。这类患儿通常没有明显的尿路或神经系统器质性病变，也就是说，他们的遗尿并非由某种具体的疾病或损伤所导致。原发性遗尿症的发生可能与孩子的生长发育、生活习惯、心理因素等多种因素有关。对于这类患儿，我们需要通过一系列的检查和评估，找出可能的影响因素，然后制定相应的治疗方案。

继发性遗尿症则是指患儿在曾有一段时期（一般是一年以上）已经能够控制排尿，但随后因某种原因而再次出现遗尿的情况。这种类型的遗尿症通常与某种具体的疾病或损伤有关，如尿路感染、尿道狭窄、脊柱裂等。对于继发性遗尿症，我们首先需要找出并治疗导致遗尿的具体病因，然后再针对遗尿本身进行治疗。

除了根据病因和发病机制进行分类，我们还可以根据遗尿发生的时间将遗尿症分为夜间遗尿和白天遗尿。夜间遗尿是指在睡眠过程中发生的遗尿，这是最常见的遗尿类型。白天遗尿则是指在清醒状态下发生的遗尿，这种情况相对较少见，但也需要引起我们的重视。

二、行为疗法的基本原理与实施步骤

（一）行为疗法的基本原理

行为疗法是一种基于心理学原理的治疗方法，它通过改变或塑造个体的行为，以达到治疗疾病或改善生活质量的目的。在遗尿症的治疗中，行为疗法主要基于条件反射和膀胱功能训练的原理。

条件反射是行为疗法中的一个重要概念。通过一系列的条件刺激和反应，我们可以帮助患儿建立新的排尿习惯，从而替代原有的不自主排尿行为。例如，我们可以通过定时唤醒患儿排尿的方式，使其在夜间形成条件反射，减少遗尿的发生。

膀胱功能训练则是通过一系列的训练方法，增强膀胱括约肌的控制能力，使患儿能够更好地控制自己的排尿行为。这包括定时排尿、延迟排尿等方法，通过逐渐增加膀胱的容量和训练膀胱的收缩能力，帮助患儿建立正常的排尿习惯。

（二）实施步骤

在实施行为疗法治疗遗尿症时，我们需要遵循一定的步骤和原则，以确保治疗的有效性和安全性。

首先，建立排尿日记是行为疗法的一个重要步骤。这要求家长详细记录患儿每日的排尿时间、尿量以及遗尿情况。通过排尿日记，我们可以了解患儿的排尿习惯、遗尿频率以及可能的诱因，为制定个性化的治疗方案提供依据。

接下来，膀胱功能训练是行为疗法的核心部分。这包括定时排尿和延迟排尿两种方法。定时排尿是指设定固定的排尿时间，让患儿逐渐适应并建立起规律的排尿习惯。延迟排尿则是在患儿有尿意时，鼓励他们稍微延迟一段时间再排尿，以逐渐扩大膀胱的容量和增强膀胱括约肌的控制能力。

在膀胱功能训练的过程中，夜间唤醒训练也是非常重要的一环。由于遗尿症患儿往往在夜间无法自主控制排尿，因此我们需要通过夜间唤醒训练，帮助他们在夜间形成条件反射，减少遗尿的发生。这可以通过设定闹钟或家长定时唤醒的方式来实现。

此外，奖励与惩罚制度也是行为疗法中的一个重要手段。通过给予患儿适当的奖励或惩罚，我们可以激励他们积极参与治疗，提高治疗效果。当然，在制定奖励与惩罚制度时，我们需要根据患儿的年龄、性格和具体情况进行个性化的调整，以确保其有效性和可接受性。

需要注意的是，行为疗法并非一蹴而就的过程，它需要家长和患儿的耐心和坚持。在治疗过程中，家长需要密切关注患儿的情况，及时与医生沟通，调整治疗方案。同时，家长也需要给予患儿足够的关爱和支持，帮助他们建立积极的心态，面对并克服遗尿症带来的困扰。

三、心理护理的策略与技巧

在小儿神经系统感染的治疗过程中，除了医学手段外，心理护理同样扮演着至关重要的角色。由于神经系统感染的特殊性，患儿及其家庭往往会面临巨大的心理压力，因此，掌握并运用好心理护理的策略与技巧，对于促进患儿的康复具有不可忽视的作用。

（一）理解与支持

家长作为患儿最亲近的人，他们的态度和支持对于患儿来说至关重要。首先，家长应深刻理解，患儿的遗尿问题并非出于故意或恶作剧，而是由于神经系统感染等生理或心理原因导致的。这种理解是家长提供有效心理支持的基础。在此基础上，家长应给予患儿充分的关心和支持，避免在患儿面前表现出过于焦虑或失望的情绪。当患儿出现遗尿等尴尬情况时，家长应保持冷静和耐心，避免指责和嘲笑，以免加重患儿的心理负担。

（二）增强自信

自信心的培养对于患儿克服神经系统感染带来的种种困扰具有重要意义。家长可以通过鼓励患儿参与集体活动，如学校组织的课外活动、社区举办的亲子活动等，帮助患儿拓宽社交圈子，培养自信心和社交能力。同时，在日常生活中，家长还可以通过正面激励、表扬等方式，让患儿感受到自己的进步和成就，从而进一步增强自信心。

（三）心理疏导

对于因神经系统感染而产生自卑、焦虑等心理问题的患儿，心理疏导显得尤为重要。家长应密切关注患儿的情绪变化，一旦发现患儿出现情绪低落、焦虑不安等情况，应及时寻求专业心理医生的帮助。心理医生可以通过专业的心理疏导技巧，帮助患儿缓解心理压力，调整心态，重新找回生活的乐趣。

在进行心理疏导时，心理医生需要运用专业的沟通技巧，如倾听、同理心等，与患儿建立信任关系，使其愿意分享自己的感受和困惑。同时，心理医生还需要根据患儿的具体情况，制定个性化的心理疏导方案，确保治疗的有效性和针对性。

（四）建立良好亲子关系

亲子关系的和谐与否对于患儿的心理状态具有直接影响。家长应努力与患儿建立良好的亲子关系，保持沟通畅通，了解患儿的需求和感受。在日常生活中，家长可以多与患儿交流，关心他们的生活和学习情况，鼓励他们表达自己的想法和感受。通过与患儿的互动和交流，家长可以增进彼此的理解和信任，为患儿提供一个温馨、和谐的家庭环境。

在建立良好亲子关系的过程中，家长还需要注意自己的言行举止，避免在患儿面前表现出消极、暴躁等不良情绪。同时，家长还需要尊重患儿的个性和意愿，给予他们适当的自由和空间，让他们在成长过程中感受到家长的关爱和支持。

（五）引导积极心态

积极的心态是战胜神经系统感染等疾病的重要武器。家长应引导患儿保持积极的心态，认识到遗尿等问题是暂时的、可以治疗和改善的。在患儿遇到困难和挫折时，家长应鼓励他们勇敢面对、积极应对，而不是逃避或放弃。同时，家长还可以通过讲述一些成功战胜疾病的故事或案例，激发患儿的战斗精神和信心。

此外，家长还可以教育患儿积极面对生活中的困难和挑战，培养他们的乐观向上的品质。在日常生活中，家长可以引导患儿关注身边的美好事物，学会感恩和珍惜；同时，还可以鼓励患儿参加一些有益身心的活动，如运动、音乐、绘画等，以丰富他们的生活体验和精神世界。

四、家庭支持与学校合作

在小儿神经系统感染的治疗和康复过程中，家庭支持和学校合作同样不可或缺。家庭和学校作为患儿成长的重要环境，他们的支持和配合对于患儿的康复具有至关重要的作用。

（一）家庭支持的重要性

家庭是患儿最亲密的依靠和支持。在神经系统感染的治疗过程中，家长的理解、关心和支持对于患儿来说至关重要。首先，家长应积极参与患儿的治疗过程，与医生保持密切联系，了解治疗方案和进展情况。同时，家长还需要根据医生的建议和要求，为患儿提供合适的饮食、作息和锻炼等方面的照顾和支持。

此外，家长还需要关注患儿的心理状态，及时发现并处理他们的心理问题。通过与患儿的交流和观察，家长可以了解他们的情绪变化和需求，给予适当的关心和支持。在必要时，家长还可以寻求专业心理医生的帮助，为患儿提供心理疏导和治疗。

（二）学校合作的必要性

学校作为患儿社交和学习的重要场所，对于其神经系统感染的治疗和康复同样具有重要意义。学校老师应了解患儿的病情和治疗情况，给予适当的关心和帮助。在课堂上，老师可以关注患儿的学习进度和表现，给予他们更多的耐心和指导；在课余时间，老师还可以与患儿进行交流和互动，了解他们的需求和感受，帮助他们更好地融入集体生活。

同时，学校还需要在保护患儿隐私的前提下，为患儿提供必要的支持和帮助。例如，在安排座位、分配任务等方面，学校可以考虑患儿的身体状况和能力水平，给予适当的照顾和支持。此外，学校还可以通过开展健康教育、心理辅导等活动，提高师生对神经系统感染等疾病的认知和理解，为患儿创造一个更加宽容和理解的环境。

（三）家庭与学校之间的沟通

家庭与学校之间的有效沟通对于患儿的康复至关重要。家长应定期与学校老师进行沟通，了解患儿在学校的表现和进步情况，同时向老师介绍患儿在家的治疗情况和心理状态。通过沟通，家长和老师可以更好地了解患儿的需求和困难，共同制定针对性的支持和帮助措施。

同时，学校也可以通过家长会、座谈会等方式，与家长进行深入的交流和讨论。在这些活动中，学校可以介绍学校的教育理念和支持措施，听取家长的意见和建议，进一步完善学校的支持体系。此外，学校还可以通过宣传栏、微信公众号等途径，向家长普及神经系统感染等疾病的相关知识，提高家长的认知和重视程度。

（四）共同为患儿创造良好环境

家庭和学校作为患儿成长的重要环境，应共同努力为患儿创造一个宽松、包容、理解的环境。家庭应给予患儿充分的关心和支持，尊重他们的个性和意愿，让他们在家庭中感受到温暖和安全感。学校则应提供一个平等、公正、友好的学习环境，让患儿能够自信地面对学习和生活中的挑战。

通过家庭支持和学校合作的共同努力，我们可以为小儿神经系统感染的患儿创造一个更加温馨、和谐、包容的成长环境，促进他们的身心健康发展。同时，我们也能够提升社会对这类疾病的认知和重视程度，为更多患儿提供及时有效的治疗和支持。

五、治疗效果评估与随访计划

（一）治疗效果评估

治疗效果评估在小儿遗尿症的治疗过程中占据着举足轻重的地位。这一环节不仅是对医生治疗成果的检验，更是对后续治疗方案的调整和完善提供重要依据。因此，家长和医生都需要对治疗效果评估给予足够的重视。

首先，家长作为患儿最亲近的人，需要承担起记录患儿遗尿情况的责任。这包括每日遗尿的次数、遗尿的时间、遗尿的量以及遗尿时的具体情况等。这些详细的记录有助于医生更全面地了解患儿的病情，从而作出更准确的判断。同时，家长还可以通过与患儿的沟通，了解其对于治疗的感受和态度，这也是评估治疗效果的重要依据。

医生在接收到家长的记录后，会结合患儿的临床表现、检查结果以及治疗过程中的变化，对治疗效果进行综合分析。评估指标不仅包括遗尿次数、遗尿量等客观指标，还包括患儿的睡眠质量、心理状态等主观指标。这些指标的变化能够反映治疗的进展和效果，为医生调整治疗方案提供依据。

在评估过程中，医生还会关注治疗过程中出现的不良反应或并发症。例如，某些药物可能会引起患儿出现口干、便秘等不适症状；而某些治疗方法则可能会导致患儿出现心理压力或焦虑情绪。医生需要根据这些情况，及时调整治疗方案，以确保治疗的顺利进行。

根据评估结果，医生会对治疗方案进行相应的调整。如果治疗效果显著，患儿的遗尿症状得到了明显改善，那么医生可能会继续沿用当前的治疗方案，并适当减少药物剂量或延长治疗间隔。如果治疗效果不佳，患儿的遗尿症状没有得到明显改善，那么医生则需要重新评估治疗方案，考虑更换药物或调整治疗方法。

（二）随访计划

随访计划是确保小儿遗尿症患儿治疗效果稳定、预防复发的重要措施。医生根据患儿的具体情况，制定个性化的随访计划，并在治疗过程中不断优化调整，以达到最佳的康复效果。

首先，随访计划的核心是病情评估。医生会定期与患儿及其家长见面，询问患儿的症状改善情况，包括遗尿的频率、尿量以及夜间睡眠质量等。同时，医生还会进行必要的体格检查，以了解患儿的身体状况是否有所改善。此外，医生还会关注患儿的心理状态，通过观察和交流来评估患儿的心理是否健康。

其次，治疗调整是随访计划中的重要环节。根据病情评估的结果，医生会及时调整治疗方案。如果患儿的症状有所改善，但仍有部分遗尿现象，医生可能会适当调整药物的剂量或更换药物；如果患儿的症状改善不明显或出现新的问题，医生则需要重新评估治疗方案，制定新的治疗计划。

此外，心理支持也是随访计划中的重要内容。遗尿症患儿往往因为无法控制自己的排尿而感到自卑和焦虑，需要得到医生和家长的关爱与支持。医生会向家长普及心理支持的方法，指导家长如何与患儿沟通、如何鼓励患儿树立信心。同时，医生也会与患儿进行面对面的交流，倾听他们的心声，帮助他们建立正确的自我认知和价值观。

在随访过程中，医生还会关注患儿的生活习惯和学习状况。他们会向家长提供关于如何调整患儿饮食、作息等方面的建议，帮助患儿养成良好的生活习惯。同时，医生也会与学校老师保持联系，了解患儿在学校的情况，为患儿提供全方位的支持。

最后，预防复发是随访计划的长期目标。医生会通过定期随访和健康教育，向家长和患儿普及遗尿症的预防知识，帮助他们了解如何避免诱发因素、如何及时发现并处理可能出现的问题。这样不仅可以降低遗尿症的复发风险，还可以提高患儿和家长的生活质量。

综上所述，随访计划是小儿遗尿症治疗过程中不可或缺的一环。通过个性化的随访计划，医生可以全面了解患儿的病情和治疗进展，为患儿提供持续有效的治疗和支持。同时，家长也需要积极配合医生的随访工作，共同为患儿的康复努力。只有这样，才能确保患儿得到最佳的治疗效果，实现长期稳定的康复。

第十五章　儿科血液系统疾病的诊疗与护理

第一节　小儿贫血的分类与治疗原则

一、贫血的分类与病因

（一）贫血的分类

小儿贫血可根据其病因、红细胞形态及病程长短进行分类。根据病因，贫血可分为失血性贫血、溶血性贫血和造血不良性贫血。失血性贫血是由于外伤、手术或某些疾病导致的血液丢失过多；溶血性贫血则是由于红细胞内在或外在因素导致红细胞破坏过多；造血不良性贫血则是因为骨髓造血功能异常或营养缺乏导致红细胞生成不足。

根据红细胞形态，贫血可分为大细胞性贫血、正常细胞性贫血和小细胞低色素性贫血。大细胞性贫血常因维生素 B12 或叶酸缺乏引起；正常细胞性贫血常见于再生障碍性贫血、急性失血性贫血等；小细胞低色素性贫血则多与缺铁性贫血有关。此外，根据病程长短，贫血可分为急性和慢性。急性贫血发病迅速，病情严重，需及时救治；慢性贫血则病程较长，病情相对较轻，但也需要长期治疗和管理。

（二）贫血的病因

小儿贫血的病因多种多样，主要包括营养不良、慢性疾病、感染、造血系统疾病等。营养不良是导致小儿贫血的主要原因之一，特别是铁、维生素 B12 和叶酸等造血原料的缺乏。慢性疾病如慢性肾病、肝病等也可能导致贫血，因为这些疾病会影响红细胞的生成和代谢。感染也是引起小儿贫血的常见原因，如寄生虫感染、病毒感染等。此外，造血系统疾病如再生障碍性贫血、白血病等也会导致贫血的发生。

二、临床表现与诊断流程

（一）临床表现

小儿贫血的临床表现多种多样，主要取决于贫血的严重程度和病因。轻度贫血的患儿可能无明显症状，仅表现为面色苍白、精神稍差。随着贫血程度的加重，患儿可能出现乏力、头晕、心悸等症状。严重贫血的患儿还可能出现呼吸困难、心力衰竭等危及生命的并发症。此外，根据不同的病因，患儿还可能伴有其他特异性症状，如溶血性贫血的患儿可能出现黄疸、脾大等。

（二）诊断流程

小儿贫血的诊断流程包括病史询问、体格检查、实验室检查等多个环节。首先，医生需要详细询问患儿的病史，了解贫血的可能病因。然后，进行全面的体格检查，观察患儿的面色、皮肤黏膜颜色、淋巴结及肝脾大小等。接下来，进行实验室检查，包括血常规、网织红细胞计数、血清铁、叶酸、维生素 B12 等造血原料的测定，以及骨髓穿刺等。根据实验室检查结果，结合患儿的临床表现和病史，医生可以作出贫血的诊断，并初步判断其病因。

三、治疗原则与药物选择

（一）治疗原则

小儿贫血的治疗原则是根据病因进行针对性治疗，同时加强营养支持，改善贫血症状。对于营养不良性贫血，需要补充相应的造血原料，如铁剂、维生素 B12 和叶酸等。对于慢性疾病引起的贫血，需要积极治疗原发病，控制病情发展。对于感染导致的贫血，需要进行抗感染治疗。对于造血系统疾病引起的贫血，需要根据具体疾病类型制定相应的治疗方案。

（二）药物选择

在治疗小儿贫血时，药物选择应根据患儿的年龄、病因、病情严重程度等因素综合考虑。对于缺铁性贫血的患儿，可选用口服铁剂进行治疗，如硫酸亚铁、葡萄糖酸亚铁等。对于维生素 B12 或叶酸缺乏引起的贫血，需要补充相应的维生素制剂。对于溶血性贫血的患儿，可能需要使用糖皮质激素、免疫抑制剂等药物进行治疗。在使用药物治疗时，应注意药物的剂量、用法及不良反应，确保安全有效。

四、护理配合与预防策略

（一）护理配合

在小儿贫血的治疗过程中，护理配合起着至关重要的作用。护理人员应密切关注患儿的生命体征和病情变化，及时发现并处理可能出现的并发症。同时，根据患儿的病情和年龄，制定个性化的护理计划，包括饮食指导、休息与活动安排等。在饮食方面，应鼓励患儿多摄入富含铁、维生素 B12 和叶酸的食物，如瘦肉、动物肝脏、绿叶蔬菜等。在休息与活动方面，应根据患儿的体力状况合理安排，避免过度劳累。

（二）预防策略

预防小儿贫血的发生同样重要。首先，应加强健康教育，提高家长对小儿贫血的认识和重视程度。其次，合理安排饮食，确保患儿摄入充足的造血原料。对于存在慢性疾病或感染风险的患儿，应积极治疗原发病，降低贫血的发生率。此外，定期进行体检和血常规检查，及时发现并处理贫血问题。最后，加强环境卫生和个人卫生，预防寄生虫感染等可能导致贫血的因素。

第二节　小儿白血病的化疗护理与心理支持

一、白血病的类型与治疗策略

（一）白血病的类型

白血病，作为一种源于造血干细胞的恶性克隆性疾病，其类型多样，每种类型都有各自独特的病理特点和临床表现。在小儿群体中，白血病的发病情况尤为复杂，需要精细的区分和治疗。

急性淋巴细胞白血病：这是小儿白血病中最常见的类型，占所有儿童白血病的80%左右。这种白血病的特点是淋巴细胞在骨髓中异常增生，导致正常造血功能受到抑制。

急性髓细胞白血病：与急性淋巴细胞白血病相比，急性髓细胞白血病的发病率较低，但其恶性程度较高，治疗难度较大。

慢性白血病：慢性白血病在小儿中较为少见，但一旦发生，其病程较长，治疗过程也相对复杂。

（二）治疗策略

针对不同类型的白血病，治疗策略也有所不同。总的来说，白血病的治疗主要包括化疗、放疗、骨髓移植等多种手段的综合应用。

化疗：化疗是白血病治疗的主要手段，通过使用特定的化学药物来杀灭白血病细胞或抑制其增殖。根据白血病类型的不同，化疗方案也会有所调整，以确保治疗的有效性和安全性。

放疗：放疗主要用于局部病灶的治疗，通过高能射线来杀灭白血病细胞。在某些情况下，放疗可以作为化疗的辅助手段，提高治疗效果。

骨髓移植：对于部分病情严重或化疗效果不佳的患儿，骨髓移植可能是一种有效的治疗手段。通过移植健康的造血干细胞，可以重建患儿的造血系统，达到根治的目的。

二、化疗方案的实施与护理配合

（一）化疗方案的制定

化疗方案的制定是白血病治疗的关键环节。医生会根据患儿的具体病情、年龄、身体状况以及家庭经济状况等因素，制定个性化的化疗方案。这个方案会明确化疗药物的种类、剂量、用药时间以及可能的副作用等信息，为后续的治疗和护理提供指导。

（二）化疗前的准备

在化疗开始前，护士需要做好充分的准备工作。这包括核对患儿的身份信息、了解患儿的过敏史和用药史、准备所需的化疗药物和器材等。同时，护士还需要向患儿及其家长解释化疗的目的、过程以及可能的风险和副作用，帮助他们了解并接受治疗方案。

（三）化疗期间的护理配合

在化疗期间，护士需要密切监测患儿的生命体征和病情变化，及时发现并处理可能出现的并发症。同时，护士还需要协助医生完成化疗药物的输注和注射工作，确保药物的准确使用和剂量的精确控制。此外，护士还需要关注患儿的心理状态，及时给予心理支持和安慰，帮助他们缓解焦虑和恐惧情绪。

（四）化疗后的护理与观察

化疗结束后，护士需要对患儿进行密切的观察和护理。这包括定期监测患儿的血常规、肝肾功能等指标，了解患儿的身体恢复情况。同时，护士还需要关注患儿的饮食和营养状况，提供合理的饮食建议和指导，帮助患儿恢复体力。此外，护士还需要对患儿进行健康教育，让他们了解化疗后的注意事项和复查时间等信息。

三、化疗期间的并发症预防与处理

（一）感染的预防与处理

化疗期间，患儿的白细胞数量会显著降低，免疫力下降，容易发生感染。因此，护士需要采取一系列措施来预防感染的发生。首先，要保持病房的清洁和消毒，定期开窗通风，减少病原体的滋生和传播。其次，要加强患儿的个人卫生护理，定期更换衣物和床单，保持皮肤清洁干燥。此外，护士还需要密切观察患儿有无发热、咳嗽等感染症状的出现，一旦发现感染迹象，应及时报告医生并采取相应的治疗措施。

（二）出血的预防与处理

化疗药物可能导致患儿出现凝血功能异常，容易发生出血。因此，护士需要密切关注患儿有无牙龈出血、皮肤瘀斑等出血症状的出现。对于出现出血的患儿，护士应迅速评估出血的严重程度和部位，及时给予止血药物和输血等处理措施。同时，护士还需要加强患儿的安全防护，避免跌倒等意外事件的发生。

（三）药物副作用的处理

化疗药物常常伴随着一系列的副作用，如恶心、呕吐、脱发等。对于这些副作用，护士需要采取相应的护理措施进行缓解。例如，对于恶心呕吐的患儿，可以通过调整饮食、使用止吐药物等方法来减轻症状；对于脱发的患儿，可以提供心理疏导和假发等物品来帮助他们缓解心理压力。

四、心理支持与家庭护理指导

（一）心理支持的重要性

白血病的治疗过程漫长而痛苦，对患儿及其家庭来说是一次巨大的心理挑战。因此，提供心理支持是化疗护理中不可或缺的一部分。护士需要通过与患儿及其家长的沟通，了解他们的心理需求和困惑，给予积极的心理疏导和支持。同时，护士还可以组织一些心理健康教育活动，帮助患儿和家长建立积极的心态，面对治疗过程中的困难和挑战。

（二）家庭护理指导的内容

家庭是患儿康复的重要场所，家庭护理的质量直接影响到患儿的恢复情况。因此，护士需要向患儿家长提供详细的家庭护理指导。这包括饮食指导、药物使用指导、病情观察指导等方面。护士需要告诉家长如何合理安排患儿的饮食，保证营养均衡；如何正确使用化疗药物，避免不良反应的发生；如何观察患儿的病情变化，及时发现并处理问题。

（三）建立社会支持系统

面对白血病的治疗和康复过程，患儿及其家庭往往需要来自社会各界的支持和帮助。因此，护士需要积极联系相关的社会组织和志愿者团队，为患儿提供经济援助、心理支持等方面的帮助。同时，护士还可以通过开展公益活动、宣传白血病知识等方式，提高社会对白血病患儿的关注度和理解度，为他们的康复创造更好的社会环境。

（四）持续关注患儿的成长与发展

白血病的治疗过程可能对患儿的成长和发展产生一定的影响。因此，护士需要持续关注患儿的身体状况和心理变化，为他们提供必要的支持和帮助。同时，护士还需要关注患儿的学习和社交能力的发展，帮助他们逐渐融入正常的社会生活。通过定期的随访和评估，护士可以及时了解患儿的恢复情况，为他们提供个性化的康复建议和指导。

第三节　小儿出血性疾病的预防与护理策略

一、出血性疾病的分类与病因

（一）分类

小儿出血性疾病主要可以分为血管性出血、血小板性出血和凝血因子异常性出血三类。血管性出血主要由血管壁异常导致，如血管脆性增加、血管壁薄弱等；血小板性出血则是由血小板数量或功能异常引起，如血小板减少症、血小板无力症等；凝血因子异常性出血则是由于凝血因子缺乏或活性降低导致，如血友病、维生素 K 缺乏症等。

（二）病因

出血性疾病的病因多种多样，既可能是遗传性因素，也可能是后天获得性因素。遗传性因素主要包括基因突变、染色体异常等，导致凝血功能相关基因的缺陷，从而引发出血性疾病。后天获得性因素则包括感染、药物、自身免疫性疾病等，这些因素可能导致血管、血小板或凝血因子的异常，进而引发出血症状。

二、临床表现与诊断流程

（一）临床表现

出血性疾病的临床表现多种多样，常见的症状包括皮肤黏膜出血点、紫癜、瘀斑，以及鼻出血、牙龈出血等黏膜出血。在严重情况下，还可能出现关节出血、消化道出血、颅内出血等危及生命的症状。此外，患儿还可能伴随有贫血、发热、感染等其他症状。

（二）诊断流程

对于疑似出血性疾病的患儿，医生通常会通过详细的病史询问、体格检查以及实验室检查来明确诊断。病史询问主要包括了解患儿的出血症状、家族史、用药史等；体格检查则重点观察患儿的皮肤、黏膜、关节等部位是否有出血表现；实验室检查则包括血常规、凝血功能检查、血小板功能检查等，以评估患儿的血液系统的功能状态。

在诊断过程中，医生还需要注意排除其他可能引起出血症状的疾病，如感染性疾病、血液肿瘤等。对于疑似遗传性出血性疾病的患儿，可能还需要进行基因检测等进一步检查以明确诊断。

三、预防措施与护理要点

（一）预防措施

预防小儿出血性疾病的关键在于避免诱发因素和增强患儿的身体素质。首先，家长应注意避免患儿接触可能引起出血的危险因素，如避免剧烈运动、防止跌倒等。其次，保持患儿良好的生活习惯和饮食习惯，保证充足的睡眠和合理的饮食，有助于增强患儿的体质和免疫力。此外，对于有遗传性出血性疾病家族史的家庭，应进行遗传咨询和产前诊断，以早期发现并预防疾病的发生。

（二）护理要点

对于已经患有出血性疾病的患儿，护理过程中需要注意以下几点：一是密切观察患儿的出血症状，及时发现并处理可能出现的出血情况；二是保持患儿的皮肤清洁干燥，避免感染；三是注意患儿的饮食调整，避免刺激性食物和药物；四是加强患儿的心理护理，帮助他们克服恐惧和焦虑情绪，保持积极的心态。

在护理过程中，家长和医护人员还需要密切合作，共同制定和执行护理计划。家长应积极参与患儿的日常护理和病情观察，及时向医护人员反馈患儿的情况；医护人员则应提供专业的护理指导和建议，帮助家长更好地照顾患儿。

四、急性出血的应急处理与康复指导

（一）急性出血的应急处理

当患儿出现急性出血时，家长和医护人员需要迅速采取应急措施以控制出血。首先，应保持患儿安静，避免剧烈运动和情绪激动；其次，迅速找到出血点并进行压迫止血或包扎止血；同时，尽快联系医护人员并送往医院接受进一步治疗。

在送往医院的过程中，家长应密切观察患儿的生命体征变化，如心率、呼吸等，并随时准备应对可能出现的紧急情况。到达医院后，医生会根据患儿的具体情况进行相应的治疗和处理，如输血、使用止血药物等。

（二）康复指导

在患儿出血症状得到控制并稳定后，家长和医护人员需要为患儿提供全面的康复指导。首先，应帮助患儿建立正确的生活习惯和饮食习惯，以促进身体的恢复和增强免疫力。其次，对于需要长期接受治疗的患儿，家长应了解并掌握相关的治疗方法和注意事项，确保患儿能够按时按量接受治疗。此外，家长还需要关注患儿的心理状态，提供必要的心理支持和疏导，帮助他们树立战胜疾病的信心。

在康复过程中，家长和医护人员还需要定期评估患儿的恢复情况，并根据评估结果

调整治疗方案和护理计划。同时，家长还应与医护人员保持密切沟通，及时反馈患儿的情况和问题，以便得到及时有效的指导和帮助。

第四节　小儿血液系统疾病的营养支持与护理

一、血液系统疾病患儿的营养需求

（一）热量需求

血液系统疾病患儿的热量需求通常较正常儿童高，因为疾病本身和治疗过程中可能导致的代谢增加，使得患儿的能量消耗增大。为了满足患儿的热量需求，家长应提供高热量、易消化的食物，如瘦肉、鱼类、豆类等富含蛋白质的食物，以及适量的碳水化合物和脂肪。同时，要注意避免过度喂养，以免导致患儿肥胖或营养过剩。

（二）蛋白质需求

蛋白质是血液系统的重要组成部分，对于血液系统疾病患儿来说，蛋白质的摄入尤为重要。家长应确保患儿摄入足够的优质蛋白质，如鸡蛋、牛奶、瘦肉等，以维持正常的生理功能。同时，要注意蛋白质的摄入量应根据患儿的年龄、病情和体重进行调整，避免过量或不足。

（三）维生素和矿物质需求

维生素和矿物质对于血液系统疾病患儿的生长发育和康复至关重要。家长应关注患儿的饮食中维生素和矿物质的摄入情况，特别是铁、锌、钙等关键营养素。可以通过增加新鲜蔬菜、水果、全谷类食物的摄入来补充这些营养素。此外，对于存在特定营养素缺乏的患儿，应在医生指导下进行补充。

二、营养支持与喂养技巧

（一）制定个性化饮食计划

针对血液系统疾病患儿的营养需求，家长应与医生、营养师共同制定个性化的饮食计划。计划应考虑到患儿的年龄、病情、治疗方案以及口味偏好等因素，确保患儿摄入足够的营养素，同时避免食物过敏或不耐受等问题。

（二）选择合适的食物质地和烹饪方式

血液系统疾病患儿可能出现消化功能减弱或口腔黏膜损伤等问题，因此食物质地和烹饪方式的选择至关重要。家长应提供易于消化、吸收的食物，如软烂的面条、稀饭等。

同时，烹饪方式应以蒸、煮、炖等温和方式为主，避免油炸、烧烤等刺激性食物。

（三）合理安排餐次和进食时间

为了保证患儿的营养摄入，家长应合理安排餐次和进食时间。可以根据患儿的食欲和消化能力，分多次进食，避免一次性摄入过多食物导致消化不良。同时，要注意在患儿身体状况允许的情况下，尽量保持正常的饮食规律，避免过度饥饿或暴饮暴食。

（四）注意食物的卫生和安全

血液系统疾病患儿的免疫力较弱，容易受到细菌和病毒的侵袭。因此，家长在准备食物时要注意卫生和安全，避免食物污染。食材应新鲜、干净，烹饪过程中要彻底加热熟透，避免生冷食物。同时，餐具和烹饪用具也要保持清洁卫生，定期消毒。

三、护理策略与并发症预防

（一）保持皮肤清洁干燥

血液系统疾病患儿的皮肤状况需要得到特别的关注。由于疾病的特殊性，患儿的皮肤往往容易出现出血点或瘀斑，这就要求我们在护理过程中必须时刻保持皮肤的清洁干燥。

首先，家长应定期为患儿洗澡，但洗澡时要注意水温适中，避免过冷或过热的水刺激皮肤。洗澡时应使用温和的洗浴用品，避免使用含有刺激性成分的肥皂或沐浴露。洗澡后，应轻轻拍干皮肤，避免用力擦拭，以免加重皮肤负担。

其次，家长应每天为患儿更换干净的衣物和床单，确保患儿的身体始终处于清洁的环境中。同时，要注意衣物的材质选择，应选用柔软、透气、吸汗的棉质衣物，避免使用粗糙或化纤材质的衣物，以免刺激皮肤。

此外，家长还要避免使用刺激性强的洗涤用品和护肤品。在选购这些产品时，应仔细查看成分表，避免购买含有酒精、香料等刺激性成分的产品。对于需要涂抹药膏的患儿，家长应严格按照医生的指导进行，避免自行涂抹或过量使用。

通过保持皮肤清洁干燥，我们可以有效预防皮肤感染的发生，减轻患儿的痛苦，同时也为患儿的康复创造一个良好的环境。

（二）观察病情变化及时处理

在护理血液系统疾病患儿的过程中，家长应密切观察患儿的病情变化，以便及时发现并处理异常情况。

首先，家长应关注患儿的出血倾向。如果患儿出现皮肤出血点、瘀斑或牙龈出血等症状，应及时就医检查，以确定出血的原因并采取相应的治疗措施。同时，家长还要关注患儿的排便情况,如果出现黑便或血便等消化道出血症状,应立即就医处理。

其次,家长要留意患儿的感染症状。血液系统疾病患儿由于免疫力降低,容易感染各种病原体。因此,家长应密切观察患儿是否出现发热、咳嗽、咳痰等呼吸道感染症状,或出现腹泻、呕吐等消化道感染症状。一旦发现感染症状,应及时就医检查并接受抗感染治疗。

此外,对于需要长期卧床的患儿,家长要定期为其翻身、按摩,以预防压疮和肌肉萎缩等并发症的发生。在翻身和按摩时,家长要注意动作轻柔,避免对患儿造成不必要的伤害。

通过观察病情变化并及时处理,我们可以有效预防并发症的发生,提高患儿的生活质量,为患儿的康复创造有利条件。

（三）预防感染

预防感染是血液系统疾病患儿护理工作中的重要环节。由于患儿免疫力降低,容易感染各种病原体,因此家长需要采取一系列措施来预防感染的发生。

首先,家长要注意患儿的个人卫生。每天为患儿洗澡、更换衣物和床单,保持身体清洁。同时,要教育患儿养成良好的卫生习惯,如勤洗手、不随地吐痰等。

其次,家长要避免患儿与感染病患者接触。在患儿康复期间,应尽量避免带其去人群密集的场所,如商场、超市等。如果必须外出,应佩戴口罩并避免与陌生人接触。

此外,家长还要定期为患儿接种疫苗。疫苗是预防传染病的有效手段,通过接种疫苗可以提高患儿的免疫力,降低感染风险。家长应按照医生的建议为患儿接种相应的疫苗。

通过采取这些预防措施,我们可以有效降低患儿感染的风险,为患儿的康复创造一个安全的环境。

（四）心理支持与疏导

血液系统疾病的治疗过程往往漫长而痛苦,对患儿和家长的心理压力较大。因此,心理支持与疏导也是护理工作中不可忽视的一环。

首先,家长应给予患儿足够的关爱和支持。在患儿接受治疗的过程中,家长要陪伴在患儿身边,给予他们温暖和安慰。同时,要鼓励患儿勇敢面对疾病,树立战胜疾病的信心。

其次,家长要关注自己的情绪变化。面对患儿的疾病,家长往往也会感到焦虑、无助等负面情绪。因此,家长要学会调整自己的情绪,保持积极乐观的心态。可以通过与亲友交流、参加心理辅导等方式来缓解压力。

此外，医护人员也要为患儿和家长提供心理支持。在治疗过程中，医护人员要耐心解答患儿和家长的疑问，给予他们专业的指导和建议。同时，要关注患儿和家长的情绪变化，及时为他们提供心理疏导和帮助。

通过心理支持与疏导，我们可以帮助患儿和家长缓解心理压力，增强信心，更好地应对疾病带来的挑战。

四、康复期护理与健康教育

（一）合理安排活动与休息

在康复期，合理安排患儿的活动与休息对于促进康复至关重要。家长应根据患儿的身体状况来制定个性化的活动计划。

首先，要确保患儿有足够的休息时间。充足的睡眠有助于身体恢复和免疫力提升。家长应帮助患儿建立规律的作息习惯，保证每天有足够的睡眠时间。

其次，在患儿身体状况允许的情况下，可以适当安排一些轻度活动，如散步、慢跑等。这些活动有助于增强体质、促进新陈代谢，加速康复进程。但家长要注意避免让患儿过度劳累，以免对身体造成负担。

此外，对于需要长期卧床的患儿，家长要定期为其翻身、按摩，预防肌肉萎缩和关节僵硬。同时，要鼓励患儿进行床上运动，如抬腿、屈伸关节等，以促进血液循环和肌肉恢复。

通过合理安排活动与休息，我们可以为患儿创造一个良好的康复环境，促进他们早日恢复健康。

（二）定期随访与复查

康复期患儿需要定期随访和复查，以便监测病情变化和治疗效果。家长应遵医嘱按时带患儿就医，与医生保持密切联系。

在随访过程中，医生会详细询问患儿的恢复情况，包括症状改善、活动能力等方面。同时，医生还会对患儿进行体格检查，观察有无新的出血点、感染症状等。根据患儿的具体情况，医生可能会调整治疗方案或给出进一步的治疗建议。

此外，定期复查也是非常重要的。通过复查，我们可以了解患儿病情的进展情况，及时发现并处理可能出现的并发症。家长应严格按照医生的建议进行复查，确保患儿得到及时有效的治疗。

通过定期随访与复查，我们可以确保患儿得到持续有效的治疗，促进他们早日康复。

（三）饮食调整与营养补充

在康复期，患儿的饮食调整与营养补充同样重要。家长应根据患儿的恢复情况逐步调整饮食计划，确保患儿获得足够的营养支持。

首先，要保证患儿摄入足够的蛋白质。蛋白质是身体修复和生长的基本物质，对于康复期患儿尤为重要。家长可以选择瘦肉、鱼类、豆类等富含蛋白质的食物，为患儿提供充足的营养来源。

其次，要增加新鲜蔬菜和水果的摄入。这些食物富含维生素、矿物质和膳食纤维等营养素，有助于增强免疫力、促进消化和预防便秘。家长可以鼓励患儿多吃不同颜色的蔬菜和水果，以获得更全面的营养。

此外，对于存在特定营养素缺乏的患儿，家长应在医生指导下进行补充。例如，缺铁性贫血的患儿可以适量补充铁剂；缺钙的患儿可以多吃富含钙的食物或补充钙剂。但家长要注意避免盲目补充营养或过量摄入某些营养素，以免对身体造成负担。

通过合理的饮食调整与营养补充，我们可以为患儿提供充足的营养支持，促进他们早日康复。

（四）预防感染与增强免疫力

康复期患儿仍需要关注预防感染和增强免疫力的问题。家长要继续保持患儿的个人卫生习惯，避免与感染病患者接触。

首先，家长要教育患儿养成良好的卫生习惯，如勤洗手、不随地吐痰等。同时，要定期为患儿更换衣物、床单等用品，保持生活环境的清洁和卫生。

其次，家长要避免带患儿去人群密集的场所，以降低感染风险。如果必须外出，应佩戴口罩并避免与陌生人接触。

此外，增强免疫力也是预防感染的重要手段。家长可以通过合理的饮食、适当的运动等方式来提高患儿的免疫力。例如，多给患儿食用富含维生素 C 的食物可以增强免疫力；适当的户外运动可以增强体质和免疫力。

通过预防感染与增强免疫力，我们可以为患儿创造一个安全、健康的康复环境，促进他们早日康复。

（五）健康教育与心理支持

在康复期，家长还需要加强对患儿的健康教育，使他们了解疾病的性质、治疗方法和预防措施等方面的知识。同时，心理支持同样重要，家长要给予患儿足够的关爱和鼓励，帮助他们树立战胜疾病的信心。

健康教育方面，家长可以通过与医生沟通、参加健康讲座等方式获取相关知识，并将这些知识传授给患儿。例如，家长可以向患儿解释血液系统疾病的成因、治疗过程以及康复期的注意事项等，帮助他们更好地了解自己的病情和治疗方案。此外，家长还可以教育患儿如何预防感染、保持个人卫生等方面的知识，提高他们的自我保健能力。

心理支持方面，家长要给予患儿足够的关爱和鼓励。在康复过程中，患儿可能会面临身体和心理上的双重压力，家长要耐心倾听他们的心声，理解他们的感受，并给予积极的回应和支持。同时，家长还要帮助患儿树立战胜疾病的信心，鼓励他们积极参与康复活动，提高生活质量。

通过健康教育与心理支持，我们可以帮助患儿更好地应对疾病带来的挑战，促进他们早日康复并回归正常生活。

综上所述，血液系统疾病患儿的康复期护理与健康教育是一个综合性的过程，需要家长、医生和护士等多方面的共同努力。通过合理安排活动与休息、定期随访与复查、饮食调整与营养补充、预防感染与增强免疫力以及健康教育与心理支持等措施的实施，我们可以为患儿创造一个良好的康复环境，促进他们早日康复并回归正常生活。

第十六章 儿科常见传染病与寄生虫病的诊疗与护理

第一节 小儿传染病的预防与控制原则

一、传染病的流行特征与预防措施

（一）传染病的流行特征

小儿传染病流行特征主要表现在以下几个方面：首先，传染性强，病原体易在小儿间传播，尤其是幼儿园、学校等集体场所，容易造成大规模爆发；其次，易感人群广泛，小儿由于免疫系统尚未发育完全，对多种病原体易感；再次，病情变化快，小儿传染病往往起病急、病情重，需及时诊断和治疗；最后，并发症多，部分传染病易引发严重并发症，甚至危及生命。

（二）预防措施

针对小儿传染病的流行特征，预防工作至关重要。首先，加强健康教育，提高家长和儿童对传染病的认识，培养良好的卫生习惯；其次，加强环境卫生管理，保持室内外清洁，定期消毒，减少病原体滋生；再次，做好疫苗接种工作，提高儿童免疫力，预防传染病的发生；最后，加强疫情监测和报告，及时发现和处理传染病疫情，防止疫情扩散。

（三）疫情监测与报告制度

疫情监测与报告制度是预防和控制小儿传染病的重要手段。通过定期收集、分析和报告传染病疫情数据，可以及时发现疫情变化，评估防控效果，为制定和调整防控策略提供依据。同时，疫情监测与报告制度还有助于提高医疗机构和公众的警惕性，共同应对传染病威胁。

二、控制传染源与传播途径的策略

（一）隔离传染源

隔离传染源是控制小儿传染病传播的关键措施。一旦发现传染病患者或疑似患者，应立即进行隔离，限制其活动范围，防止病原体传播给其他人。同时，对与患者密切接触的人群进行医学观察，及时发现并处理潜在感染者。

（二）切断传播途径

切断传播途径是预防小儿传染病传播的有效手段。对于呼吸道传染病，应加强通风换气，保持室内空气流通；对于消化道传染病，应注意饮食卫生，避免饮用生水、食用不洁食物；对于接触传播的传染病，应勤洗手、勤消毒，减少病原体接触机会。

（三）加强个人卫生和环境卫生

个人卫生和环境卫生是预防小儿传染病的基础。家长应教育孩子养成良好的卫生习惯，如勤洗手、不随地吐痰、不乱扔垃圾等。同时，保持家庭环境清洁整洁，定期开窗通风，减少病原体滋生和传播的可能性。

（四）开展健康教育与宣传

健康教育与宣传是提高公众对小儿传染病认识、促进预防措施落实的重要途径。通过举办讲座、发放宣传资料、开展媒体宣传等方式，向家长和儿童普及传染病知识，提高他们的防范意识和自我保护能力。

三、提高易感人群免疫力的方法

小儿病毒性传染病的发病率高，且病情发展快速，因此提高易感人群的免疫力显得尤为重要。通过采取一系列的措施，可以有效地增强儿童的免疫力，减少感染的风险。

（一）均衡营养与合理饮食

均衡营养是维持人体正常生理功能的基础，也是提高免疫力的关键。家长应确保孩子每天摄入足够的营养物质，包括蛋白质、碳水化合物、脂肪、维生素和矿物质等。蛋白质是构成免疫细胞和免疫分子的基础，因此应多给孩子提供瘦肉、鱼、禽蛋、奶制品等优质蛋白质来源。同时，新鲜蔬菜和水果富含维生素和矿物质，有助于增强免疫力，应鼓励孩子多吃。

除了营养物质的摄入，合理饮食同样重要。家长应帮助孩子养成良好的饮食习惯，避免偏食或暴饮暴食。食物应多样化，粗细搭配，荤素得当。此外，还要注意饮食的卫生和安全，避免食物污染和中毒。

（二）加强体育锻炼与户外活动

体育锻炼有助于增强体质，提高免疫力。家长应鼓励孩子积极参加体育锻炼，根据孩子的年龄和兴趣选择合适的运动项目，如跑步、游泳、球类运动等。适当的运动可以促进血液循环和新陈代谢，增强心肺功能，提高机体的抵抗力。

此外，户外活动也是提高免疫力的有效途径。孩子通过接触阳光和新鲜空气，可以合成维生素 D，有助于钙的吸收和骨骼的发育。同时，户外活动还可以让孩子接触大自然，放松心情，缓解压力，有助于保持良好的心理状态。

（三）定期接种疫苗

接种疫苗是预防小儿传染病的有效手段。疫苗可以刺激机体产生特异性免疫应答，使孩子在接触病原体时能够迅速产生抗体，从而避免感染或减轻病情。家长应按照免疫规划要求，及时带孩子接种疫苗。在接种疫苗前，家长应了解疫苗的种类、接种程序和注意事项，确保孩子能够安全有效地接种疫苗。

同时，家长还应关注疫苗的更新和研发动态，及时了解新型疫苗的信息。随着医学技术的不断进步，越来越多的新型疫苗被研发出来，为预防小儿传染病提供了更多的选择。

（四）保持良好的心理状态

心理状态对免疫力的影响不容忽视。家长应关注孩子的心理健康，给予足够的关爱和支持。在日常生活中，家长可以与孩子多沟通、多交流，了解他们的想法和需求，帮助他们建立积极、乐观的心态。当孩子面临困难或挑战时，家长应耐心引导、鼓励支持，帮助他们克服困难、增强自信。

此外，避免过度压力和焦虑也是保持良好心理状态的关键。家长应合理安排孩子的学习和生活时间，避免过度追求成绩和忽视身心健康。同时，家长自身也应保持良好的心态和情绪状态，成为孩子学习的榜样。

通过采取以上措施，可以有效地提高易感人群的免疫力，减少小儿病毒性传染病的发生和传播。然而，需要注意的是，提高免疫力并非一蹴而就的过程，需要家长和孩子共同努力、长期坚持。因此，家长应耐心引导、悉心照顾，帮助孩子养成良好的生活习惯和健康的生活方式。

四、小儿传染病的护理原则与家庭护理指导

小儿传染病的护理是一项复杂而细致的工作，需要遵循一定的护理原则，并结合家庭护理指导，确保患儿得到全面、有效的护理。

（一）护理原则

1.密切观察病情变化

在小儿传染病护理过程中，密切观察病情变化是首要原则。护理人员应定期监测患儿的体温、脉搏、呼吸等生命体征，注意观察患儿的皮肤、黏膜、精神状态等，一旦发

现异常情况，应及时报告医生并采取相应的处理措施。

2.保持患儿舒适

保持患儿舒适是护理的重要目标。护理人员应根据患儿的病情和年龄，为其提供合适的护理环境和设施，如调整室内温度、湿度，保持床铺整洁、干燥等。同时，还要关注患儿的饮食和睡眠情况，提供营养丰富、易于消化的食物，确保患儿充足的睡眠时间。

3.减轻病痛，提高生活质量

减轻病痛、提高生活质量是护理的核心任务。护理人员应根据患儿的病情和需求，制定个性化的护理计划，采取适当的护理措施，如给予药物治疗、物理降温、心理安抚等，以缓解患儿的不适感和疼痛感。

4.加强心理支持

心理支持在小儿传染病护理中同样重要。护理人员应关注患儿的心理状态，了解其需求和担忧，给予足够的关爱和支持。通过与患儿沟通、交流，帮助他们建立积极、乐观的心态，增强战胜疾病的信心。

5.加强健康教育

健康教育是提高患儿及家长自我防护能力的重要途径。护理人员应向患儿及家长普及传染病的相关知识，包括传播途径、预防措施、病情观察等，提高他们的健康意识和自我防护能力。

（二）家庭护理指导

家庭是小儿传染病康复的重要场所，家庭护理的质量直接影响患儿的康复效果。因此，加强家庭护理指导至关重要。

1.学会正确的护理方法

家长应学会正确的护理方法，包括测量体温、观察病情变化、合理用药等。在护理过程中，家长应严格按照医生的指导和护理人员的建议进行操作，避免盲目用药或过度护理。

2.保持家庭环境清洁、通风

保持家庭环境清洁、通风是预防交叉感染的重要措施。家长应定期清洁患儿的居住环境，保持室内空气流通，避免细菌、病毒等病原体的滋生和传播。

3.制定合适的饮食计划

饮食对患儿的康复起着重要作用。家长应根据患儿的病情和营养需求，制定合适的饮食计划，提供营养丰富、易于消化的食物。同时，还要注意患儿的饮食习惯和饮食卫生，避免食物污染和中毒。

4.关注患儿的心理状态

心理支持在家庭护理中同样重要。家长应关注患儿的心理状态，了解他们的需求和担忧，给予足够的关爱和支持。通过与患儿沟通、交流，帮助他们建立积极、乐观的心态，增强战胜疾病的信心。

5.定期随访与复查

定期随访与复查是确保患儿康复的重要措施。家长应严格按照医生的要求，带患儿进行定期复查和随访，以便及时了解患儿的病情变化和康复情况，调整治疗方案和护理措施。

通过遵循护理原则和加强家庭护理指导，可以有效地提高小儿传染病的护理效果，促进患儿的康复。然而，需要注意的是，每个患儿的病情和需求都有所不同，因此在实际护理过程中，应根据患儿的具体情况制定个性化的护理方案，确保患儿得到全面、有效的护理。同时，家长和护理人员也应保持良好的沟通和协作，共同为患儿的康复努力。

第二节　小儿常见病毒性传染病的诊疗与护理要点

一、常见病毒性传染病的种类与临床表现

（一）流感

流感，即流行性感冒，是由流感病毒引起的急性呼吸道传染病。在小儿群体中，流感发病率较高，且易引发并发症。其临床表现主要包括高热、头痛、乏力、咳嗽、流涕等，部分患儿还可能出现恶心、呕吐等消化道症状。流感病情发展迅速，如不及时治疗，可能导致肺炎、心肌炎等严重后果。

（二）水痘

水痘是由水痘-带状疱疹病毒引起的传染病，主要通过飞沫和接触传播。患儿在感染后会出现低热、头痛、食欲不振等症状，随后皮肤出现红色斑丘疹，逐渐发展为水疱，最终结痂脱落。水痘病程较长，且具有较强的传染性，需做好隔离措施。

（三）手足口病

手足口病是由肠道病毒引起的一种传染病，以口腔黏膜和手足皮肤出现疱疹为主要特征。患儿在感染初期可能出现发热、咳嗽、流涕等症状，随后口腔黏膜和手足皮肤出现疱疹，伴有疼痛感和瘙痒感。手足口病多发生于婴幼儿及学龄前儿童，传播途径多样，

易在托幼机构等集体场所爆发。

（四）麻疹

麻疹是由麻疹病毒引起的呼吸道传染病，其临床表现主要为高热、咳嗽、流涕、眼结膜炎等，同时皮肤出现红色斑丘疹。麻疹病情较重，易引发肺炎、喉炎等并发症，对患儿的健康造成严重影响。

二、诊断流程与实验室检查方法

（一）诊断流程

对于小儿病毒性传染病的诊断，医生需根据患儿的临床表现、流行病学史及实验室检查结果进行综合判断。首先，医生会详细询问患儿的病史，了解发病过程、症状表现及接触史等信息。其次，医生会对患儿进行体格检查，观察皮肤、黏膜等部位的病变情况。最后，医生会根据需要进行实验室检查，以确诊疾病类型和病情严重程度。

（二）实验室检查方法

病毒分离与鉴定：通过采集患儿的血液、咽拭子等样本，进行病毒分离与鉴定，以确定感染的病毒类型。

血清学检查：通过检测患儿血清中特异性抗体的水平，判断病毒感染情况及病情发展趋势。

分子生物学检测：利用 PCR 等技术检测病毒核酸，具有高敏感性和特异性，有助于早期发现病毒感染。

其他检查：根据具体疾病类型，可能需要进行血常规、尿常规、生化检查等，以评估患儿的身体状况及病情严重程度。

三、治疗原则与抗病毒药物的应用

（一）治疗原则

针对小儿病毒性传染病的治疗，应遵循以下原则：早期发现、早期诊断、早期治疗；对症治疗，缓解患儿症状；防止并发症的发生；加强护理，促进患儿康复。

（二）抗病毒药物的应用

抗病毒药物在小儿病毒性传染病的治疗中发挥着重要作用。根据病毒类型及病情严重程度，医生会选择合适的抗病毒药物进行治疗。如流感患儿可使用奥司他韦等抗病毒药物；水痘患儿可使用阿昔洛韦等抗病毒药物。在使用抗病毒药物时，需注意药物的剂量、用法及不良反应，确保用药安全有效。

四、护理要点与并发症的预防与处理

（一）护理要点

在小儿病毒性传染病的护理中，我们需要注意多个方面，以确保患儿得到全面的照顾和支持。

首先，保持环境清洁至关重要。病毒性传染病往往通过空气飞沫、直接接触等方式传播，因此，我们必须定期对患儿的生活环境进行消毒处理。这包括清洁患儿的床铺、衣物、玩具等物品，以及定期开窗通风，保持室内空气流通。这样可以有效减少病毒在环境中的存活和传播风险。

其次，饮食护理也是不可忽视的一环。病毒性传染病可能导致患儿食欲不振、消化不良等问题，因此，我们需要为患儿提供营养丰富、易于消化的食物。这包括新鲜的蔬菜、水果、瘦肉等，以提供足够的维生素、矿物质和蛋白质。同时，鼓励患儿多喝水，保持水分平衡，有助于缓解病情。

此外，皮肤护理同样重要。一些病毒性传染病可能导致患儿出现疱疹、皮疹等皮肤症状，这些症状不仅影响患儿的外观，还可能引发感染。因此，我们需要定期为患儿清洁皮肤，保持皮肤干爽。对于出现皮疹的部位，可以使用温和的保湿霜进行护理，避免搔抓导致感染扩散。

最后，心理护理同样重要。病毒性传染病可能给患儿带来身体上的不适和心理上的压力，他们可能感到焦虑、恐惧或不安。因此，我们需要给予患儿足够的关心和支持，与他们进行沟通交流，了解他们的需求和感受。通过安慰和鼓励，帮助他们树立战胜疾病的信心，减轻心理压力。

（二）并发症的预防与处理

在小儿病毒性传染病的护理中，我们还需要关注可能出现的并发症，并采取相应的预防措施和处理方法。

首先，预防肺炎是关键。一些病毒性传染病如流感、麻疹等，容易引发肺炎等严重并发症。因此，我们需要密切观察患儿病情变化，如出现呼吸急促、咳嗽加重等症状，应及时就医并进行相关检查。对于已经确诊的肺炎患儿，我们需要按照医生的建议进行治疗和护理，确保患儿得到及时有效的救治。

其次，处理心肌炎也是一项重要任务。部分病毒性传染病如流感，可能导致患儿出现心肌炎等心脏问题。因此，我们需要定期进行心电图检查，发现异常及时处理。对于已经确诊的心肌炎患儿，我们需要限制其活动，避免剧烈运动，以免加重心脏负担。同时，按照医生的建议进行药物治疗和护理，促进患儿康复。

此外，防治继发感染也是一项重要工作。病毒性传染病患儿免疫力低下，容易发生继发感染。因此，我们需要加强患儿的护理，避免与其他病原体接触。同时，合理使用抗生素进行预防和治疗继发感染，确保患儿得到及时有效的救治。

五、康复期护理与健康教育

（一）康复期护理

在患儿进入康复期后，护理的重点逐渐转向促进身体机能的恢复和提高免疫力。这一阶段，我们需要关注患儿的饮食、运动和心理状态等多个方面。

首先，在饮食方面，我们要保持患儿的饮食均衡，增加营养摄入。康复期的患儿需要更多的营养来支持身体的恢复，因此，我们可以为他们提供富含蛋白质、维生素和矿物质的食物，如瘦肉、鱼、蛋、奶等。同时，鼓励患儿多吃新鲜的蔬菜和水果，以补充身体所需的纤维素和抗氧化物质。

其次，运动锻炼也是康复期护理的重要组成部分。适当的运动可以帮助患儿增强体质、提高免疫力，促进身体机能的恢复。我们可以根据患儿的年龄和病情，制定合适的运动计划，如散步、慢跑、游泳等。在运动过程中，我们要注意监测患儿的身体状况，避免过度劳累。

此外，关注患儿的心理状态同样重要。康复期的患儿可能仍然存在一定的心理压力和恐惧感，我们需要给予他们足够的关心和支持，帮助他们克服这些困难。我们可以与患儿进行沟通交流，了解他们的想法和需求，为他们提供心理疏导和安慰。

（二）健康教育

健康教育在预防小儿病毒性传染病方面发挥着至关重要的作用。通过向患儿家长普及病毒性传染病的预防知识，我们可以提高家长的防范意识，减少疾病的发生和传播。

首先，我们需要向家长介绍病毒性传染病的传播途径和预防措施。这包括讲解如何通过保持良好的个人卫生习惯、避免接触病原体、接种疫苗等方式来预防病毒性传染病的发生。同时，我们还要提醒家长注意患儿的饮食卫生和环境卫生，避免病从口入。

其次，我们还要教育家长如何正确护理患儿。这包括在患儿发病期间给予适当的饮食和水分补充、保持患儿的皮肤清洁和干燥、避免与其他病原体接触等。同时，我们还要教会家长如何观察病情变化，及时发现并处理可能出现的并发症。

最后，我们还要强调及时就医的重要性。在患儿出现疑似病毒性传染病的症状时，家长应及时带患儿就医进行检查和治疗。通过专业的医疗干预和护理，可以有效控制病情的发展，减少并发症的发生。

总之，通过加强康复期护理和健康教育，我们可以帮助患儿更好地恢复身体健康，提高他们对病毒性传染病的防范意识。同时，也可以促进家庭和社会的和谐稳定，为儿童的健康成长创造良好的环境。

第三节　小儿常见寄生虫病的诊断与治疗策略

一、常见寄生虫病的种类与临床表现

（一）蛔虫病

蛔虫病是小儿常见的寄生虫病之一，主要由蛔虫寄生于人体小肠引起。患儿临床表现多样，轻者可能无明显症状，重者则可能出现腹痛、恶心、呕吐、食欲不振等症状。腹痛通常位于脐周或上腹部，呈阵发性绞痛，可伴有腹部压痛。长期蛔虫寄生还可能影响患儿的生长发育。

（二）钩虫病

钩虫病是由钩虫寄生于人体小肠引起的寄生虫病。患儿可出现贫血、营养不良、乏力等症状。由于钩虫吸血，患儿的皮肤黏膜可能变得苍白，甚至出现头晕、心悸等贫血症状。此外，钩虫病患者还可能出现消化道症状，如腹痛、腹泻、恶心等。

（三）疟疾

疟疾是由疟原虫引起的寄生虫病，主要通过蚊虫叮咬传播。患儿在感染疟疾后，常出现周期性寒战、高热、出汗等症状。这些症状通常在感染后的数小时内出现，并可能反复发作。严重病例可能导致贫血、肝脾肿大等并发症，甚至危及生命。

二、诊断方法与实验室检查技术

（一）临床诊断

医生根据患儿的临床表现、流行病学史和体格检查，可以初步判断是否存在寄生虫感染。例如，对于蛔虫病患儿，医生可能会询问是否有不洁饮食史，并观察患儿是否有腹痛、呕吐等症状。对于钩虫病和疟疾，医生则可能会关注患儿是否有贫血、发热等症状。

（二）实验室检查

实验室检查是确诊寄生虫病的重要手段。常用的检查方法包括粪便检查、血液检查、尿液检查等。粪便检查可以检测寄生虫的虫卵或成虫，对于蛔虫病和钩虫病的诊断具有重要意义。血液检查则可以检测寄生虫感染引起的免疫反应或贫血等病理变化，有助于疟疾等疾病的诊断。尿液检查则可以用于检测某些寄生虫的代谢产物或抗原。

（三）影像学检查

在某些情况下，医生可能还需要借助影像学检查来辅助诊断。例如，对于疑似蛔虫梗阻的患儿，可以通过腹部 X 线检查或超声检查来观察蛔虫的位置和形态。这些检查方法可以为医生提供更全面的诊断信息。

（四）分子生物学诊断技术

随着分子生物学技术的发展，PCR、基因测序等技术也逐渐应用于寄生虫病的诊断。这些技术具有高灵敏度和特异性，能够快速准确地检测寄生虫的存在和种类，为临床诊断和治疗提供有力支持。

三、治疗策略与驱虫药物的选择

（一）一般治疗

对于寄生虫病患儿，一般治疗包括改善饮食卫生、加强营养支持、纠正贫血等。改善饮食卫生可以减少寄生虫的感染机会，加强营养支持则有助于改善患儿的营养状况，增强抵抗力。对于贫血患儿，需要给予适当的铁剂或其他补血药物治疗。

（二）驱虫治疗

驱虫治疗是寄生虫病的主要治疗方法。医生会根据寄生虫的种类和感染程度选择合适的驱虫药物。例如，对于蛔虫病患儿，可以使用甲苯咪唑、阿苯达唑等药物进行驱虫治疗；对于钩虫病患儿，则需要使用针对钩虫的药物如奥克太尔等进行治疗。在使用驱虫药物时，需要注意药物的剂量、用法和副作用，以确保治疗的安全和有效。

（三）对症治疗

对于寄生虫病引起的并发症或严重症状，需要进行对症治疗。例如，对于疟疾患儿的高热症状，可以使用退热药物进行降温；对于蛔虫梗阻引起的腹痛和呕吐，需要给予适当的止痛和止吐药物治疗。

（四）手术治疗

在某些情况下，寄生虫病可能需要手术治疗。例如，对于蛔虫梗阻或穿孔等严重并发症，需要及时进行手术治疗以解除梗阻或修复穿孔部位。手术治疗需要在专业医生的指导下进行，以确保手术的安全和有效。

四、预防复发与传播的措施

寄生虫病是小儿常见的传染病之一，其复发和传播不仅危害患儿健康，还可能对家庭和社会造成不良影响。因此，预防寄生虫病的复发和传播显得尤为重要。下面我们将从多个方面探讨预防寄生虫病复发与传播的措施。

（一）加强卫生宣传与教育

卫生宣传与教育在提高公众对寄生虫病的认识和重视程度方面起着至关重要的作用。首先，通过举办健康讲座、发放宣传资料等方式，向家长和儿童普及寄生虫病的相关知识，包括寄生虫的种类、传播途径、危害以及预防措施等。其次，强调个人卫生和环境卫生的重要性，教育家长和儿童养成良好的卫生习惯，如勤洗手、不喝生水、不吃未煮熟的食物等。此外，还可以利用媒体和网络平台，扩大宣传覆盖面，提高宣传效果。

针对寄生虫病的传播特点，我们还需要特别关注一些重点人群的卫生宣传教育。例如，对于幼儿园和学校等集体场所，可以定期开展寄生虫病防治知识讲座，增强孩子们的自我保护意识。同时，对于农村地区和贫困地区的儿童，可以组织志愿者进行入户宣传，提供个性化的健康教育服务。

（二）改善环境卫生

环境卫生是预防寄生虫病复发和传播的关键因素。首先，要加强饮用水源的管理和消毒工作，确保饮用水的安全卫生。对于农村地区和偏远地区，可以建立集中式供水设施，定期进行水质检测和消毒处理。其次，要定期清理家庭环境和生活场所，保持室内外环境的清洁卫生。对于容易滋生寄生虫的地方，如厕所、畜舍等，要进行定期清理和消毒处理。此外，还可以推广使用无害化卫生厕所，减少寄生虫的传播途径。

在改善环境卫生方面，政府和社会各界也应发挥积极作用。例如，政府可以加大对农村地区环境卫生设施建设的投入力度，提高农村地区的卫生水平。同时，社会各界可以组织志愿者参与环境卫生整治活动，共同营造一个清洁、卫生的生活环境。

（三）加强监测与报告

寄生虫病的监测与报告是及时发现和控制疫情的重要手段。首先，医疗机构应建立健全寄生虫病的监测网络，定期对疑似病例进行筛查和诊断。对于确诊的寄生虫病患儿，要及时进行疫情报告，并按照相关规定进行隔离和治疗。其次，卫生部门要加强对寄生虫病的流行病学调查和监测工作，了解疫情的动态和趋势，为制定防控策略提供依据。此外，还可以通过建立信息共享机制，加强各部门之间的协作与配合，共同应对寄生虫病的挑战。

在加强监测与报告的同时，我们还应注重提高医疗机构和医务人员的寄生虫病诊断和治疗水平。通过培训和学习，使医务人员能够熟练掌握寄生虫病的诊断方法和治疗技术，提高诊疗质量和效率。

五、家庭护理与健康教育指导

寄生虫病患儿在家庭护理和健康教育方面需要得到特别的关注和指导。下面我们将从家庭护理要点、健康教育指导、心理支持与关爱以及定期随访与复查等方面进行详细阐述。

（一）家庭护理要点

在家庭护理方面，家长应首先注意患儿的饮食调整。寄生虫病患儿往往伴有消化不良等症状，因此应给予易消化、营养丰富的食物，如瘦肉、鱼、蛋类等。同时，避免给患儿食用刺激性食物和生冷食物，以免加重病情。其次，家长应密切关注患儿的病情变化，如出现发热、腹痛、腹泻等症状时，应及时就医并按医嘱进行治疗。此外，保持患儿的个人卫生和环境卫生也是家庭护理的重要方面，家长应定期为患儿更换衣物、清洗身体，并保持家庭环境的清洁卫生。

（二）健康教育指导

健康教育指导是帮助家长和患儿更好地了解寄生虫病、掌握预防措施的关键环节。医生应向家长详细解释寄生虫病的传播途径、预防措施和治疗方法等，使家长能够正确地进行家庭护理和患儿照顾。同时，医生还可以通过发放宣传资料、举办健康讲座等方式，向家长普及寄生虫病的相关知识，提高他们的防范意识和自我防护能力。此外，家长也应主动学习寄生虫病的相关知识，了解如何预防和控制寄生虫病的发生和传播。

（三）心理支持与关爱

寄生虫病可能给患儿和家长带来一定的心理压力和焦虑情绪。因此，心理支持与关爱在寄生虫病患儿的家庭护理中显得尤为重要。医生应关注患儿的心理状态，及时给予心理疏导和安慰。同时，家长也应给予患儿足够的关爱和支持，帮助他们树立战胜疾病的信心。家长可以通过陪伴、鼓励、安慰等方式，缓解患儿的恐惧和焦虑情绪，使他们能够积极配合治疗和护理。

此外，家长还应关注患儿的情绪变化，及时发现并处理可能出现的心理问题。对于出现严重心理问题的患儿，家长应及时寻求专业心理医生的帮助，进行针对性的心理治疗。

（四）定期随访与复查

定期随访与复查是确保寄生虫病患儿得到有效治疗和预防复发的重要措施。医生应根据患儿的具体情况制定随访计划，并按时进行复查。在随访过程中，医生应关注患儿的病情变化、治疗效果以及可能出现的并发症等，及时调整治疗方案。同时，医生还应向家长了解患儿的家庭护理情况和遵医行为等，提供针对性的指导和建议。

对于需要长期治疗或病情较重的患儿，医生应加强随访力度，增加随访次数和复查频率，确保患儿得到及时有效的治疗。此外，医生还可以通过建立健康档案、开展电话随访等方式，加强与患儿和家长的沟通联系，提高随访效果和满意度。

总之，预防寄生虫病的复发和传播需要全社会的共同努力。通过加强卫生宣传与教育、改善环境卫生、加强监测与报告以及提供家庭护理与健康教育指导等措施，我们可以有效降低寄生虫病的发病率和传播风险，保障儿童的健康成长。同时，家长和医务人员也应密切关注患儿的病情变化和心理状态，提供及时有效的治疗和护理支持，共同应对寄生虫病的挑战。

参考文献

[1]吴兰花. 我院儿科中成药不良反应分析与管理对策探讨 [J]. 中医药管理杂志, 2022, 30 (16): 126-128.

[2]钱雄,肖琦,李宗起. 小建中汤治疗儿科疾病临床验案举隅 [J]. 中国乡村医药, 2022, 29 (13): 37-38.

[3]弓艳玲. 柴胡桂枝汤在儿科疾病治疗中的应用概况 [J]. 广西中医药, 2022, 45 (06): 68-71.

[4]易思明,易惠茹. 全血C反应蛋白与血常规联合检验在儿科细菌性感染性疾病中的诊断价值 [J]. 黑龙江医药, 2023, 36 (02): 423-425.

[5]康海英. 优质护理服务在儿科护理中的应用及效果观察 [J]. 人人健康, 2019, (08): 160.

[6]马永兰. 儿科疾病的常规护理 [J]. 人人健康, 2023, (08): 65.

[7]孙璇. 优质护理在儿科呼吸系统疾病雾化吸入治疗中的应用 [J]. 妇儿健康导刊, 2024, 3 (03): 138-140.

[8]杨红兰. 儿科门诊护理中的沟通技巧研究 [J]. 临床医药文献电子杂志, 2018, 5 (50): 106-107.

[9]苏硕. 人性化护理对提高儿科患儿诊疗依从性的临床研究 [J]. 哈尔滨医药, 2022, 42 (02): 143-144.

[10]徐浩岑,钱雄,陈锴. 温胆汤在儿科疾病中的应用举隅 [J]. 中国乡村医药, 2022, 29 (12): 53+94.

[11]董莉,顾蘅,闵晓雪等. 柴胡桂枝汤治疗儿科疾病临床体会 [J]. 实用中医药杂志, 2023, 39 (04): 815-817.

[12]杨雁,张慧霞,毛筱俊等. 以中医"内外结合"理念干预儿科呼吸系统疾病的思路与方法 [J]. 中医药管理杂志, 2023, 31 (07): 148-150.

[13]吕芳,曲东,郭琳瑛等. 儿科急诊患儿B型钠尿肽升高的疾病谱分析及其严重性评估 [J]. 心肺血管病杂志, 2023, 42 (07): 693-697.

[14]张春梅,钱雄. 银翘散加减治疗儿科疾病验案举隅 [J]. 中国乡村医药, 2023, 30 (16): 20-21.

[15]于峰. 血清降钙素原检测在儿科感染性疾病中的应用价值分析 [J]. 中国现代药物应用, 2023, 17 (15): 76-78.

[16]魏珂,梁宇喃,熊盈等. 浅析刺络泻血疗法在古代儿科疾病中的应用 [J]. 中国民间疗法, 2023, 31 (17): 16-18+73.

[17]赵娜. 中药穴位贴敷在儿科疾病中的研究现状与问题分析 [J]. 中医药管理杂志, 2023, 31 (15):

206-208.

[18]崔利丹,闫钢风,朱珺珍等. 儿科重症监护病房非血液肿瘤疾病患儿侵袭性真菌感染临床研究[J]. 中国实用儿科杂志, 2023, 38 (12): 932-936.

[19]王晗,谭利平. 斑点追踪超声在儿科心血管疾病应用的研究进展 [J]. 重庆医学, 2023, 52 (22): 3494-3498.

[20]徐庆波,王欣,徐建华. 全血C反应蛋白与血常规联合检验在儿科细菌性感染性疾病中的应用 [J]. 中国冶金工业医学杂志, 2023, 40 (06): 741-742.

[21]钱雄,肖琦,李宗起. 小建中汤治疗儿科疾病临床验案举隅 [J]. 中国乡村医药, 2022, 29 (13): 37-38.

[22]吴兰花. 我院儿科中成药不良反应分析与管理对策探讨 [J]. 中医药管理杂志, 2022, 30 (16): 126-128.